湖南省省基层数字医防一体化工程技术研究中心

全民基层医防融合建设工程业务指导用书

中医药穴位贴敷疗法技术手册

邱飞 主编

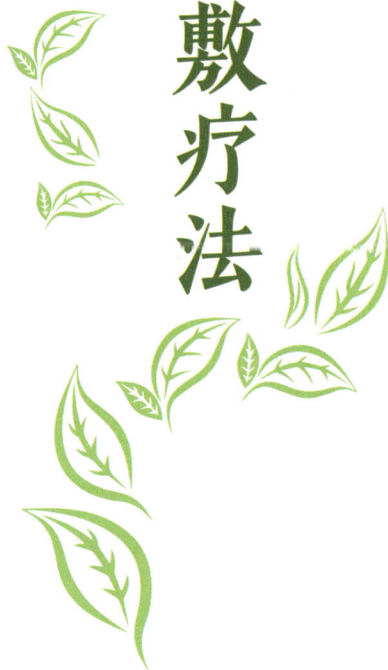

全国百佳图书出版单位

中国中医药出版社

·北京·

图书在版编目（CIP）数据

中医药穴位贴敷疗法技术手册 / 邱飞主编 . -- 北京：
中国中医药出版社，2025. 3
ISBN 978-7-5132-9323-5

Ⅰ . R244.9-62

中国国家版本馆 CIP 数据核字第 20253D2E40 号

中国中医药出版社出版

北京经济技术开发区科创十三街 31 号院二区 8 号楼
邮政编码　100176
传真　010-64405721
保定市西城胶印有限公司印刷
各地新华书店经销

开本 710×1000　1/16　印张 21.25　字数 381 千字
2025 年 3 月第 1 版　2025 年 3 月第 1 次印刷
书号　ISBN 978-7-5132-9323-5

定价　88.00 元
网址　www.cptcm.com

服 务 热 线　010-64405510
购 书 热 线　010-89535836
维 权 打 假　010-64405753

微信服务号　zgzyycbs
微商城网址　https://kdt.im/LIdUGr
官 方 微 博　http://e.weibo.com/cptcm
天猫旗舰店网址　https://zgzyycbs.tmall.com

内容提要

　　本书所指的中医药穴位贴敷疗法，是对传统中医药理论加以创新，在民间验方沙蒿子药贴的基础上，加用性味香燥浓烈的中药生粉外敷，借助经络腧穴刺激作用，以调整人体气血运行、补虚泻实、平衡阴阳、恢复脏腑功能的一种疗法。本书分基础理论与临床案例两卷，分别介绍了中医药穴位贴敷疗法的基础理论及各类病证的治养结合路径等内容，并附以通过真实世界研究验证的案例，以展示中医药穴位贴敷疗法的临床应用，撰写力求说理清晰、证候典型、决策合理、选穴精准、用药得当，择其常示人以规矩，以求进一步推动中医药穴位贴敷技术的临床应用。本书适合中医药院校及基层医防融合防治专业技术人员参考阅读、学习和临床应用。

湖南省基层数字医防一体化工程技术研究中心
全民基层医防融合建设工程业务指导用书
《中医药穴位贴敷疗法技术手册》
编委会

总主编　张光慧

主　编　邱　飞

副主编　肖尊雄　范　挺

编　委　唐雯霏　向科旭　赵莎彤

　　　　雷　蕾　阳　婷　周　蓉

　　　　张红群　杨子潞　易　林

　　　　陈善吉　幸诗斯　丁易颖

序

　　春播十年，是中医药贴敷疗法从民间智慧走向学术殿堂的十年，也是学术团队以严谨态度和科学精神推动传统医学现代化发展的十年。作为中华中医药学会"春播行动"学术总顾问，我深感荣幸能够见证并参与这一历程。

　　一切始于沙蒿子。这种生长于北疆的植物，既是民间医者的"解毒良方"，也是百姓餐桌的"养生之食"。《中华本草》载其"祛风除湿、解毒消肿"，《内蒙古中草药》详述其"提脓拔毒、止痛止血"之效。然而，从民间口传心授的"一剂良方"转化为惠及千万患者的现代制剂，离不开现代科技的赋能与学术团队的深耕。现代药理学揭示，沙蒿子富含黄酮、萜烯、多糖等活性成分，其抗氧化、抗炎、免疫调节作用为临床转化奠定基础。沙蒿子药贴的制作采用世界先进的真空超低温冷冻干燥技术，突破传统贴敷载药的局限，形成透皮给药新载体，具有载药促透和临床治疗双重功效，为沙蒿子药贴的临床广泛传播应用奠定了基础。

　　2012 年，"消肿止痛贴"正式向基层推广，"春播行动"应运而生。数以千计的学术和服务专员走进基层，以推广临床适宜技术为目标，开启了中医药穴位贴敷疗法的普及之路。起初，许多基层医生对"一贴治顽疾"心存疑虑，但学术团队以严谨的态度，一个案例一个案例总结分析，同步开展真实世界研究，最终用实效和真诚赢得了信任。十年间，"春播行动"在全国各地见证了无数患者康复。高热不退、重症肌无力、高血压、偏瘫，一个又一个患者恢复了健康。"春播行动"构建起"病–证–穴–药"对应的循证

1

框架，为中医药穴位贴敷疗法的科学化、标准化奠定了基础。

"春播行动"的成功，离不开学术团队的辛勤付出。我们以"临床—科研—教育"三位一体模式，推动中医药穴位贴敷疗法从经验传承走向学科建设。十年间，数千名学术专员深入基层，开展技术培训 2 万场，覆盖诊所超5 万家，培训基层医生超 25 万人次；设立"春播科研基金"，资助课题 47项；与湖南省基层数字医防一体化工程技术研究中心、湖南省民族医药文化研究基地、中医药真实世界临床实践湖南省工程研究中心共同开展"中医药穴位贴敷疗法防治常见病、多发病"研究，赋能基层医防融合事业，助力百姓健康取得高绩效。这些努力不仅极大地激发了基层医生的学习热情，成功扭转了部分医生缺乏学习主动性的状况，更为基层医疗水平的整体提升奠定了坚实基础。

然而，面向未来，我们仍需直面现实瓶颈。尽管中医药穴位贴敷疗法在临床上取得了显著成效，但全国大部分基层医疗服务领域对其认知度仍不高。许多医生对"春播行动"不够了解，对中医药穴位贴敷疗法的临床使用缺乏感性认识和理性认知。这就要求我们进一步提高基层医疗服务领域对中医药穴位贴敷疗法的认知，普及该疗法，让更多患者受益。

未来，"春播行动"将继续以"经络为纲、药穴相应"为核心理念，推动贴敷疗法从"经验技术"升华为"现代学科"。我们将深化机制研究，运用代谢组学、现代药理学揭示"药—穴—效"关联机制；构建证据金字塔，开展真实世界研究，通过科学分析和评估，形成可靠、有力的证据体系，以证明贴敷疗法的有效性和安全性；还将积极探索数字化、智能化转型，充分发挥"互联网＋大数据＋人工智能"等技术优势，将中医药穴位贴敷疗法更加便捷、高效地服务于广大患者，同时也让更多人了解和体验这一传统医学的瑰宝。

春播十年，不仅是技术的播种，更是学术的深耕。我们肩负着传承、发扬和普及传统医学的历史使命，更肩负着守护人类健康的重担。愿广大医务工作者和中医爱好者以经络腧穴为导向、药穴对应为中心，以传承中医药贴敷疗法为己任，钻研"道、理、法"，研究"方、药、穴"，不辜负时代赋予我们的伟大历史使命。

　　"春播行动"，功在当代、利在千秋！

中华中医药学会"春播行动"学术总顾问

赵广前

2024 年 7 月 1 日

前 言

在悠久的历史长河中，中医药学以其独特的理论体系和丰富的实践经验，为中华民族的健康和福祉作出了不可磨灭的贡献。在这璀璨的中医药文化宝库中，穴位贴敷作为一种重要的外治方法，备受历代医家的推崇。

穴位贴敷在我国有着悠久的历史。穴位贴敷是指通过在特定的穴位上贴敷药物，以刺激经络、调整气血，从而达到治疗疾病目的的一种方法。穴位贴敷起源于中国古代，以中医理论为依据，具有悠久的历史。早在《黄帝内经》中就有关于穴位贴敷的记载。随着中医理论的发展，穴位贴敷的方法也不断完善。在明清时期，穴位贴敷已经成为一种常见的治疗方法，广泛应用于临床各科。在现代，穴位贴敷仍然是一种非常受欢迎的中医治疗方法，广泛应用于临床实践中。

2012 年 12 月，中华中医药学会主办的大型公益活动"春播行动"正式启动。"春播行动"自启动以来，传承和发扬中医药穴位贴敷疗法，以临床疗效为生命线，不断挖掘中医贴敷技术这一宝库，把以贴敷为代表的中医药适宜技术的"种子"播种到基层。

"春播行动"是一项以中医药穴位贴敷为重点的医疗援助项目，旨在为偏远地区和贫困人群提供便捷、有效的医疗服务。"春播行动"的发起源于对传统中医理论的深入研究和对社会现实需求的深刻理解。中医药学作为我国独特的卫生资源，具有广泛的社会基础和群众基础。然而，在广大基层，特别是农村地区，由于医疗资源匮乏、医疗技术落后，很多患者无法得到及时、有效的治疗。"春播行动"的目的就是让更多这样的人群了解和掌握这种安全、有效的治疗方法，为促进全民健康作出贡献。因此，"春播行动"的开展具有重要意义。

在"春播行动"中，我们充分发挥了穴位贴敷的优点，为偏远地区的患者提供了便捷、有效的医疗服务。根据当地患者的实际情况，结合中医辨证论治的原则，选取适当的药物和穴位组合进行治疗。同时，我们还开展了相关的培训工作，提高了当地医务人员的穴位贴敷技术水平。通过努力，许多患者得到有效治疗，生活质量得到了明显改善。

在"春播行动"中，我们通过开展各种形式的活动，如讲座、培训、义诊等，向公众普及穴位贴敷的知识和技能。同时，我们还开展了相关的研究项目，探索穴位贴敷的最佳治疗方案和应用范围。通过这些活动和研究，能够让更多的人了解和掌握这种安全、有效的治疗方法。

湖南省基层数字医防一体化工程技术研究中心是湖南省科学技术厅批准组建的旨在以基层医防融合科技创新与产业示范推广为己任的科技创新平台，自组建以来，致力于在基层开展低成本高效率中西医结合全民基层医防融合建设工程，并取得显著成效。中医药贴敷技术是一项适合在基层推广的重要适宜技术，湖南省基层数字医防一体化工程技术研究中心联合中医药真实世界临床实践湖南省工程研究中心、湖南省民族医药文化研究基地等，在"春播行动"开展大量临床实践的基础上，组织开展真实世界研究，并组织专家编写《中医药穴位贴敷疗法技术手册》一书，作为全民基层医防融合建设工程业务指导用书，旨在推动民族医药的传承与发展，促进中医药学术交流与合作。希望通过这本业务用书的传播和推广，为广大医务工作者和中医药爱好者提供实用的参考书籍，让更多的读者了解和掌握中医药穴位贴敷技术，使基层卫生健康与医防融合在常见病、多发病的干预、治疗上多一个可靠的、可及的选择方式，造福广大基层群众。

本书得到国家重点研发计划项目（编号：2021YEC0122701）、湖南省自然科学基金 2 期（编号：2022JJ50299）、湖南省教育厅优秀青年项目（编号：21B0909）、湖南省中医药管理局科研项目（编号：D2024076）和怀化市哲学社会科学成果评审委员会委托重点课题（编号：HSP2023ZDD13）的资助和支持，是以上项目和课题的重要研究成果。本书的编撰工作得到多位知名中医药专家的大力支持和积极参与，他们不仅提供了宝贵的文献资料和临床经验，还对本书的内容进行了深入指导和认真审核，对于他们的辛勤付出，我们表示衷心的感谢。借此机会，我们还要特别对向延柳先生表达深深的敬意，向延柳先生以一己之力汇聚天下大爱，倡议中华中医药学会在全国范围内开展"春播行动"，把中医药穴位贴敷疗法这一中医药宝库中的瑰宝传播到祖国的大江南北，并走向世界，让亿万群众受惠，为人类卫生健康共同体作出积极努力。

在此，再次向所有支持本书出版的学者和工作人员表示衷心的感谢。愿《中医药穴位贴敷疗法技术手册》能成为广大读者喜爱的精品之作，为中医药文化的繁荣和发展作出新的、更大的贡献！

湖南省基层数字医防一体化工程技术研究中心主任
中医药真实世界临床实践湖南省工程研究中心主任
湖南省民族医药文化研究基地首席专家
张光慧
2024 年 7 月 1 日

目 录

基础
理论卷

临床
案例卷

3

基础
理论卷

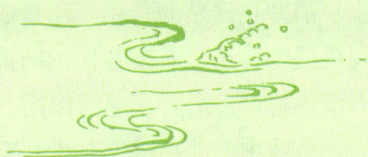

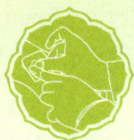

第一章
中医药穴位贴敷疗法概述

一、基本内容

"春播行动"中医药穴位贴敷疗法以亚宝消肿止痛贴为基础,以中药透皮技术作为关键技术要点。

消肿止痛贴的药贴,药物成分是沙蒿子,具有祛风除湿、解毒消肿及载药促透的作用。其配合使用的消肿止痛液,药物成分是薄荷脑、水蔓菁,具有清热解毒、消肿止痛的作用。

药液中的薄荷脑能减少呼吸道的泡沫样痰,使有限的通气腔道增大,促进分泌,使痰液稀释而表现祛痰作用,可用于咳嗽的临床治疗。薄荷脑对大量的亲水性和亲脂性药物都具有促渗透作用,具有高促渗透性、低系统毒性、低用量及对皮肤刺激性低等特点,是理想的安全促渗剂。药液中的水蔓菁具有镇咳、祛痰、抗炎的作用。

药液采用微孔滤膜过滤技术制取,为淡黄棕色至黄棕色的澄清液体。该药液生产工艺达到注射用药生产的标准。中国中医科学院中药临床疗效和安全性评价国家工程实验室、国家药品监督管理局中药临床研究与评价重点实验室的大鼠离体透皮吸收实验研究表明,消肿止痛贴(药贴 + 药液)有良好促透作用。

中医药穴位贴敷疗法科学应用中药透皮技术的先进成果,为传统中医药穴位贴敷疗法增强疗效、减轻不良反应和降低中药粉用量探索出新路径。

二、应用范围

中医药穴位贴敷疗法操作简便、相对易学，不需要先进的医疗设备，对大部分常见疾病有较好的疗效，并且可以满足广大群众对调养和保健的需求。

1. 在辨证论治的基础上用于常见病的治疗

呼吸系统疾病，如感冒、急性气管－支气管炎、支气管肺炎、哮喘、慢性支气管炎；各类炎症疼痛，如口腔溃疡、疱疹性咽峡炎、手足口病、流行性腮腺炎、急性扁桃体炎、牙龈肿痛；各种创伤，包括开放性创伤、烧烫伤、闭合性创伤；疼痛类疾病，如慢性组织劳损、风湿性关节炎；消化系统疾病，包括食积、胃痛、便秘、腹泻、肠系膜淋巴结炎、黄疸等；皮肤病，包括带状疱疹、湿疹等；妇科病，如痛经、带下过多、盆腔炎性疾病、急性乳腺炎、乳癖等。中医药穴位贴敷疗法治疗以上疾病，均能取得良好疗效。

2. 在治养结合理念指导下开展慢性病和亚健康调理

中医药穴位贴敷疗法开展了对于临床常见慢性病，包括心血管病、高血压、糖尿病、脑卒中后遗症、慢性呼吸系统疾病等病症的管理和干预，以及针对亚健康人群体质偏颇，如气虚、阳虚、痰湿、气郁、血瘀等问题的调理，均取得了良好的效果。

三、应用方法

> **干贴的应用**
>
> 单纯使用消肿止痛贴的药贴部分称为干贴。消肿止痛贴的药贴成分是沙蒿子，具有祛风除湿、解毒消肿及载药促透的作用，对治疗外科创伤及缓解疼痛有明显的疗效。
>
> 干贴主要治疗有体液渗出的组织病变，如压疮、糖尿病足溃疡、一般性创伤创面、下肢静脉曲张引起的溃疡久溃不愈、烧烫伤创面及手术切口等病症。
>
> 使用消肿止痛贴治疗上述病症，可以明显缩短病程、减轻病痛，促进伤口愈合，减轻瘢痕遗留程度。

湿贴的应用

同时使用消肿止痛贴的药贴和药液称为湿贴。药液即消肿止痛液，成分是薄荷脑、水蔓菁，具有清热解毒，消肿止痛的作用。浸入药液的沙蒿子药贴，具备储库效应，能为药物的透皮水合作用提供源源不断的促进效用，使药物持续不断地发挥治疗作用。

两者配合发挥作用，可用于治疗一般性的跌打损伤、局部炎症（表现为红肿热痛），以及部分风湿痹痛等。湿贴适宜治疗的病种包括腮腺炎、淋巴结炎、牙龈肿痛、扁桃体炎、乳腺炎、胆囊炎、慢性阑尾炎、腹膜炎、盆腔炎、卵巢囊肿、前列腺炎，以及冻疮、丹毒、皮肤肿毒等。

加药贴敷

选择中药微粉，将中药微粉和消肿止痛液混合调成半流动糊状药浆，置于消肿止痛贴上，敷于相应的腧穴或病变部位来治疗疾病，即为加药贴敷。加药贴敷是中医药穴位贴敷疗法中极有代表性的贴敷方式，其治疗范围非常广泛。

四、疗法优势

安全
（1）药物不经消化道，对胃肠道无刺激。
（2）对肝肾功能无损害。
（3）降低医疗风险。

高效
（1）药物不经过肠黏膜破坏。
（2）无肝脏"首过效应"破坏。
（3）穴位持续给药，药效充分发挥。

简便
（1）操作简单。
（2）治疗便捷。
（3）诊疗时间短，工作效率高。

绿色

（1）治疗无痛苦，患者易接受。

（2）减少抗生素、激素的滥用及过度输液的伤害。

（3）纯中药贴敷，祛邪扶正。

中医药穴位贴敷疗法因其安全、高效、简便、绿色的优势，得到了社会各界广泛的认可。2012 年至今，13 年来中华中医药学会"春播行动"累计培训 10 多万名医生。未来，中医药穴位贴敷疗法也必将得到更广泛推广，让更多的患者从中获益。

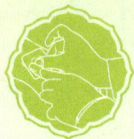

第二章
肺系病证

第一节 感冒

【概述】

感冒是人体触冒风邪或时行病毒，导致邪犯肺卫、卫表不和的常见外感疾病，临床以鼻塞、流涕、打喷嚏、咳嗽、头痛、恶寒、发热、全身不适、脉浮等症状为特征。本病四季均可发生，尤以春冬两季为多。病情轻者多为感受当令之气，称为伤风、伤寒、冒寒；病情重者多为感受非时之邪，称为重伤风。在一个时期内广泛流行、证候相类似者，称为时行感冒。

【精准辨证】

感冒四季均可发生，冬春季节尤其明显。中医认为"一朝寒气一身病"，寒冷季节人体阳气相对不足，容易受寒。感冒常由病毒感染诱发，这些病毒种类十分丰富，比如鼻病毒、呼吸道合胞病毒、腺病毒、流感病毒等。冬春季节，在低温状态下，病毒存活时间更久，再加上冬季开窗通风较少，空气流通不足，导致病毒无法扩散稀释，因此，感冒似乎是被"冻"出来的。

如果平时反复感冒，不能适应气候的变化，其辨证属于素体气虚，重点考虑肺卫气虚、腠理不密。

人体五脏六腑宜通不宜堵，若内伤生冷，有可能出现胸满恶食、呕吐、腹痛、头身疼痛、项背拘急，以及妇女月经不调等症状，这说明身体处于食积内停、痰凝湿阻、气滞血瘀的状态；如果感受外寒，出现身热无汗等症状，则属于外感夹滞。儿童病性单纯，以外感夹滞为主；成人则较为复杂，可能出现寒、湿、气、血、痰五积之证。

恶寒、发热、无汗、鼻塞、流涕、打喷嚏、咽痛、咳喘痰稀、吐泻腹痛者属于风寒感冒；发热、微恶风寒、有汗、鼻燥咽干、微渴思饮、咳嗽少痰者属于风热感冒；恶寒、无汗、头身重痛、面赤口渴、胸闷不适、小便黄少、舌苔厚腻者则要考虑暑湿感冒。

时行感冒因其传染性强、有疫病接触史等特点，需另行甄别。

【临床决策】

肺卫气虚不固、津气外泄，此属虚证，宜采用固表扶正、敛其津气的治法。外感六淫是肺卫闭郁不宣、津气不通所致，多为实证，治宜宣肺祛邪、通其痹阻。从外感六淫的病机与气虚不固比较来看，恰成一对矛盾体，二者虚实之表现不同，通塞的机制不一，补泻之法因此各有所重。

感冒患者中虚实夹杂、寒热错杂的较多。儿童食积外感多见，治疗时需要解散表邪兼顾消导；成人则以虚、寒、湿、气、血、痰错杂多见，治疗宜以温肾健脾、调和脾胃升降气机为基础，配合解表散邪。

【选穴用药】

肺卫气虚可选补脾益肺类药物，如党参、黄芪、白术，湿贴中脘、神阙。阳虚重、手足不温者可以加用附子、肉桂，湿贴命门，加强温补作用。解表散邪可选麻黄、生姜、细辛之类药物湿贴大椎。外感夹滞，可选山楂、槟榔湿贴中脘，大黄、枳实、厚朴之类湿贴神阙，共奏消导之用。

【医患沟通】

感冒发作时，外邪经皮毛或鼻窍侵袭肺卫，肺气宣发的功能受阻，不能防御外邪、排泄汗液、调节体温，就会出现各种感冒症状。因此，临床采用宣肺法来治疗。宣肺可以疏散外感的风寒、上受的风热、触冒的暑邪。宣通肺窍，可治疗鼻塞流涕；泻肺利咽，可治疗咽喉梗阻疼痛；宣降肺气，可治疗咳嗽等。

在治疗的同时需要必要的养护措施配合，如避免再次接触外邪、减量喂养食积的患儿等。体质素虚的患者要避免体力、脑力的疲劳及心理应激，急性期过后还要持续调理养护一段时间来改善体质，否则病情容易反复。

【辨证施贴】

1. 风寒感冒

主要症状： 恶寒重，发热轻，无汗，头痛，肢节酸疼，鼻塞声重，时流清涕，喉痒，咳嗽，痰吐稀薄色白。舌苔薄白，脉浮或浮紧。

治疗原则： 辛温解表，宣肺散寒。

治疗方法：

（1）消肿止痛药贴 0.4g，药液 2mL，湿贴。

取辛温解表类药物，如麻黄、细辛各 0.25g 加生姜汁 1mL 调和，湿贴大椎；或用生姜、细辛各 0.25g，湿贴大椎。若无麻黄、细辛，可用生姜、大葱捣碎后代替。大椎是督脉与手足三阳经之交会穴，为"阳中之阳"，具有调节全身阴阳、祛风解表的作用。细辛、麻黄性味辛温，味辛发散，性温散寒，二者均入肺经。麻黄善于宣肺气、开腠理，透毛窍而发汗解表；细辛长于解表散寒、祛风通窍。二者作用于大椎，共奏祛风散寒解表之效。

（2）其他症状的配合治疗：若见高热，可在耳尖、大椎、双肺俞点刺放血以泄热。若见咽喉红肿，可在天突、双肺俞点刺放血，后贴芒硝、高良姜各 0.25g。天突为局部取穴，配合双肺俞点刺放血以清泻肺热。6 个月至 1 周岁的儿童贴敷药物取量建议为 0.15～0.25g。若见高热不退，可用生姜、大葱、香菜各 3～5g，加麻黄 3～5g，水煎后泡脚 10～15 分钟。

若见咳嗽、咳喘等风寒犯肺、肺失清肃症状者，可取宣肺降气类药物，如麻黄、杏仁各 0.25g，贴双肺俞、膻中等；也可在天突点刺放血。膻中为气会，是气之所会，宗气所聚之处，为理气要穴，具有宽胸理气、止咳平喘等功效。肺俞为肺的背俞，是治疗肺脏疾病的要穴。麻黄可宣畅肺气，辅以苦降之杏仁降泄上逆之肺气，一宣一降，共同作用于膻中、肺俞，以复肺气宣降之权。

若见恶心呕吐、脘腹冷痛等脾胃寒凉症状者，可取温中散寒类药物，如干姜、半夏各 0.25g，贴中脘、神阙等。中脘为胃之募穴、八会穴之腑会，具有健脾和胃的功效，神阙具有健运脾胃、温阳固脱、培元固本的功效，选取半夏、干姜等温中散寒之药湿贴，可共奏温补中健脾之效。

若见面色㿠白、四肢不温等脾肾阳虚症状者，可取温阳散寒类药物，如麻黄、附子、细辛各 0.25g，贴中脘、神阙等。

2. 风热感冒

主要症状： 发热，微恶风寒，或有汗，鼻塞，打喷嚏，流稠涕，头痛，咽喉疼痛，咳嗽痰稠。舌苔薄黄，脉浮数。

治疗原则： 解表宣肺散热。

治疗方法：

（1）消肿止痛药贴 0.4g，药液 2mL，湿贴。

若见舌苔白腻而燥，且体温较高者，应使用麻黄、生姜、细辛各 0.25g，贴双肺俞、大椎；高良姜、芒硝各 0.25g，贴神阙；点刺涌泉后，取吴茱萸、细辛各 0.25g 贴涌泉以退热。

（2）其他症状的配合治疗：若见高热、咳嗽等热盛犯肺者，可配合穴位点刺放血，取耳尖、大椎、双肺俞、陶道、风府。伴有喘息者，可加大包点刺放血。

若见舌苔发黄者，取大黄、黄芩、黄连（任一）0.25g，冰片 0.1g，湿贴涌泉。涌泉有退热之效，黄连、冰片为苦寒之品，苦寒清热，有良好的泻火解毒之功。药穴相应，引热下行。

若见咳嗽、咳痰等肺失清肃症状者，可取宣肺降气类药物，如麻黄、杏仁各 0.25g，贴膻中等。

若见因肺热导致的阵咳，可点刺双肺俞、天突后，取高良姜、芒硝各 0.25g 贴敷；神阙取高良姜、芒硝各 0.25g，或黄连、黄芩、大黄（任一）0.25g 贴敷；双涌泉取黄芩或大黄 0.25g 贴敷。

若见急性扁桃体化脓或鼻窦炎等风热壅盛者，可点刺少商、少泽、耳尖、大椎、后溪、曲池；成年患者，可点刺舌下静脉。局部贴敷大黄、芒硝各 0.25g，或高良姜、芒硝各 0.25g，或芒硝、鱼石脂各 0.25g。

3. 暑湿感冒

主要症状： 面垢、身热、汗出，但汗出不畅，身热不扬，身重倦怠，头昏重痛，或有鼻塞流涕，咳嗽痰黄，胸闷欲呕，小便短赤。舌苔黄腻，脉濡数。

治疗原则： 清暑解表，化湿和中。

治疗方法：

（1）消肿止痛药贴 0.4g，药液 2mL，湿贴。

取生姜、麻黄各 0.25g，贴神阙、大椎、双肺俞，以清热解表；高热者用生姜、大葱、香菜、麻黄煮水泡脚；体温较高者，可加三根汤（葛根、芦根、白茅根各30g）水煎服。

取芳香化湿类药物如藿香、苍术各0.25g，贴中脘、双天枢以化湿和中；高良姜、芒硝各0.25g，贴神阙以调和寒热、疏通气血。白芥子、细辛各0.1g，贴敷常规穴位（大椎、肺俞、膻中、足三里、三阴交、脾俞、丰隆、阳陵泉等穴位，每日取1～2穴）。白芥子具有较强的刺激性，交替贴敷在上述穴位上，可增强穴位自身作用。

（2）其他症状的配合治疗：若见舌苔白厚腻者，此为寒湿内盛，可选取温阳散寒类药物如附子、干姜（或肉桂）各0.25g，湿贴于命门，加强其温阳之效，使寒湿得以温化。

若见恶心呕吐，可取黄连、半夏各0.25g加生姜汁1mL调和，贴神阙。

伴有泄泻、水样便暴泻者，可取生姜、细辛各0.25g，贴中脘、关元。腹痛较重者可加3粒速效救心丸或藿香正气滴丸贴敷神阙。若因湿邪化热出现大便黏滞、自觉排便不尽，可取黄连、苍术各0.25g，贴中脘、神阙、关元；取黄芩0.25g，贴双涌泉；取白芥子、细辛各0.1g，贴敷常规穴位（大椎、肺俞、膻中、足三里、三阴交、脾俞、丰隆、阳陵泉等穴位，每日取1～2穴）。

4. 感冒夹滞

主要症状： 感冒兼见脘腹胀满，不思饮食，呕吐酸腐，口气秽浊，大便酸臭，或腹痛泄泻，或大便秘结。舌苔垢腻，脉滑。

治疗原则： 解表祛邪，消食导滞。

治疗方法： 消肿止痛药贴0.4g，药液2mL，湿贴。

取解表祛邪类药物，如麻黄、细辛各0.25g，湿贴大椎、双肺俞等，解除恶寒发热、鼻塞流涕等风寒表证的症状。

取化积导滞类药物，如枳实、槟榔各0.25g，湿贴中脘、神阙等，解除呕恶纳呆、脘腹胀满等食滞中焦的症状。

取通腑泄热类药物，如大黄、芒硝各0.25g，湿贴双天枢，解除口气秽浊、大便酸臭等食积化热的症状。

5. 气虚外感

主要症状： 面色欠华，常自汗出，恶风怕冷，鼻塞流涕，发热不甚，咳嗽多痰，反复感邪。舌质淡，苔薄白，脉缓弱。

治疗原则： 益气解表，扶正祛邪。

治疗方法： 消肿止痛药贴 0.4g，药液 2mL，湿贴。

取解表祛邪类药物，如麻黄、细辛各 0.25g，湿贴大椎、肺俞等，解除恶寒发热、鼻塞流涕等风寒表证的症状。

取益气健脾类药物，如黄芪、白术、党参各 0.25g，湿贴中脘、神阙等，解除体虚多汗、倦怠乏力等卫表不固、肺脾气虚之症状。

取白芥子、细辛各 0.1g，贴敷常规穴位（大椎、膻中、肺俞、脾俞、肾俞、足三里、三阴交，每日 1～2 个穴位），刺激经络、温化寒痰，增强免疫力，解除反复感冒、咳嗽多痰等肺脾气虚的症状。

> **刺络拔罐**　小儿感冒高热者，可点刺双耳尖、少商、商阳等；或点刺大椎、双涌泉，并在点刺部位拔罐，加强退热作用。

【预防调摄】

1. 经常户外活动，呼吸新鲜空气，多晒太阳，加强体育锻炼。

2. 慎起居，适寒温，随气候变化，及时增减衣物，冬、春季节尤当注意。

3. 避免与感冒患者接触，在呼吸道疾病高发季节（初春、秋末冬初之际），少去人员密集的公共场所，防止交叉感染。保持良好的个人卫生习惯，勤洗手，戴口罩。保持环境清洁和通风。

4. 感冒患者应适当休息，保证充足睡眠。多饮温开水，饮食宜清淡、易消化，忌食肥甘厚腻、辛辣炙煿、生冷之品。

5. 遵照医嘱，按时用药治疗，不滥用药物。

第二节　急性气管 - 支气管炎

【概述】

急性气管 - 支气管炎是由于生物性或非生物性致病因素引起的气管 - 支气管黏膜的急性炎症。本病属常见病、多发病，尤以小儿和老年人多见。本病多由上呼吸道感染引起，在受凉时容易发病。本病多发于秋、冬季，多见于寒冷地区。本病相当于中医学"咳嗽"病证,发病主要原因为感受外邪或脏腑功能失调,影响肺的正常宣肃功能,造成肺气上逆作咳,咳吐痰涎。

【精准辨证】

咳嗽一年四季均可发生,冬、春季多见。咳嗽的病因有外感、内伤之分。

外感咳嗽多因起居不慎、气候失常、冷暖失宜,或过度疲劳、正气不足,以致肺的卫外功能减退或失调,六淫邪气从口鼻或皮毛而入,侵袭肺系,郁闭肺气,肺失宣肃,而致肺气上逆作声,咳吐痰液。《河间六书·咳嗽论》言:"寒、暑、燥、湿、风、火六气,皆令人咳。"风为六淫之首,易夹其他外邪侵袭人体,因此外感咳嗽常以风为先导,表现为风寒、风热、风燥等相合为病,但以风寒袭肺者居多。小儿因肺脏娇嫩,卫外不固,易为外邪所侵,故以外感咳嗽为多见。

风寒咳嗽多表现为咳嗽痰稀,鼻流清涕,舌苔薄白,脉浮紧;风热咳嗽多表现为咳嗽不爽,痰黄,鼻流黄涕,咽红;风燥咳嗽则多表现为喉痒干咳,无痰或痰少而粘连成丝,咳痰不爽,或痰中带有血丝,咽喉干痛,唇鼻干燥,口干。

《素问·咳论》曰:"五脏六腑皆令人咳,非独肺也。"这说明其他脏腑功能失调、内邪干肺均可导致咳嗽。如脾失健运,湿困中焦,水谷不能化为精微上输以养肺,反而聚生痰浊,上干于肺,肺失清肃而为咳嗽,此即"脾为生痰之源,肺为贮痰之器"。迁延日久,痰可郁而化火,痰从热化,则易耗伤肺阴,出现邪实与正虚并见的情况。

痰湿咳嗽多表现为咳痰清稀,色白量多,纳呆困倦,舌淡红,苔白腻;痰热咳嗽多表现为咳嗽痰多,色黄黏稠,喉间痰鸣,舌质红,苔黄腻。

【临床决策】

咳嗽的病机为肺失宣肃、肺气上逆,治疗上以宣肃肺气为基本治则。咳嗽的治疗还应分清邪正盛衰与虚实变化。外感咳嗽,多为实证,应祛邪利肺,按病邪性质分风寒、风热、风燥论治。内伤咳嗽,多属邪实正虚,治疗上应扶正补虚,佐以燥湿化痰,或清热化湿,或益气健脾等法随证施治。

【选穴用药】

本病常选用宣降肺气类药物,如麻黄、杏仁湿贴膻中、双肺俞进行治疗。风寒咳嗽，常佐以麻黄、生姜、细辛之类药物湿贴大椎，以解表散寒；风热咳嗽，常佐以解表清热类药物，如柴胡、桑叶、前胡等湿贴大椎；风燥咳嗽，常佐以蝉蜕、乌梅、芒硝湿贴天突，以利咽生津，沙参、桑叶、杏仁湿贴膻中、肺俞，以润燥止咳。脾虚生痰可选用益气健脾化痰类药物，如黄芪、党参、白术、半夏、陈皮、茯苓湿贴神阙、中脘，以杜"生痰之源"。痰从热化，痰热壅肺常选用清热化痰类药物，如黄芩、瓜蒌、桑白皮配合麻黄、杏仁湿贴膻中、双肺俞。

【医患沟通】

咳嗽发作时，外邪从皮毛或口鼻而入，侵袭肺系，郁闭肺气，肺失宣肃，而致肺气上逆作声，咳吐痰液。因此，咳嗽的治疗临床常采用宣降肺气法，以恢复肺之宣降功能。此外，根据外感病邪的不同，分别佐以解表散寒、清热解表、疏风润燥等治法，以治疗鼻塞流涕、咽红干痛、口鼻干燥等伴随症状。内伤咳嗽为脏腑功能失调，内邪干肺，有痰湿、湿热、脾虚等区别，治疗应当祛邪止咳、扶正补虚。

外感咳嗽需及时治疗，以防其迁延不愈转化为内伤咳嗽。内伤咳嗽病情缠绵，治疗不易速效。患者应坚持治疗、持续调理以改善体质，恢复脏腑正常生理功能。

在治疗之外需要必要的养护措施配合治疗，如避免再次接触外邪，注意顾护脾胃，避免饮食伤及脾胃等。

【辨证施贴】

1. 风寒袭肺

主要症状：咳声重浊，气急，喉痒，咳痰稀薄色白，常伴鼻塞、流清涕、头痛、肢体酸楚、恶寒发热、无汗等表证。舌苔薄白，脉浮或浮紧。

治疗原则：疏风散寒，宣肺止咳。

治疗方法：

（1）消肿止痛药贴 0.4g，药液 2mL，湿贴。

取辛温解表类药物，如麻黄、细辛各 0.25g 加生姜汁 1mL 调和，贴大椎、神阙等，解除恶寒发热、头身疼痛等风寒表证的症状。

取宣肺降气类药物，如麻黄、杏仁各 0.25g，贴膻中、双肺俞等，解除咳嗽、咳痰等肺失宣肃的症状。

取芒硝、高良姜各 0.25g，贴腋中线第 6 肋间双肺底处，解除咳嗽、痰多且清稀色白、肺部啰音等症状。

取白芥子、细辛贴敷常规穴位（大椎、膻中、肺俞、脾俞、肾俞、足三里、三阴交，每日 1～2 个穴位）。

（2）其他症状的配合治疗：临床症状较为严重者，可以配合相应穴位点刺后贴敷。

2. 风热犯肺

主要症状：咳嗽、咳痰不爽，痰黄或黏稠，喉燥咽痛，常伴恶风身热、头痛身楚、鼻流黄涕、口渴等表热证。舌苔薄黄，脉浮数或浮滑。

治疗原则：疏风清热，宣肺止咳。

治疗方法：

（1）消肿止痛药贴 0.4g，药液 2mL，湿贴。

取解表清热类药，如柴胡、麻黄、黄芩各 0.25g，湿贴大椎、神阙等，解除恶寒发热、咽痛涕浊等风热表证的症状。

取宣肺降气类药物，如麻黄、杏仁各 0.25g，贴膻中、双肺俞等，解除咳嗽、咳痰等肺失清肃的症状。

取高良姜、芒硝各 0.25g，贴腋中线第 6 肋间双肺底处，解除咳嗽痰多、痰涕色黄、肺部啰音等症状。

取黄芩 0.25g，冰片 0.1g，贴敷双涌泉以引热下行，解除身热的症状。

（2）其他症状的配合治疗：发热重者，可点刺耳尖、大椎、肺俞和涌泉等。

3. 风燥伤肺

主要症状：喉痒干咳，无痰或痰少而粘连成丝，咳痰不爽，或痰中带有血丝，咽喉干痛，唇鼻干燥，口干，常伴鼻塞、头痛、微恶寒、身热等表证。舌红干而少津，苔薄白或薄黄，脉浮。

治疗原则：疏风清热，润燥止咳。

治疗方法：

（1）消肿止痛药贴 0.4g，药液 2mL，湿贴。

天突、肺俞点刺后，取高良姜、芒硝各 0.25g 贴敷，以解除干咳、少痰等燥热伤肺的症状；必要时舌下海泉点刺。

大黄、芒硝各 0.25g，或高良姜、芒硝各 0.25g，贴敷中脘、神阙等，以通腑泄热之法，解除咳嗽、发热及燥热伤津的症状。

取黄芩 0.25g，冰片 0.1g，贴敷双涌泉以引热下行，解除身热的症状。

（2）其他症状的配合治疗：燥热较盛者，除常规穴位点刺和贴敷外，可配合点刺后溪或太溪，还可取桑叶、枇杷叶各 3g 水煎，代茶饮；小便少者可加白茅根；咽痛者可加桔梗。

4. 痰湿蕴肺

主要症状：咳嗽反复发作，尤以晨起咳甚，咳声重浊，痰多，痰黏腻或稠厚成块，痰色白或带灰色，胸闷气憋，痰出则咳缓、憋闷减轻。常伴体倦、脘痞、腹胀、大便时溏、舌苔白腻、脉濡滑等症状。

治疗原则：健脾燥湿，化痰止咳。

治疗方法：消肿止痛药贴 0.4g，药液 2mL，湿贴。

天突、肺俞点刺后，取高良姜、芒硝各 0.25g 贴敷，以解除咳嗽痰多等痰湿蕴肺的症状。

取芒硝、高良姜各 0.25g，贴腋中线第 6 肋间双肺底处，解除咳嗽痰多、胸闷气憋、肺部啰音等症状。

取黄连、半夏各 0.25g，用生姜汁 1mL 调后，贴敷中脘，辛开苦降、祛湿化痰。

取益气健脾类药物，如黄芪、白术各 0.25g，贴神阙、关元、天枢等。

取白芥子、细辛各 0.1g，贴敷常规穴位（大椎、膻中、肺俞、脾俞、肾俞、足三里、三阴交，每日 1～2 个穴位），刺激经络、温化寒痰，增强免疫力，解除反复感冒、咳嗽多痰等肺脾气虚的症状。年龄大、病程长的患者可选 2～4 穴，严重者可适当增加至 6～8 穴。

5. 痰热壅肺

主要症状：咳嗽气息急促，或喉中有痰声，痰多稠黏或为黄痰，咳吐不爽，或痰有热腥味，或咳吐血痰，胸胁胀满，或咳引胸痛，面赤，或有身热，口干欲饮。舌苔薄黄腻，舌质红，脉滑数。

治疗原则：清热肃肺，化痰止咳。

治疗方法：消肿止痛药贴 0.4g，药液 2mL，湿贴。

取化痰肃肺止咳类药物，如麻黄、杏仁、黄芩各 0.25g，贴敷膻中、双肺俞等，解除咳嗽气粗、痰黄黏稠等痰热蕴肺的症状。

取芒硝、高良姜各 0.25g，贴腋中线第 6 肋间双肺底处，解除咳嗽痰多、胸胁胀满、肺部啰音等症状。

取通腑泄热类药物,如大黄、芒硝各0.25g,贴敷神阙,解除痰热腥臭、口干苔黄等肺胃热盛的症状。

取黄芩0.25g,冰片0.1g,贴敷双涌泉以引热下行,解除身热的症状。

刺络拔罐　小儿外感咳嗽伴有高热者,可点刺双耳尖、少商、商阳等;或点刺大椎、双涌泉,并在点刺部位拔罐,加强退热作用。咳嗽较剧烈者,可点刺双腋中线第6肋间并拔罐、贴敷。

【预防调摄】

1. 清淡饮食,充分饮水,慎食生冷、煎炸、肥甘厚腻之品,以免碍脾,助湿生痰;若属燥、热、阴虚咳嗽者,忌食辛辣动火食品。

2. 注意气候变化,防止受凉、感冒,特别秋、冬季节,注意胸、背、腹部的保暖。

3. 在呼吸道疾病高发季节(初春、秋末冬初之际),少去人员密集的公共场所,防止交叉感染。保持良好的个人卫生习惯,勤洗手,戴口罩。居住环境保持清洁,勤通风,避免受到粉尘、烟雾刺激。

4. 劳逸结合,适当休息,睡眠充足,进行适合的体育运动。咳嗽的预防,重点在于提高机体卫外功能,增强皮毛腠理适应气候变化的能力,如遇感冒需及时治疗。

5. 遵照医嘱,按时用药治疗,不滥用药物。咳嗽时要注意观察痰的变化。咳痰不爽时,轻拍背部可以促使痰液咳出。

第三节　支气管肺炎

【概述】

支气管肺炎是小儿时期最常见的肺炎,主要表现为发热、咳嗽、气促、呼吸困难及肺部湿啰音。本病由不同病原体或其他因素所致,全年均可发病,以冬、春寒冷季节较多。任何年龄均可患病,年龄越小,发病率越高,病情越重。营养不良者、先天性心脏病者、低出生体重儿、免疫缺陷者更易发病。本病若治疗及时得当，一般预后良好，若发生变证，病情则易向危重转化。支气管肺炎相当于中医学"肺炎喘嗽"病证。

【精准辨证】

肺炎喘嗽的病因包括内因和外因两方面。外因多为感受六淫之邪，邪从口鼻或皮毛而入，侵袭肺系。风邪为"百病之长""六淫之首"，其他外邪多随风邪侵袭人体，所以外邪常以风为先导，或夹寒，或夹热。本病也可从其他疾病传变而来，如从感冒、咳嗽，或麻疹、水痘等。内因为小儿形气未充，脏腑娇嫩，卫外不固。

肺炎喘嗽初起与感冒相似，均为表证，但肺炎喘嗽表证时间短暂，很快入里，主要特点为咳嗽、气喘。本病初起应分清风热还是风寒。风寒者多恶寒无汗、痰多清稀；风热者则为发热咽痛、痰稠色黄。痰阻肺闭时应辨清热重、痰重。热重者高热不退、面红唇赤、烦渴引饮；痰重者痰黏稠厚、胸闷气憋。先天不足、后天失养者多容易感冒，反复发生肺炎喘嗽等疾病。这是由于其肺脾不足、正气虚弱、痰湿内阻、虚中夹实所致。

【临床决策】

肺炎喘嗽的治疗应分清虚实寒热。实者泻之治标为主，虚者补之治本为主，寒者热之，热者寒之。实者以宣肺开闭、化痰平喘为治则。风寒或风热闭肺者宣而散之，或辛温，或辛凉；痰多壅盛者，治以降气涤痰；痰热闭肺者治以清热涤痰；痰浊闭肺者治以燥湿化痰；兼有食积者消食导滞。疾病后期，或素体虚弱者，以正虚为多见，治疗以扶正为主。虚实夹杂、寒热错杂之证当扶正祛邪、寒热平调。

【选穴用药】

风寒闭肺可选生姜、细辛湿贴大椎，以辛温解表，取麻黄、杏仁湿贴肺俞，以宣肺平喘；风热闭肺可选麻黄、黄芩湿贴大椎，以退热解表，取麻黄、杏仁湿贴膻中，以宣肺平喘；痰热闭肺可取麻黄、黄芩、芒硝等药物湿贴膻中、双肺俞，以清热化痰、宣肺平喘；痰浊闭肺可取麻黄、杏仁各贴敷膻中、双肺俞，以宣肺平喘；肺脾气虚，可取黄芪、白术湿贴中脘等，以健脾固表。若痰湿壅盛，取高良姜、芒硝各贴敷中脘、神阙，取白芥子、细辛湿贴膻中、脾俞、足三里等；若虚中夹痰湿，取高良姜、芒硝贴敷神阙，以燥湿化痰。

【医患沟通】

小儿形气未充，不能很好地预防外邪，支气管肺炎常易受风寒、风热引发，或由感冒、咳嗽、麻疹、水痘等其他疾病传变而至。病机关键在于肺气郁闭。治疗上常宣肃肺气，兼以解表、化痰、扶正等。

本病若治疗得当，则预后较好，若发生变证则易产生危重病情。治疗过程中医者应密切观察患儿体温，若患儿体温持续上升，需谨防惊风等变证。医者应注意保持患儿呼吸道通畅，及时清除患儿鼻咽分泌物，保证液体量的摄入，利于痰液排出。

【辨证施贴】

1. 风寒闭肺

主要症状：恶寒发热，无汗不渴，咳嗽气急，痰稀色白。舌淡红，苔薄白，脉浮紧。

治疗原则：辛温开肺，化痰止咳。

治疗方法：

（1）消肿止痛药贴 0.4g，药液 2mL，湿贴。

取辛温解表类药物，如生姜、细辛各 0.25g，贴大椎、神阙等，解除恶寒发热、头身疼痛等风寒表证的症状。

取宣肺降气类药物，如麻黄、杏仁各 0.25g，贴膻中、双肺俞等，解除咳嗽、咳痰等肺失清肃的症状。

取芒硝、细辛各 0.25g，贴腋中线第 6 肋间双肺底处，解除咳嗽痰多、清稀色白、肺部啰音等症状。

白芥子、细辛贴敷常规穴位（大椎、膻中、肺俞、脾俞、肾俞、足三里、三阴交，每日 1～2 个穴位）。

（2）其他症状的配合治疗：临床症状较为严重者，可以配合相应穴位点刺后贴敷。

2. 风热闭肺

主要症状：发热恶风，微有汗出，口渴欲饮，咳嗽，痰稠色黄，呼吸急促，咽红。舌尖红，苔薄黄，脉浮数。

治疗原则：解表宣肺，清热化痰。

治疗方法：消肿止痛药贴 0.4g，药液 2mL，湿贴。

取解表清热类药，如麻黄、黄芩各 0.5g，贴大椎等，解除恶寒发热、咽痛涕浊等风热表证的症状。

天突、肺俞点刺后，取高良姜、芒硝各 0.25g 贴敷，解除干咳少痰等风热犯肺的症状。

取宣肺降气类药物，如麻黄、杏仁各 0.25g，贴膻中，解除咳嗽、咳痰等肺失清肃的症状。

取清肺化痰类药物，如芒硝、黄芩各 0.25g，贴腋中线第 6 肋间双肺底处，解除咳嗽痰多、痰涕色黄、肺部啰音等症状。

取黄连、半夏各 0.25g 用生姜汁 1mL 调后，贴敷神阙，以辛开苦降，祛湿化痰。

取黄芩 0.25g，冰片 0.1g，贴敷双涌泉以引热下行。

3. 痰热闭肺

主要症状：壮热烦躁，喉间痰鸣，痰稠色黄，气促喘憋，鼻翼扇动，或口唇发绀。舌红，苔黄腻，脉滑数。

治疗原则：清肺泄热，涤痰平喘。

治疗方法：

（1）消肿止痛药贴 0.4g，药液 2mL，湿贴。

取清热化痰、宣肺止咳类药物，如麻黄、黄芩各 0.25g，贴敷膻中、双肺俞等，解除咳嗽气粗、痰黄黏稠等痰热蕴肺的症状。

取芒硝、黄芩各 0.25g，贴腋中线第 6 肋间双肺底处，解除咳嗽痰多、气促喘憋、肺部啰音等症状。

取通腑泄热类药物，如大黄、芒硝各 0.25g，贴敷神阙，解除高热不退、痰盛气促、舌苔黄腻等肺胃热盛、肺气不降、腑气不通的症状。

取黄芩 0.25g，冰片 0.1g，贴敷双涌泉以引热下行，解除壮热的症状。

（2）其他症状的配合治疗：发热重者，可点刺耳尖、大椎、肺俞和涌泉等。

4. 痰浊闭肺

主要症状：咳嗽气喘，喉间痰鸣，咳吐痰涎，胸闷气促，食欲不振。舌淡苔白腻，脉滑。

治疗原则：温肺平喘，涤痰开闭。

治疗方法：消肿止痛药贴 0.4g，药液 2mL，湿贴。

取宣肺降气、止咳化痰类药物，如麻黄、杏仁各 0.25g，贴敷膻中、双肺俞等，解除咳嗽气喘、咳吐痰涎等痰浊蕴肺的症状。

取芒硝、细辛各 0.25g，贴腋中线第 6 肋间双肺底处，解除咳嗽痰多、胸闷气促、肺部啰音等症状。

取温中祛湿类药物，如高良姜、芒硝各 0.25g，贴敷中脘、神阙等，解除咳吐痰涎、纳呆苔腻等痰湿留滞中焦的症状。

取白芥子、细辛各 0.1g，湿贴膻中、脾俞、足三里等，刺激经络、温化寒痰，解除咳吐痰涎、纳呆苔腻等痰浊内阻的症状。

5. 肺脾气虚

主要症状：病程迁延，低热起伏，气短多汗，咳嗽无力，纳差，便溏，面色苍白，神疲乏力，四肢欠温。舌质偏淡，苔薄白，脉细无力。

治疗原则：健脾益气，肃肺化痰。

治疗方法：

（1）消肿止痛药贴 0.4g，药液 2mL，湿贴。

取白芥子、细辛各 0.1g，常规贴敷，每日选 1～2 穴，刺激经络，增强免疫力，解除肺脾气虚证，年龄大、病程长的患者可选 2～4 穴，严重者可适当增加选穴数量。

取益气健脾类药物，如黄芪、白术各 0.25g，湿贴中脘等，解除反复咳嗽、体虚多汗、倦怠乏力等卫表不固、肺脾气虚的症状。

取高良姜、芒硝各 0.25g，贴敷神阙等，解除咯吐痰涎、纳差便溏等痰湿留滞中焦的症状。

（2）其他症状的配合治疗：症状显著者，可点刺天突、双肺俞、腋中线第 6 肋间双肺底处后，取高良姜、芒硝各 0.25g 贴敷，以肃肺化痰，解除咳嗽、痰多、气短、肺部啰音等症状。

> **刺络拔罐** 小儿肺炎喘嗽多伴有高热，可点刺双耳尖、少商、商阳等；或点刺大椎、双涌泉，并在点刺部位拔罐，加强退热作用。咳嗽、喘促明显者，可点刺腋中线第 6 肋间双肺底处并拔罐、贴敷。

> **药物治疗** 小儿肺炎喘嗽常以痰、湿为甚，痰湿者可予以轻燕饮，早晚各 10g，温水冲服；湿热者予以竹叶饮，早晚各 10g，温水冲服。

【预防调摄】

1.清淡饮食，充分饮水，慎食生冷、煎炸、肥甘厚腻之品，以免碍脾助湿生痰；若属燥、热、阴虚咳嗽者，忌食辛辣动火食品。

2.注意气候变化，防止受凉、感冒，特别是秋、冬季节，注意胸、背、腹部的保暖。

3.在呼吸道疾病高发季节（初春、秋末冬初之际），少去人员密集的公共场所，防止交叉感染。保持良好的个人卫生习惯，勤洗手，戴口罩。居住环境保持清洁，勤通风，避免接触粉尘、烟雾。

4.劳逸结合，适当休息，睡眠充足，进行适合的体育运动。咳嗽的预防，重点在于提高机体卫外功能，增强皮毛腠理适应气候变化的能力，如遇感冒需及时治疗。加强营养，防止佝偻病和营养不良是预防重症肺炎的关键。

5.咳嗽较重、呼吸急促时，应注意病情变化，保持气道通畅，随时注意观察痰的变化，咳痰不爽时，轻拍背部可以促使痰液咳出。

第四节　哮喘

【概述】

哮喘是一种反复发作的痰鸣气喘疾患。本病常突然发作，发作前患者多有打喷嚏、咳嗽等症状，发作时喘促、气急，哮鸣、咳嗽，呼气延长，严重者不能平卧、烦躁不安、口唇发绀。本病有明显的季节性，以冬季及气温多变季节为多见，常在清晨或夜间发作或加剧。本病有一定的遗传性，多见于1～6岁儿童。本病相当于中医学的"哮病"。

【精准辨证】

哮喘的发病，内因常为肺、脾、肾不足，或先天禀赋遗传，痰饮内伏，成为"夙根"，每因外邪侵袭、饮食不慎、体虚劳倦等引动而触发。外感风寒，或内伤生冷，或素体阳虚、寒痰内伏者常发为寒性哮喘；外感风热，或风寒化热，或素体阴虚、痰热内伏者发为热性哮喘；外寒未解，内热已起，可见外寒内热之证。哮喘患儿本为禀赋不足，哮喘反复发作常致肺脾肾三脏愈亏，表现为肺脾气虚、脾肾阳虚等不同证候。

哮喘临床分发作期与缓解期。发作时哮吼痰鸣，喘急倚息，以邪实为主。咳喘畏寒、痰多清稀、舌苔白滑为寒性哮喘；咳喘痰黄、身热面赤、口干舌红为热性哮喘；恶寒发热、咳痰黏稠色黄、舌红苔黄为内寒外热。病程较长、反复发作者，属虚证，多为肺脾不足；气短多汗，易感冒，多为气虚；形寒肢冷、面色㿠白为阳虚。缓解期哮喘已平，虽无明显症状，但仍存在肺脾肾三脏不足。

【临床决策】

哮喘施治应按发作期和缓解期区分。

发作期当攻邪以治其标，辨别寒热，寒者热之、热者寒之。寒性哮喘治以温肺散寒、化痰定喘；热性哮喘治以清肺化痰、止咳平喘；外寒内热者治以解表清里、定喘止咳。

缓解期当扶正以治其本，以调补肺、脾、肾三脏为主，补肺健脾益气，补肾扶阳，调整脏腑功能，去除生痰之因。

【选穴用药】

寒性哮喘可选用麻黄、细辛湿贴大椎、神阙，以辛温解表；白芥子、细辛湿贴膻中、脾俞、足三里，以温化寒痰。热性哮喘可选用麻黄、黄芩湿贴大椎，以解表清热；芒硝、黄芩贴腋中线第6肋间双肺底处，以清肺化痰。若热甚，可选用黄芩、冰片，点刺双涌泉后贴敷，以清热泻火；若里实热甚，可选取大黄、芒硝贴敷神阙，以通腑泄热。外寒内热，则应辛温解表，兼清里热。肺脾气虚常取黄芪、白术湿贴中脘，以健脾益肺；阳虚则取干姜、附子贴敷肾俞、命门，以温肾散寒。

【医患沟通】

哮喘主因外感邪气、内有伏痰，两者相合，壅阻肺气，发为哮喘。若因寒诱发，患者素体阳虚，痰从寒化，则为寒性哮喘；若因热邪诱发，患者素体阳盛，痰从热化，则为热性哮喘。哮喘日久，耗气太过，或伤及脾肾，会出现虚性哮喘。

大多数患儿经治疗可缓解或自行缓解，在正确的治疗和调护下，随着年龄的增长可获痊愈。但失于防治、调护不当，可能会导致患儿喘息反复发作、迁延不愈，甚至带病终身。

【辨证施贴】

1. 寒性哮喘

主要症状：咳嗽气喘，喉间有痰鸣音，痰多白沫，形寒肢冷，鼻流清涕，面色淡白，恶寒无汗。舌淡红，苔白滑，脉浮滑。

治疗原则：温肺散寒，化痰定喘。

治疗方法：

（1）消肿止痛药贴 0.4g，药液 2mL，湿贴。

取麻黄、细辛各 0.25g，贴大椎、神阙等，以辛温解表，解除恶寒发热、形寒肢冷、鼻流清涕等风寒表证的症状。

取麻黄、杏仁各 0.25g，贴膻中、双肺俞等，以宣肺降气，解除咳嗽、咳痰、气喘等肺失清肃的症状。

取高良姜、芒硝各 0.25g，贴腋中线第 6 肋间双肺底处，解除咳嗽气喘、痰鸣痰多、肺部啰音等症状。

取高良姜、芒硝各 0.25g，贴敷中脘、神阙等，解除咳吐痰涎、舌苔白滑等痰湿中阻的症状。

取白芥子、细辛各 0.1g，湿贴膻中、脾俞、足三里等，刺激经络、温化寒痰，解除咳吐痰涎、舌苔白滑等痰浊内阻的症状。

（2）其他症状的配合治疗：临床症状较为严重者，可以配合相应穴位点刺后贴敷。

2. 热性哮喘

主要症状：咳嗽哮喘，声高息涌，咳痰稠黄，喉间哮吼痰鸣，胸膈满闷，身热，面赤，口干，咽红，尿黄，便秘。舌质红，苔黄腻，脉滑数。

治疗原则：清肺化痰，止咳平喘。

治疗方法：

（1）消肿止痛药贴 0.4g，药液 2mL，湿贴。

取解表清热类药，如麻黄、黄芩各 0.5g，湿贴大椎，解除恶寒发热、咽红咽痛等风热表证的症状。

取宣肺降气类药物，如麻黄、杏仁各 0.25g，贴膻中、双肺俞等，解除咳嗽、咳痰等肺失清肃的症状。

取清肺化痰类药物，如芒硝、黄芩各 0.25g，贴腋中线第 6 肋间双肺底处，解除咳嗽痰多、痰稠色黄、肺部啰音等症状。

取通腑泄热类药物，如大黄、芒硝各 0.25g，贴敷神阙，解除高热不退、痰盛气促、舌苔黄腻等肺胃热盛、肺气不降、腑气不通的症状。

取清热泻火类药物，如黄芩 0.25g，冰片 0.1g，点刺双涌泉后贴敷，解除痰黄黏稠、喉燥咽痛等肺卫热盛的症状。

（2）代茶饮：桑叶、枇杷叶、荷叶、黄芩各 3g，水煎，以治疗热喘，解除咳嗽咳痰、痰黄黏稠等症状。

（3）其他症状的配合治疗：因本证多见发热、喘息、咳嗽等症状，症状较为严重，故除穴位贴敷外，还需配合点刺治疗，如耳尖、大椎、双肺俞等。严重者可加膻中、双腋中线第 6 肋间双肺底处等；高热不退者可加涌泉、天冲、天髎、华盖等。

3. 外寒内热

主要症状：恶寒发热，鼻塞，打喷嚏，流清涕，咳痰黏稠色黄，口渴引饮，大便干结。舌红，苔薄白，脉滑数。

治疗原则：解表清里，定喘止咳。

治疗方法：消肿止痛药贴 0.4g，药液 2mL，湿贴。

取辛温解表类药物，如麻黄、细辛各 0.25g，贴大椎，解除恶寒发热、形寒肢冷、鼻流清涕等风寒表证的症状。

取宣肺降气类药物，如麻黄、杏仁各 0.25g，贴膻中、双肺俞等，解除咳嗽、咳痰、气喘等肺失清肃的症状。

取芒硝、高良姜各 0.25g，贴腋中线第 6 肋间双肺底处，解除咳嗽气喘、痰鸣痰多、肺部啰音等症状。

取通腑泄热类药物，如大黄、芒硝各 0.25g，贴敷神阙，解除口渴引饮、咳吐黄痰、大便干结等痰热之象。

取黄芩 0.25g，冰片 0.1g，贴敷双涌泉以引热下行，解除发热症状。

4. 肺脾气虚

主要症状：气短多汗，咳嗽无力，常见感冒，神疲乏力，形瘦纳差，面色苍白，便溏。舌淡，苔薄白，脉细软。

治疗原则：补益肺脾，肃肺化痰。

治疗方法：

（1）消肿止痛药贴 0.4g，药液 2mL，湿贴。

取白芥子、细辛各 0.1g，常规贴敷，每日选 1～2 穴，刺激经络，增强免疫力，解除反复感冒、咳嗽多痰等肺脾气虚证的症状，年龄大、病程长的患者可选 2～4 穴，严重者可适当增加选穴数量。

取宣肺降气类药物，如麻黄、杏仁各 0.25g，贴膻中等，解除咳嗽、咳痰、气喘、气短等肺失清肃的症状。

取益气健脾类药物，如黄芪、白术各 0.25g，湿贴中脘等，解除反复咳嗽、体虚多汗、倦怠乏力等卫表不固、肺脾气虚之证。

取温中祛湿类药物，如高良姜、芒硝各 0.25g，贴敷神阙等，解除咳吐痰涎、纳差便溏等痰湿留滞中焦的症状。

（2）其他症状的配合治疗：症状显著者，可点刺天突、双肺俞、腋中线第 6 肋间双肺底处后，取高良姜、芒硝各 0.25g 贴敷，以肃肺化痰，解除咳嗽、痰多、气短、肺部啰音等症状。

5. 脾肾阳虚

主要症状：面色㿠白，形寒肢冷，脚软无力，动则气短心悸，腹胀纳差，大便溏泻。舌淡苔薄白，脉细弱。

治疗原则：健脾补肾，益气化痰。

治疗方法：消肿止痛药贴 0.4g，药液 2mL，湿贴。

取宣肺降气、温肺化痰类药物，如麻黄、杏仁、细辛各 0.25g，贴敷膻中、双肺俞等，解除咳嗽气喘、咳吐痰涎等痰浊蕴肺的症状。

取温肺化痰类药物，如芒硝、细辛各 0.25g，贴腋中线第 6 肋间双肺底处，解除咳嗽痰多、胸闷气促、肺部啰音等症状。

取益气健脾类药物，如黄芪、白术各 0.25g，湿贴中脘等，解除反复咳嗽、体虚多汗、倦怠乏力等卫表不固、肺脾气虚的症状。

取温中祛湿类药物，如高良姜、芒硝各 0.25g，贴敷中脘、神阙等，解除咳吐痰涎、纳呆苔腻等痰湿留滞中焦的症状。

取温肾散寒类药物，如干姜、附子各 0.25g，贴敷肾俞、命门等，解除腰膝酸软、四肢不温等脾肾阳虚的症状。

取白芥子、细辛各 0.1g，湿贴膻中、脾俞、肾俞、足三里、丰隆、三阴交等，刺激经络、温化寒痰，强化脏腑功能。

刺络 | 拔罐　喘息性支气管炎伴有高热，可点刺双耳尖、少商、商阳等；或点刺大椎、双涌泉，并在点刺部位拔罐，加强退热作用。本病咳嗽、喘促明显，需点刺双肺俞、双腋中线第6肋间并拔罐、贴敷。

【预防调摄】

1.饮食选择清淡而富有营养之品，慎食生冷、煎炸、肥甘厚腻之物，以免碍脾，助湿生痰；忌进食海鲜鱼虾等可能引起过敏的食物，以免诱发哮喘。

2.注意气候变化，防止受凉、感冒，特别是秋、冬季节，注意胸、背、腹部的保暖。

3.在呼吸道疾病高发季节（初春、秋末冬初之际），少去人员密集的公共场所，防止交叉感染。保持良好的个人卫生习惯，勤洗手，戴口罩。居住环境保持清洁，勤通风，避免受到粉尘、烟雾刺激。

4.劳逸结合，适当休息，睡眠充足，进行适合的体育运动。重视预防，避免接触各种诱发因素，适当进行体育锻炼，增强体质，提高机体卫外功能。

5.咳嗽较重、呼吸急促时，应注意病情变化，保持气道通畅，随时注意观察痰的变化，咳痰不爽时，轻拍背部可以促使痰液咳出。

第五节　慢性支气管炎

【概述】

慢性支气管炎是气管、支气管黏膜及周围组织的慢性非特异性炎症。本病临床以咳嗽、咳痰为主要症状，每年发病持续3个月，连续2年或2年以上。慢性支气管炎在中医学中属于"咳嗽""喘证""肺痿"等范畴。

【精准辨证】

临床治疗本病时，虚实寒热应分途调理。风寒犯肺者，有外感寒邪病史，感受风寒，故有鼻塞、流清涕等表寒证；因感寒而发，故其痰多色白。外寒里热者，是由外感诱发疾病发生，故有外感表寒症状，表现为鼻塞、流清涕；因其内里有热，故郁而化热，痰黄而黏。痰湿阻滞、内热明显者，多表现为痰多色黄、难以咳出，兼有口苦口干、大便秘结、小便短赤等热象；痰湿阻滞、痰湿明显者，多表现为痰多而色白、肢体乏力、便溏。病程较久者，常有气虚，气虚则阳虚，多易于发病，表现为形寒肢冷、动则气喘等。

【临床决策】

慢性支气管炎治疗需分清邪正盛衰与虚实变化。实证治肺，以祛邪利气为主。根据疾病寒、热、痰的不同，分别采用温化宣肺、清化肃肺、化痰理气等治法。虚证以培补摄纳为主，或补肺，或健脾，或补肾。阳虚则温补，阴虚则滋养。慢性支气管炎患者久病必兼虚，后期均需考虑补益脏腑之气。

【选穴用药】

兼有表证者，可以选择麻黄、桂枝、细辛湿贴大椎、肺俞，以解表散寒。痰湿阻滞者予以芒硝、高良姜湿贴膻中、肺俞，以化痰利湿。痰热者可用桑白皮、瓜蒌、黄芩湿贴膻中、肺俞，以清热化痰。内有里热者可选择大黄、莱菔子、芒硝，以通腑泄热，畅中焦气机。兼有喘息明显者可加僵蚕、地龙等，以平喘。肺气虚弱者可予白芥子、细辛轮贴足三里、肺俞、脾俞、命门、三阴交等，以补益脏腑之气。寒邪直中或中焦虚寒者，可以选择干姜、小茴香湿贴中脘、神阙，以温里散寒、理气止痛。如果明确患者平素体质阳虚、气虚，则需要选择附子、肉桂、白术湿贴命门，以温肾健脾。

【医患沟通】

慢性支气管炎病程长，多因气候变化或感受寒凉而反复发作。肺之气津升降逆乱，痰湿阻滞，发为咳痰喘。本病以肺为主病之脏，还涉及多个脏腑，包括肺、肾、脾等。发作期以外感风寒、风热或者痰湿、痰热阻肺为主，治疗以驱除邪气、减轻咳痰喘满为主。咳嗽症状好转后，以扶助正气为主。同时，要针对肺、脾、肾的不足，以及阳虚问题进行调理，否则一旦受寒或感冒就会再发本病，迁延病程。

【辨证施贴】

1. 风寒袭肺

主要症状： 咳喘痰多，痰稀薄、色白、多泡沫，痰易咳出，咽痒，鼻塞，流清涕，恶寒肢冷，小便清长。舌苔薄白，脉浮。

治疗原则： 散寒宣肺，化痰止咳。

治疗方法：

（1）消肿止痛药贴 0.4g，药液 2mL，湿贴。

点刺天突、双肺俞后，取高良姜、芒硝各 0.25g 贴敷，以肃肺化痰，解除咳嗽、痰多、气短、肺部啰音等症状。

取辛温解表类药物，如麻黄、细辛各 0.25g，贴大椎，解除鼻塞流涕、恶寒肢冷等风寒表证的症状。

取宣肺降气类药物，如麻黄、杏仁各 0.25g，贴膻中，解除咳嗽、咳痰等肺失清肃的症状。

取芒硝、高良姜各 0.25g，贴腋中线第 6 肋间双肺底处，解除咳嗽痰多、咳痰清稀色白、肺部啰音、痰鸣等症状。

取生姜或干姜 0.5g 加速效救心丸（小儿 3～5 粒，成人 20 粒），贴神阙以温中健脾、行气活血，改善寒凝气滞的状态。

细辛、白芥子各 0.1g，贴敷常规穴位（大椎、膻中、肺俞、脾俞、肾俞、足三里、三阴交，每日 1～2 个穴位）。

（2）挑治：因本病病程长、症状显著，故需配合挑治疗法，可挑治第 6 颈椎棘突下、第 6 胸椎棘突下、双腋中线第 10 肋间或膻中等处，症状严重者可加双腋中线第 6 肋间。所有挑治部位取高良姜、芒硝各 0.25g 贴敷。

（3）其他症状的配合治疗：若合并肺心病、冠心病，可在双膈俞、双丰隆、双阴陵泉、双阳陵泉等处，选择 2～3 对穴位贴敷。

2. 表寒里热

主要症状： 咳喘痰多，痰黄或白黏难咳出，发热，恶风，鼻塞流清涕，咽痛，口干口渴，便干尿黄。苔薄白罩黄，舌边红，脉浮数。

治疗原则： 解表清里，宣肺平喘。

治疗方法： 消肿止痛药贴 0.4g，药液 2mL，湿贴。

取辛温解表类药物，如麻黄、细辛各 0.25g，贴大椎，解除鼻塞流涕、发热恶风等风寒表证的症状。

取宣肺降气类药物，如麻黄、杏仁各 0.25g，贴膻中、双肺俞等，解除咳嗽、咳痰、气喘等肺失清肃的症状。

取温肺化痰类药物，如芒硝、高良姜各 0.25g，贴腋中线第 6 肋间双肺底处，解除咳嗽气喘、痰鸣痰多、肺部啰音等症状。

取黄连、半夏各 0.25g 用生姜汁 1mL 调后，贴敷中脘，以辛开苦降、调畅气机。

取通腑泄热类药物，如大黄、芒硝各 0.25g，贴敷神阙，解除口干口渴、咳吐黄痰、大便干结等痰热之象。

取黄芩 0.25g，冰片 0.1g，贴敷双涌泉，以清热泻火。

3. 痰热壅肺

主要症状：咳嗽气粗，痰多黄稠，咳吐不爽，或痰有热腥味，口干口苦，胸胁胀满，烦躁不安，大便秘结，小便短赤。舌红苔黄腻，脉滑数。

治疗原则：清泻肺热，化痰止咳。

治疗方法：消肿止痛药贴 0.4g，药液 2mL，湿贴。

取宣降肺气类药物，如麻黄、杏仁各 0.5g，贴敷膻中、双肺俞，解除咳嗽气粗等症状。

取清肺化痰类药物，如芒硝、黄芩各 0.25g，贴腋中线第 6 肋间双肺底处，解除咳嗽痰多、胸胁胀满、肺部啰音等症状。

取通腑泄热类药物，如大黄、芒硝各 0.25g，贴敷神阙，解除痰热腥臭、口干、苔黄等肺胃热盛的症状。

取黄芩 0.25g，冰片 0.1g，贴敷双涌泉引痰热下行，改善咳嗽气粗、痰多黄稠等症状。

4. 痰湿蕴肺

主要症状：咳声重浊，夜重日轻，痰黏量多，纳少肢重，面部虚浮，纳呆腹胀，便溏。舌淡胖，边有齿痕，苔白腻，脉濡缓或滑。

治疗原则：燥湿化痰，理气止咳。

治疗方法：消肿止痛药贴 0.4g，药液 2mL，湿贴。

取宣肺降气、温肺化痰类药物，如麻黄、细辛各 0.25g，贴敷膻中、双肺俞等，解除咳嗽反复、痰多黏腻等痰湿蕴肺的症状。

取温肺化痰类药物，如芒硝、高良姜各 0.25g，贴腋中线第 6 肋间双肺底处，解除咳嗽痰多、胸闷气憋、肺部啰音等症状。

取益气健脾类药物，如黄芪、白术各 0.25g，湿贴中脘等，解除经常咳嗽、体虚多汗、倦怠乏力等卫表不固、肺脾气虚的症状。

取高良姜、芒硝各 0.25g，贴敷神阙等，解除呕恶纳呆、脘痞腹胀等痰湿留滞中焦的症状。

取白芥子、细辛各 0.1g，湿贴膻中、脾俞、足三里等，刺激经络、温化寒痰，增强免疫力。

5. 肺气虚弱

主要症状： 咳声无力，日重夜轻，多为单咳或间歇咳嗽，痰量少稀白，恶风，自汗，易感冒，腹胀便溏，形寒肢冷，面色㿠白，动辄气喘。舌淡苔薄，脉细弱。

治疗原则： 补益肺脾，肃肺化痰。

治疗方法： 消肿止痛药贴 0.4g，药液 2mL，湿贴。

取宣肺降气类药物，如麻黄、杏仁各 0.25g，贴膻中、双肺俞等，解除咳嗽、咳痰、气喘、气短等肺失清肃的症状。

取温肺化痰类药物，如芒硝、高良姜各 0.25g，贴腋中线第 6 肋间双肺底处，解除咳嗽、痰多、气短、肺部啰音等症状。

取益气健脾类药物，如黄芪、白术各 0.25g，湿贴中脘等，解除反复咳嗽、体虚多汗、倦怠乏力等卫表不固、肺脾气虚的症状。

取温中祛湿类药物，如高良姜、芒硝各 0.25g，贴敷神阙等，解除咳吐痰涎、纳差、便溏等痰湿留滞中焦的症状。

取温中散寒类药物，如黑附子、干姜各 0.25g，湿贴肾俞、命门等，解除形寒肢冷、面色㿠白等肺气不足、脾肾阳虚的症状。

取白芥子、细辛各 0.1g，湿贴膻中、脾俞、足三里等，刺激经络、温化寒痰，增强免疫力，解除咳嗽反复、面色苍白、神疲乏力等肺脾气虚、脾阳不足的症状。

刺络 拔罐　慢性支气管炎伴有高热者，可点刺双耳尖、大椎、双涌泉并拔罐，加强退热作用。咳嗽气喘明显者，可点刺天突、双肺俞，挑治第 6 颈椎棘突下、第 6 胸椎棘突下、双腋中线第 6 肋间、双腋中线第 10 肋间等并拔罐、贴敷。

【预防调摄】

1.吸烟能对支气管产生不良刺激，是影响慢性支气管炎发生发展的主要因素。吸烟患者必须戒烟，远离刺激性环境是慢性支气管炎患者的第一大注意事项。

2.清淡饮食，充分饮水，慎食生冷、煎炸、肥甘厚腻之品，以免碍脾，助湿生痰。少摄入浓茶、咖啡及辛辣刺激的食物，防止诱发慢性支气管炎发作。

3.注意气候变化，防止受凉、感冒，特别是秋、冬季节，注意胸、背、腹部的保暖。

4.在呼吸道疾病高发季节（初春、秋末冬初之际），少去人员密集的公共场所，防止交叉感染。保持良好的个人卫生习惯，勤洗手，戴口罩。居住环境保持清洁，勤通风，避免接触粉尘、烟雾。

5.劳逸结合，适当休息，睡眠充足，进行适合的体育运动。咳嗽的预防，重点在于提高机体卫外功能，增强皮毛腠理适应气候变化的能力。

6.遵照医嘱，按时用药治疗，不滥用药物。遇有感冒及时治疗，避免引起慢性支气管炎急性发作。

第六节　疱疹性咽峡炎

【概述】

疱疹性咽峡炎是由肠道病毒引起的，以急性发热和咽峡部疱疹溃疡为特征的急性传染性疾病，以粪－口或呼吸道为主要传播途径。本病传染性很强，传播快，遍及世界各地，呈散发或流行，夏、秋季为高发季节，主要侵犯1～7岁小儿。本病临床以发热、咽痛、咽峡部黏膜小疱疹和浅表溃疡为主要表现，为自限性疾病，一般病程4～6日，重者可至2周。同一患儿可反复多次发生本病，系由不同型病毒引起。中医并无疱疹性咽峡炎的病名记载。但根据其病因、病位、症状等临床特点，中医认为其属于"风热喉痹""口疮""感冒""口靡"等疾病的范畴。

【精准辨证】

本病临床表现为口颊、咽门、软腭、腭垂、齿龈、口角等处先见疱疹，继而破溃后形成溃疡，周围鲜红、疼痛拒食者，考虑为风热乘脾，多由外感时邪疫毒所致。起病前多有过食厚味、贪食过量史，以溃疡较多、周围黏膜鲜红、大便干结为特征者，考虑为肺脾积热。口腔溃疡或糜烂以舌边尖为多者，考虑心火上炎。口腔溃疡较少、稀散色淡、周围淡且疼痛不显者，则要考虑虚火上炎。

【临床决策】

疱疹性咽峡炎的发生，均与"火"有关。"火"分实火、虚火。实火多为外感风热或心脾积热所致，治疗以清热祛邪为主。外感风热者兼以疏风清热，脾胃积热者兼以消积化滞、除中焦热，心火上炎者兼以清心热。虚火则需引火归元、滋阴降火。在疾病消退后，还需注重补阴气、滋肾水，防止本病反复发生，从根本上解决问题。

【选穴用药】

疱疹性咽峡炎患者均可出现局部溃疡表现，故无论何种证型均可在治疗时首先处理局部溃疡，选用大黄、芒硝湿贴于天突；溃疡多者可选双颌下湿贴，以清热解毒。局部溃疡者多为火邪浮越，故还可选双涌泉湿贴大黄、黄连、冰片、吴茱萸等品引热下行、引火归元。风热乘脾加麻黄、黄芩、金银花、连翘等湿贴大椎、肺俞疏散风热，中脘湿贴大黄、芒硝、枳实、厚朴等通腑泄热。脾胃积热者，选中脘、上脘湿贴枳实、槟榔、鸡内金等消积化滞，神阙、天枢湿贴大黄、芒硝通腑泄热。心火上炎者，中脘湿贴黄连、黄芩等清心火，辅以神阙湿贴大黄、芒硝通泄腑热。虚火上浮者于中脘、神阙湿贴黄连、干姜，以滋肾降火，水火既济。

【医患沟通】

本病主要为心脾肺受热，湿热熏蒸咽峡，发为溃疡，或是阴虚不能制火，虚火上浮，熏于咽部，导致疾病的发生。病位表现在局部，治疗以消除局部溃疡、缓解疼痛为主要目的。溃疡消除、急性问题解决后，对于脾胃易生积滞化热及素体有热者，需进行脾胃调理，防止脾胃反复生热；阴虚则需要补益阴气，否则会影响小儿的发育，诱发其他疾病。

【辨证施贴】

1. 风热乘脾

主要症状： 口颊、咽门、软腭、腭垂、齿龈、口角等处先见疱疹，继而破溃后形成溃疡，周围鲜红，疼痛拒食，烦躁多啼，口臭涎多，面赤口渴，小便短赤，大便秘结，或伴发热恶风，咽红肿痛。舌质红，苔薄黄，脉浮数或指纹浮紫。

治疗原则： 疏风清热。

治疗方法： 消肿止痛药贴 0.4g，药液 2mL，湿贴。

取大黄、芒硝各 0.25g，贴天突、颌下局部等，以清热解毒、消肿止痛。

取麻黄、黄芩各 0.25g，贴大椎、双肺俞等，以疏风清热。

取大黄、芒硝各 0.25g，贴神阙、中脘等，以通腑泄热。

取大黄 0.25、冰片 0.1g，贴双涌泉，以引火下行。

2. 脾胃积热

主要症状： 颊内、咽门、软腭、腭垂、唇角、齿龈等处黏膜出现溃疡，色白或黄，溃烂较深，大小不一，有的融合成片，甚则满口糜烂，边缘鲜红，灼热疼痛，拒食或饮食困难，口臭，涎多黏稠，或伴发热，面赤唇红，烦躁不安，小便短赤，大便秘结。舌质红，苔黄，脉数或指纹紫滞。溃疡较多、周围黏膜鲜红、大便干结为本证特征。

治疗原则： 泻火解毒，通腑泄热。

治疗方法： 消肿止痛药贴 0.4g，药液 2mL，湿贴。

取大黄、芒硝各 0.25g，贴天突、颌下局部等，以清热解毒、消肿止痛。

取枳实、槟榔各 0.25g，贴中脘、上脘等，以消食化积。

取大黄、芒硝各 0.25g，贴神阙、双天枢，以通腑泄热。

取大黄 0.25、冰片 0.1g，贴敷双涌泉，以引火下行。

3. 心火上炎

主要症状： 口舌溃疡、糜烂且以舌边尖为多，溃疡、糜烂部位红肿灼热、疼痛较重，饮食困难，心烦不宁，叫扰啼哭，面赤唇红，或伴发热，小便短赤，大便干结。舌边尖红，苔薄黄，脉数或指纹紫滞。

治疗原则：清热解毒，清心泻火。

治疗方法：消肿止痛药贴 0.4g，药液 2mL，湿贴。

取大黄、芒硝各 0.25g，贴天突、颌下局部，以清热解毒、消肿止痛。

取黄芩、黄连各 0.25g，贴中脘、上脘，以清热解毒。

取大黄、芒硝各 0.25g，贴神阙，以通腑泄热。

取高良姜、芒硝各 0.25g，贴双天枢，以脾升胃降，水火既济。

取黄连 0.25g，冰片 0.1g，贴双涌泉，以引火下行。

4. 虚火上浮

主要症状：口腔溃疡较少，溃疡稀散色淡、周围淡红、疼痛不显、不甚臭秽，或口干不渴，颧红盗汗，手足心热，虚烦不寐，神气困乏，大便偏干舌红，少苔，脉细数。病程较长，口舌溃疡反复发作，溃疡稀疏色淡，或伴有阴虚内热、虚火上炎之征象，为本证特征。

治疗原则：滋阴清热，引火归元。

治疗方法：消肿止痛药贴 0.4g，药液 2mL，湿贴。

取芒硝、大黄各 0.25g，贴天突，以清热解毒。

取黄连、干姜各 0.25g，贴中脘、神阙，以引火下行、上调肾水，水火既济。

取吴茱萸 0.25g，冰片 0.1g，贴双涌泉，以引火归元。

【预防调摄】

1. 饮食要清淡、富有营养，可少食多餐。禁食辛辣、干燥之品，以免刺激咽喉。足量饮水，多饮白开水，白开水对病变的咽喉部刺激最小，而且水不断冲刷咽峡部创面，减少细菌黏附增生。

2. 保持口腔的洁净，餐后淡盐水漱口。

3. 注意休息，保持睡眠充足，这对患儿提高自身免疫力、恢复体力非常重要。

4. 保持情绪乐观，做好防护，避免不必要的外出。

第七节 流行性腮腺炎

【概述】

流行性腮腺炎是由腮腺炎时邪（流行性腮腺炎病毒）引起的一种急性传染病，以发热、耳下腮部肿胀疼痛为主要特征。本病多发于 3 岁以上儿童，2 岁以下儿童少见。本病一年四季均可发生，冬、春两季更易流行。中医学称本病为"痄腮"，亦称为"温毒""鸬鹚瘟""蛤蟆瘟"。

【精准辨证】

本病的病因常为外感腮腺炎时邪。初期邪犯足少阳胆经，循经上攻腮颊，使经脉阻滞，气血不行，则见耳下腮部红肿疼痛。邪犯卫表则见发热、恶寒、头痛等症。邪毒炽盛，内传入里，则见高热、口渴、肿胀疼痛加剧且坚硬拒按、张口咀嚼困难等。

本病辨证以经络辨证为主，同时辨常证、变证。根据全身及局部症状，凡发热、耳下腮肿，但无神志障碍、无抽搐、无睾丸肿痛或少腹疼痛者为常证，病在少阳经；高热不退、神志不清、反复抽搐，或睾丸肿痛、少腹疼痛者为变证，病在少阳、厥阴二经。由于变证病情较为凶险，不适用贴敷治疗，故不在此赘述。

【临床决策】

本病以清热解毒、消肿散结为治疗原则。温毒外袭少阳时，配以疏风散结、清热消肿；热毒入里蕴结者，重用清热解毒；热甚腑实者，通腑泄热。临证需注意，不可过于攻伐，软坚散结宜用宣、通之剂去其壅滞，壅滞去则邪散、毒解、肿消、痛止。

【选穴用药】

邪犯少阳选取消肿止痛贴湿贴肿胀局部及大椎、肺俞、天突，以清热消肿。热毒壅盛者选取高良姜、芒硝，或芒硝、鱼石脂湿贴肿胀局部及大椎、肺俞、天突，以清热消肿。里实热盛者，选取大黄、芒硝湿贴神阙，以通腑泄热，或点刺涌泉后取大黄，或黄连，或黄芩，或栀子、冰片贴敷，以引热下行。若出现淋巴结肿大，可以在肿大的淋巴结处，取芒硝、鱼石脂，或高良姜、芒硝湿贴局部，以消肿散结。

【医患沟通】

流行性腮腺炎好发于冬、春季节，发病前多有接触史。腮腺肿胀常先起于一侧，2～3天后对侧可出现肿大，肿胀范围以耳垂为中心向外周扩展，边缘不清。本病经治疗后，一般预后良好，感染后可获得终身免疫。少数患儿可因体质虚弱或邪毒炽盛出现变证，医者应密切注意患儿病情变化，及时发现变证，及时给予紧急救治。

【辨证施贴】

1. 邪犯少阳

主要症状： 轻微发热、恶寒，一侧或两侧耳下腮部漫肿疼痛，咀嚼不便，或有头痛、咽红、纳少。舌质红，苔薄白或薄黄，脉浮数。

治疗原则： 清热消肿。

治疗方法：

（1）消肿止痛药贴 0.4g，药液 2mL，湿贴。

取大黄、芒硝各 0.25g 贴敷肿胀局部、天突以清热消肿，柴胡、黄芩、连翘各 0.25g 贴敷大椎以清透少阳邪热。

（2）其他症状的配合治疗：本病发病急骤，多见高热，故临床多配合点刺耳尖、大椎、肺俞、天突等，以清泄热邪。同时可在肿胀局部进行冰袋冷敷。

2. 热毒壅盛

主要症状： 高热，一侧或两侧耳下腮部肿胀疼痛且坚硬拒按，张口咀嚼困难，或有烦躁不安，口渴欲饮，头痛，咽红肿痛，颌下肿块胀痛，纳少，大便秘结，尿少而黄。舌质红，舌苔黄，脉滑数。

治疗原则： 清热解毒，通腑泄热。

治疗方法：

（1）消肿止痛药贴 0.4g，药液 2mL，湿贴。

取高良姜、芒硝各 0.25g，或芒硝、鱼石脂各 0.25g，贴肿胀局部及大椎、肺俞、天突，以清热消肿。面部禁用青黛、大黄、栀子等容易着色的药物。

取大黄、芒硝各 0.25g，贴神阙，以通腑泄热。

取大黄、黄连、黄芩、栀子（任一）0.25g，冰片 0.1g，点刺涌泉后贴敷，以引热下行。

（2）点刺及冰敷：配合点刺耳尖、大椎、肺俞、天突等，以清泄热邪。同时可在肿胀局部进行冰袋冷敷。其间注意观察患者是否并发脑炎、心肌炎、睾丸炎等，重点观察有无心肌炎和脑炎。

（3）其他症状的配合治疗：若出现淋巴结肿大，可以在肿大的淋巴结处，用芒硝、鱼石脂各 0.25g，或高良姜、芒硝各 0.25g 贴敷，以消肿散结。

【预防调摄】

1. 流行性腮腺炎流行期间，易感儿应少去公共场所。幼儿园及中、小学校等集体单位要经常组织进行体格检查。有接触史的可疑患儿，要进行隔离观察。

2. 婴儿出生后 14 个月，可给予腮腺炎减毒活疫苗接种。

3. 患儿发病期间应隔离治疗，至腮部肿胀完全消退后 3 天为止。患儿的衣被、用具等物品均应煮沸消毒。居室用食醋加水熏蒸，每次 30 分钟，每日 1 次，进行空气消毒。

4. 患儿应卧床休息直至热退，并发睾丸炎者适当延长卧床休息时间。

5. 饮食以易消化、清淡的流质饮食或软食为宜，忌吃酸、硬、辣等刺激性食物。每餐后用生理盐水或 4% 硼酸溶液漱口或清洗口腔，以保持口腔清洁。

6. 密切观察高热、头痛、嗜睡、呕吐者病情，出现问题及时给予必要的处置。

第八节 急性扁桃体炎

【概述】

急性扁桃体炎为腭扁桃体的急性非特异性炎症，常伴有不同程度的咽黏膜和淋巴组织炎症，是一种常见咽部疾病，多见于儿童和青年。春、秋季节气温变化时容易发病。本病相当于中医的"急乳蛾""风热乳蛾"。

【精准辨证】

本病急性期常表现为肺卫风热证或风寒袭表证，可见发热，恶寒，有汗或无汗，头痛，咽喉疼痛，周身酸痛或不适，咽部发红，扁桃体充血、肥大、无明显脓点，舌边尖红赤，苔薄白，脉浮数或浮紧。

肺胃热盛伴阳明证者，常表现为持续发热，烦躁，口渴，咽痛明显，吞咽困难，扁桃体明显红肿，并有大量黄白色脓点，脓点甚或融合成片，伴口臭、大便秘结、小便短赤等症状，舌质红，苔黄，脉滑数。

【临床决策】

本病的病情有急有慢。急性者多属实，慢性者多属虚。邪热轻浅者常局限于肺卫，以风热、风寒表证为主。治疗原则是辛凉疏表、清热利咽，或辛温解表、祛风散寒。邪热深重者，则易由表入里，热毒内壅，以肺热伴阳明里热见症为突出表现。治用清热解毒、通腑利咽法。

【选穴用药】

肺胃风热可选用大黄、高良姜、芒硝、鱼石脂、黄芩湿贴天突、颌下局部，以消肿散结、清热泄热。风寒袭肺可用麻黄、细辛、吴茱萸湿贴大椎、双肺俞，以散寒解表。肺胃热盛可用高良姜、芒硝、麻黄、黄芩湿贴敷天突、颌下局部、神阙、中脘等处，以清热解毒、通腑泄热。

【医患沟通】

急性扁桃体炎的发生是由肺胃感时令风寒或风热邪毒所致。咽喉为肺卫之门户，外邪侵犯肺卫，咽喉首当其冲。邪毒壅结，郁于咽喉，致患处气血不畅，邪聚不散为热，遂腐血坏肉，化脓溃烂，肿胀疼痛。因此，平素对于儿童的保暖要注意，不可包裹太实，汗出应排出得畅，汗湿及时擦拭身体；不可添衣过少，寒冬不可裸露肌肤，夏令不可吹风受凉。儿童饮食以七分饱为宜，少摄入生冷黏腻、加工食品，大便定时、有规律。成人也要遵循同样的原则，否则治疗会存在困难，病程延长，反复发作。

外邪已经致病时，需延长疗程，先祛邪后扶正。急性期治疗后，调理肺脾，恢复卫气抵御外邪，温养脏腑、肌肉、皮毛，调节腠理开合、汗液排泄的功能。

【辨证施贴】

1. 风热犯肺

主要症状：咽痛并逐渐加剧，咳嗽加重，咽干灼热或痒，轻度吞咽困难，伴发热微恶寒，头痛鼻塞，咳痰，喉核及周围黏膜红肿、尚未化脓，颌下淋巴结肿大压痛。舌红，苔薄黄，脉浮数。

治疗原则：疏风清热，利咽消肿。

治疗方法：

（1）消肿止痛药贴 0.4g，药液 2mL，湿贴。

取高良姜、芒硝各 0.25g，或芒硝、鱼石脂各 0.25g，贴天突、颌下局部，以消肿散结。

取大黄、芒硝各 0.25g，贴神阙，以通腑泄热。

取麻黄、黄芩各 0.25g，贴双肺俞，以清肺泄热。

取大黄 0.25g，冰片 0.1g，贴双涌泉，以引热下行。

（2）局部治疗：扁桃体局部可用消肿止痛液，或碘伏，或 3% 高浓度盐水涂抹，同时用生理盐水或康复新液漱口。

（3）其他症状的配合治疗：本病发病急骤，多见高热，故临床多配合点刺耳尖、大椎、肺俞、天突等，以清泄热邪。若高热不退，可点刺少泽、少商或后溪、曲池。

2. 风寒袭肺

主要症状：咽微痛，轻度吞咽困难，伴发热恶寒，打喷嚏，鼻塞涕清，头身疼痛，无汗，喉核淡红稍肿，咽黏膜色淡。舌淡红，苔薄白，脉浮。

治疗原则：疏风散寒，利咽消肿。

治疗方法：

（1）消肿止痛药贴 0.4g，药液 2mL，湿贴。

取高良姜、芒硝各 0.25g，贴颌下局部、天突等，以消肿散结。

取麻黄、细辛各 0.25g，贴大椎、双肺俞等，以散寒解表。

取黄连、吴茱萸各 0.25g，贴神阙、双涌泉等，以清热散寒。

若舌苔白腻，取吴茱萸、细辛各 0.25g，冰片 0.1g，贴双涌泉，引热下行。

若平素有扁桃体肥大（Ⅱ度及以上），取高良姜、芒硝各 0.25g，贴颌下局部、神阙；取吴茱萸、细辛各 0.25g，冰片 0.1g，贴双涌泉；取白芥子、细辛各 0.1g，贴敷常规穴位（大椎、膻中、肺俞、脾俞、肾俞、足三里、三阴交，每日 1～2 个穴位），按 28 天疗程治疗。

（2）点刺：临床多配合点刺耳尖、大椎、肺俞、天突等，以祛除表邪。

3. 肺胃热盛

主要症状： 咽痛明显、牵引耳痛，吞咽时咽痛加剧，张口、吞咽困难，伴发热面赤，口渴欲冷饮，口臭，咳吐黄痰，小便短黄，大便秘结，喉核红肿，咽黏膜深红，喉核表面有黄白色脓点，颌下淋巴结肿大压痛。舌红，苔黄或黄腻，脉洪数。

治疗原则： 清泻肺胃，利咽消肿。

治疗方法：

（1）消肿止痛药贴 0.4g，药液 2mL，湿贴。

取高良姜、芒硝各 0.25g，贴敷天突、颌下局部；大黄 0.25g，冰片 0.1g，贴敷双涌泉，以清热解毒。

取麻黄、黄芩各 0.25g，贴敷双肺俞、膻中，以清肺泄热。

取大黄、芒硝各 0.25g，贴敷神阙、中脘，以通腑泄热。

（2）其他症状的配合治疗：本病发病急骤，多见高热，故临床多配合点刺耳尖、大椎、肺俞、天突等，以清泄热邪；若高热不退，可点刺少泽、少商或后溪、曲池。

【预防调摄】

1. 积极锻炼身体，增强体质，提高机体抵抗力。

2. 注意口腔卫生，及时治疗邻近组织疾病。

3. 避免过食辛辣、肥腻、刺激食物。

4. 注意保暖，防止受凉、感冒。

5. 戒除烟酒。

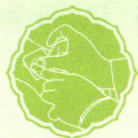

第三章
创伤病证

第一节　开放性创伤

【概述】

开放性创伤是指外伤伴有皮肤黏膜破裂及外出血的损伤。细菌易从开放性创伤的创口侵入，引起感染，故开放性创伤必须及时清创。日常生活中这类损伤多为锐器伤、跌挫擦伤、骨折时尖锐的骨端刺破皮肤及重物碾压、机器卷轧所造成的损伤。严重者除表皮破碎外，常伴有骨折或内脏损伤。本节所论述的开放性创伤主要为浅表皮肤及皮下组织浅层的损伤，不包含严重的深部组织损伤及合并骨折等复杂开放性创伤。开放性创伤常分为以下几类：①擦伤。皮肤被粗糙物摩擦，造成的浅层组织损伤。创面有擦痕、小出血点和浆液渗出。②切割伤。由锐利器械所造成的损伤。创缘整齐，周围组织损伤较少，易造成血管、神经、肌腱等深部组织损伤。③刺伤。尖锐物体刺入人体所造成的损伤。创口小而深，有时可伤及深部器官。④裂伤。钝物打击引起软组织、皮肤裂开。创缘不整齐，周围组织破坏较重，易发生坏死和感染。⑤撕脱伤。暴力的卷拉或撕扯，造成皮肤、皮下组织、肌肉、肌腱等组织的剥脱，损伤严重，出血多且易感染。⑥火器伤。由枪、炮等武器的发射物所致的损伤。伤情复杂，易伤及深部器官，组织破坏多，污染重，常有异物存留。开放性创伤属中医学"外伤"的范畴。

【精准辨证】

本节论述的开放性创伤主要为浅表皮肤及皮下组织浅层的损伤，多因跌扑闪挫、划伤、刺伤所致，病位较为局限，创面常伴有擦痕、出血和浆液渗出。因外伤后外来邪毒易进入创面，导致伤口红肿、化脓、疼痛，故一般考虑外来邪毒属于火热毒邪者较多。

【临床决策】

根据伤情，分别处理感染、污染、清洁伤口。医者应将污染伤口处理成清洁伤口，为组织愈合创造良好条件。外伤后外来邪毒易进入创面，外来邪毒又以火热毒邪居多，故多采用清热解毒凉血、收敛生肌止血等治法。

【选穴用药】

干贴贴敷损伤局部。沙蒿子药贴疏松多孔的海绵状胶性结构，可吸收创面渗液。沙蒿子具有清热解毒、提脓拔毒、收敛生肌止血的功效，可减轻组织水肿，恢复期可营养创面，促进肉芽组织生长。对艾蒿类过敏者禁用。

【医患沟通】

开放性伤口愈合需要时间。愈合时间主要与开放性伤口的类型、面积、部位、处置时间，以及伤者体质及基础疾病等因素有关，通常需要 1 周至 3 个月，严重者需要更长时间。消肿止痛贴创面干贴治疗，以药贴完全覆盖创面为度，外部用无菌敷料、纱布包扎，每日创面清洗、换药 1 次，直至创面愈合。

1. 伤口状态

如果患者伤口为锐器伤且边缘整齐时，给予积极清创、缝合后，一般 1～2 周可愈合。若患者出现碾挫伤，则需反复局部换药，待坏死组织清除后可以逐渐愈合，需 3～4 周。

2. 伤口面积

若患者创伤面积较小，一般愈合需 1～2 周。若患者伤口创伤面积大，需 3～4 周愈合。

3. 伤口部位

经缝合等处理的伤口，头颈部伤口一般 5 ～ 6 天可愈合，腹部伤口7 ～ 8 天可愈合，背部伤口 10 天左右可愈合，四肢的伤口 12 天左右可愈合，手、脚部位 14 天左右可愈合。未缝合处理的皮肤缺损，愈合时间相应延长。

4. 伤口处置时间

若患者在创伤后 6 小时内处置，属于非感染伤口，在彻底清创及外科处理后，一般 1 周左右愈合。但若超过 6 小时处置，则属于感染伤口，需先行清创处置感染，待感染消失后给予必要的外科处理，多需 2 ～ 3 周愈合。

5. 患者体质及基础疾病

如果患者体质较弱，营养状态差，则伤口愈合较慢，多需 3 周左右愈合。若患者患有糖尿病、肾功能不全等基础疾病，一般伤口愈合慢，此时需积极控制基础疾病，及时处理伤口，才能较快愈合。如未能及时清创及后续治疗，患者可能出现局部感染化脓，甚至败血症、脓毒血症及休克、死亡等严重情况。

6. 合并症

合并深部组织损伤、骨折等症状者，依受伤的轻重程度，愈合时间会有不同的延长，可能需要 3 个月甚至更长时间。

【预防调摄】

1. 鼓励患者进食易消化、营养丰富的食物，按时吃饭，可适当选择少食多餐的方式。创伤患者需注意日常保持均衡营养，保证正常的身体代谢。凡皮肤破损之症应忌辛辣刺激、海鲜发物。食疗以有助解毒清热为先，后期则以清淡调补的食物助益气血，促进肌肤生发。

2. 给予患者必要的情绪安抚与心理关爱，消除创伤引起的紧张、恐惧等情绪，保持愉悦的心情，树立积极的心态，有利于疾病康复。

3. 应注意保护伤口，避免继续损伤及污染。必要的休息及限制患侧肢体活动有益于伤口的恢复。患者局部制动、抬高患肢、适当休息，可以减轻局部疼痛和肿胀。一般治疗后可活动邻近的创伤部位，创伤部位要注意进行循序渐进的康复锻炼。根据恢复情况，决定患者何时开始正常活动。

4. 伤口包扎应保证透气性好，松紧适度，不可过紧影响血液运行。创伤患者需观察创伤部位有无肿痛、瘀血、畸形、活动异常或愈合等情况，出现明显异常反应和不适时要及时处置。

5. 开放性创伤患者 3 个月内禁止做剧烈运动。如果受损部位较深，出血较多，应及时前往医院就诊，注射破伤风疫苗。

第二节　闭合性创伤

【概述】

闭合性创伤是指当人体受钝力打击或挫压时，受伤部位的皮肤仍能保持其完整性，可伴有深部组织或器官的损伤。闭合性创伤的受伤部位有时虽可发现损伤，但并不伴有皮肤破裂或外出血。由于致伤因素、作用机制、受伤组织和部位等方面的不同，闭合性创伤可分为挫伤、扭伤、爆震伤、挤压伤等不同类型。医者临床检查时，要注意闭合性创伤可能导致的严重后果。本节主要论述轻度闭合性软组织损伤，不合并严重的深部组织损伤与脏器损伤。闭合性软组织损伤受钝力作用，局部皮肤或黏膜完整，无裂口与外界相通，损伤时的出血积聚在皮下组织内。闭合性软组织损伤在中医学中属于"筋伤"范畴。

【精准辨证】

急性筋伤多为筋离位、扭伤、筋断，筋断又要分辨是完全断裂还是不完全断裂。不完全筋断裂表现为局部疼痛肿胀、活动受限，偶尔能勉强地自主活动，被动活动无异常；完全筋断裂则表现为丧失活动能力，或可查及异常活动。

疼痛、瘀肿和功能障碍是筋伤的主要症状特点，不同病因、不同时期引起的疼痛、肿胀程度可能不同，需辨证治疗。

1. 辨痛

疼痛是筋伤最重要的症状。急性筋伤的早期症状为疼痛剧烈、拒按，一般损伤 3 天内疼痛最剧烈，此后轻者 2 周内消失，重者 3 ～ 5 周基本消失。隐痛、酸痛常因劳损、受凉而加重，是累积性损伤的特点。无论新伤还是累积伤，都必须确定主要压痛点，压痛点往往是病灶部位。

2. 辨瘀肿

（1）急性瘀肿：损伤的前 3 天局部可迅速发生肿胀，出现瘀斑；3～4 天后肿胀开始消退，瘀斑转为青紫色；2 周左右轻者肿胀可消失，重者肿胀也可明显减轻，瘀斑转为黄褐色；4 周左右重伤者瘀肿也会消失。

（2）慢性瘀肿：肿胀硬实为慢性筋伤的表现。

3. 辨新旧伤

（1）新伤：一般有明显的外伤史，且局部肿胀明显甚至有瘀斑出现，疼痛拒按。风湿肿痛一般无外伤史，局部肿胀可有波动感，无青紫色，有湿热流注，可发热。

（2）旧伤：为新伤治疗不及时或治疗不当，或劳损致气血不足、血不荣筋，肌肉失养。一般局部肌肉硬实，可有结节状或条索状改变，压痛不剧烈，甚至喜按。

【临床决策】

损伤早期（新伤）是指损伤发生的 48 小时内。此期临床表现为损伤局部的肿胀、疼痛突出，组织内部渗血、渗液明显，肢体可出现相应功能障碍。治疗原则为消肿、止血、止痛。

损伤中后期（旧伤）是指损伤发生 48 小时后。此期临床仍表现有损伤局部的肿胀、疼痛症状，相应肢体功能发生障碍，组织内部的渗血、渗液停止，气滞血瘀征象明显。治疗原则为消肿止痛、活血化瘀。

【选穴用药】

损伤早期可使用消肿止痛贴加消肿止痛类药物，如芒硝 0.5g，贴损伤部位局部，消除组织肿胀，减轻疼痛症状。辅助处理方法包括伤处冷敷、抬高伤肢、适当制动。

损伤中后期可使用消肿止痛贴加消肿止痛类药物，如芒硝、延胡索各 0.5g，贴损伤部位局部；消肿止痛贴加行气活血类药物，如川芎、延胡索各 0.5g，贴神阙等。如素体虚弱、伤后气血不足者，伴有乏力倦怠、动辄汗出等症状，可选择消肿止痛贴加健脾益气类药物，如黄芪、白术各 0.5g，贴中脘等，以补益气血、扶正固本。辅助处理方法包括伤处热敷、抬高伤肢、适度功能锻炼。

一般的闭合性创伤经过规范治疗后可逐渐好转，但由于个人体质及受损情况轻重不一，预后情况亦有差异。有的患者在组织受损后出现血栓，若血栓脱落至肺循环可导致致命性的肺栓塞；还有的患者损伤后疼痛持续并逐渐加重、活动障碍，但排除骨折，此情况考虑骨筋膜室综合征，患者应及时到骨科急诊行手术治疗。在治疗过程中如有任何不适，应及时询问医生，以免贻误病情。

【预防调摄】

1. 饮食以清淡、营养丰富之品为主，多饮水，少吃甜食、油腻与辛辣刺激性食品，忌烟与烈酒。

2. 居处温度、湿度适宜，保持皮肤干燥清爽、汗腺通畅，防止机体发生化脓性感染。

3. 受伤部位进行必要的制动、休息，另外保持相对固定的姿势，使局部软组织不受力，减轻软组织的损伤。

4. 抬高患肢，尽量高于心脏水平，有利于消除软组织的肿胀。

5. 在受伤两天之内应该进行局部冷敷，让局部破裂的血管收缩，减少出血和肿胀。受伤两天后可以进行局部热敷，加快局部的血液循环，帮助消除肿胀组织的瘀血，加快组织的修复。

第三节　烧烫伤

【概述】

烧烫伤一般指热力，包括热液（水、汤、油等）、蒸气、高温气体、火焰、炽热金属液体或固体（如钢水、钢锭）等，所引起的组织损害，主要指皮肤和（或）黏膜，严重者也可伤及皮下和（或）黏膜下组织，如肌肉、骨、关节甚至内脏。《国际疾病分类第十一次修订本（ICD-11）》就包括人工紫外线照射后烧伤、医用紫外线照射后烧伤、身体外体表烧伤、呼吸道烧伤等多种类型。

【精准辨证】

烫烧伤是指由沸水、沸油、火焰、蒸气及其他高温物体或某些化学物质等作用于人体所引起的损伤。古代医家把烧烫伤称为水火烫伤，又分为火烧疮和汤烫疮。水火烫伤主要由于外来火、热邪气伤人所致。轻浅者通常不影响内脏功能，仅有皮肉损伤，在局部出现潮红、肿胀、剧烈疼痛，或水疱、腐烂等。重者损害面积大而深，由于火盛伤阴，热毒炽甚，耗伤体内阴液，除皮肉损伤外，还可以出现脱水、气虚乏力等症；邪扰心神，出现昏迷症状。更严重者由于火毒侵入营血，热毒内攻脏腑，脏腑失和，阴阳平衡失调，可能导致出现全身症状，甚至死亡。

【临床决策】

水火烫伤病位涉及皮、肉、脉、筋、骨，病性属火、热，易耗伤阴液、气血，扰动心神，甚至生风动血。轻度烫伤可以将贴敷治疗作为主要治疗手段；在中、重度烫伤则将贴敷治疗作为辅助治疗手段用于临床。

【选穴用药】

小面积轻度烧伤，可单用干贴贴敷局部。沙蒿子药贴具有疏松多孔的海绵状结构，对组织渗液亲和力强，可吸收创面渗液。沙蒿子药贴还具备抗炎止痛、提脓拔毒、收敛生肌、止血等作用，可减轻组织水肿，恢复期可营养创面，促进肉芽组织生长。

大面积重度烧伤，除上述局部处理之外，还必须结合内治法综合治疗；恢复期应用干贴可以促进组织修复。

对艾蒿类过敏者禁用沙蒿子药贴。

【医患沟通】

现代医学认为高温可直接造成局部组织和细胞损害，使之发生变质、坏死，甚至碳化，大面积严重烧伤可引起全身性变化。这是因为烫伤会破坏皮肤的正常结构，造成创面损伤，导致皮肤或组织坏死，如果出现创面后未及时进行消毒处理，患者可能会出现感染等情况，而严重感染者则会引发局部或全身症状。创面修复愈合可形成大量瘢痕或顽固性溃疡。

中医认为水火烫伤主要由于外来火、热邪气伤人所致。轻者仅皮肉损伤，一般无全身表现，局部皮肤受火热毒邪侵袭，火热之邪燔灼气血，气血不畅，故局部出现潮红、肿胀；热盛肉腐则成脓，故可出现局部化脓；火热邪气逼迫津液外出，则出现局部水疱；火热邪气易耗伤气血津液，影响局部气血运行，气血瘀滞，不通则痛，不荣则痛，从而导致局部剧烈疼痛。重者除皮肉损伤外，因火毒炽盛，易伤津耗液损气，致气阴两伤，从而出现口干、气虚乏力等症；火邪易扰心神，严重者也会出现昏迷；更严重者火毒侵入营血，内攻脏腑，导致脏腑失和，阴阳平衡失调，可致人死亡。

在治疗方面，施术者要先用生理盐水、双氧水等消毒药物充分清洗创面，清除失活组织，保持创面的充分清洁；再应用消肿止痛贴干贴创面，以消肿止痛贴药贴完全覆盖创面为度，外部以无菌敷料、纱布包扎，每日创面清洗、换药 1 次，直至愈合。急性期渗液较多者，可 1 天数次换药。

一般情况下，Ⅰ度烧伤创面 2～3 天症状消退，3～5 天脱屑愈合，无瘢痕。浅Ⅱ度烧伤如无感染，1～2 周痊愈，不留瘢痕。深Ⅱ度烧伤一般 3～4 周痊愈，不留瘢痕。Ⅲ度烧伤创面 3～4 周焦痂脱落，遗留瘢痕、畸形。

【 预防调摄 】

1. 加强安全教育，预防烧烫伤的发生。

2. 科学饮食，保证营养，忌食辛辣刺激之物及海鲜发物。

3. 及时换药，伤口包扎应保证透气性好，松紧适度，不可过紧影响血液运行。保护创面，避免二次损伤与污染。

4. 护理的内容包括基础护理、体位护理、创面护理、特殊烧伤部位护理等。

5. 加强健康教育，教会患者正确的功能锻炼方法，消除烧烫伤引起的紧张、恐惧情绪，增强患者治疗信心。

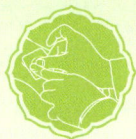

第四章
疼痛病证

第一节　慢性组织劳损

【概述】

　　慢性组织劳损是指人体的某些组织长时间处于劳累的状态，导致筋膜、肌肉、关节、韧带等出现疼痛、损伤。慢性组织劳损常见于长期从事重体力劳动或长期固定一个姿势工作的人群，劳损局部存在明显的疼痛症状，并且反复发作，严重时可能会影响正常活动。由于本病涵盖的范围太广，故本节主要以慢性组织劳损中的腰肌劳损（腰痛）为例来进行介绍。

　　"腰痛"最早出自《灵枢》，是指腰部脊椎及其一侧或两侧疼痛的症状。中医认为腰痛属于"痹痛"。根据中医理论"风寒湿三气杂至，合而为痹也"，腰痛产生的机制还有风寒湿三气杂合侵袭人体，造成腰部经络气血阻滞不畅，不通则痛。根据"腰为肾之府"的中医理论，腰痛也可因肾虚导致腰部经脉失养，不荣则痛。

【精准辨证】

　　临床上，腰痛多见风、寒、湿、热等邪气侵袭人体，或跌扑闪挫造成腰部经络气血阻滞不畅通发为疼痛，或肾虚腰部经脉失养导致疼痛。临床常见的腰痛证候类型有寒湿、肾虚、气滞、血瘀、带损等。寒湿者，腰部冷痛、重着，得熨痛减，发作与寒冷阴雨天气有关；肾虚者，腰痛以酸软为主，喜按揉，遇劳更甚；气滞者，腰痛连胁，胁腹胀满似有气走注；血瘀者，腰痛如刺，痛有定处，痛处拒按；劳损者，多有陈伤宿疾史，劳累痛剧，腰部强直酸痛。急性扭伤者，多见腰部突然剧烈疼痛，转侧俯仰不能。

【临床决策】

由于腰痛病位在腰部，病性以寒为主，兼有风、湿、热、瘀、虚等，因此治疗以温阳、散寒、祛风、除湿、清热、化瘀、补虚等为基本治法。

【选穴用药】

风寒湿痹者可以选择姜黄、芒硝湿贴疼痛局部，以散风除湿，行气活血，通经止痛；风寒湿邪较重者可以选择附子、干姜湿贴神阙、命门、肾俞，以温阳散寒，阳复则寒湿自去；气滞血瘀者可以选择三七、川芎湿贴神阙，以活血散瘀止痛；肾阳不足者可以选择附子、干姜湿贴命门、肾俞，以温阳散寒。疼痛明显者，可配合压痛点、第3腰椎棘突下、委中等处挑治，挑治后取高良姜、芒硝湿贴。

【医患沟通】

正所谓"正气存内，邪不可干""腰为肾之府"，如果人体正气强盛，肾气充足，外在风寒湿邪则不易侵袭人体。又因为"邪之所凑，其气必虚"，如果人体正气虚弱，肾阳亏虚，外在风寒湿邪则易侵袭人体虚弱部位，寒性收引，凝滞血脉，导致腰部经络气血阻滞不畅通，不荣则痛，不通则痛。所以腰痛的内因主要为肾气亏虚，外因主要为寒邪。腰痛患者平素应注意腰部保暖，适量进行腰部锻炼，避免过度劳累。如不及时治疗，急性腰痛可能转为慢性，病程延长，病情加重，从而影响正常生活。

【辨证施贴】

1. 风寒湿痹

主要症状：腰部疼痛、酸重，腰痛遇到阴雨或寒冷加重，天气晴朗后症状好转，伴有身体怕冷，小便清长。舌淡白或紫暗，苔薄白或白腻，脉沉细、沉紧、弦。

治疗原则：祛风除湿，温经止痛。

治疗方法：消肿止痛药贴 0.4g，药液 2mL，湿贴。

取祛风除湿、消肿止痛类药物，如姜黄、芒硝各 0.25g，贴痛处局部。姜黄辛散、苦泄、温通，入肝、脾经，内行血气而通经止痛，外散风寒湿而疗痹止痛，善治血瘀气滞诸痛，贴敷于疼痛局部，使局部气血瘀滞之标得通，风寒湿邪之本得散，疗效迅速。

取温补肾阳、温经止痛类药物，如附子、干姜各 0.25g，贴神阙、命门、肾俞等。神阙为调节全身气血阴阳的要穴，命门为温补肾阳要穴，药穴相合，起到大补阳气、驱寒回阳的作用。

取白芥子、细辛各 0.1g，贴敷常规穴位（大椎、膻中、肺俞、脾俞、肾俞、足三里、三阴交，每日 1 ~ 2 个穴位），按 28 天疗程治疗。白芥子、细辛温振阳气，阳气盛则寒湿除。

2. 气滞血瘀

主要症状： 外伤后或过劳后腰部胀痛或刺痛，定位明确，昼轻夜重，活动加重。舌暗或有瘀斑，苔白或薄黄，脉弦、涩、紧。

治疗原则： 行气活血，通络止痛。

治疗方法： 消肿止痛药贴 0.4g，药液 2mL，湿贴。

取行气活血、消肿止痛类药物，如高良姜、芒硝各 0.25g，贴痛处局部。芒硝、高良姜湿贴，一温一清、一升一降，具有调和寒热、疏通气血的作用。

取活血化瘀、行气止痛类药物，如三七、川芎各 0.25g，贴神阙等。三七、川芎具有行气活血散瘀的作用，神阙为调节全身气血阴阳的要穴，药穴相合，有助于促进全身瘀血的消散。

取白芥子、细辛各 0.1g，贴敷常规穴位（大椎、膻中、肺俞、脾俞、肾俞、足三里、三阴交，每日 1 ~ 2 个穴位），按 28 天疗程治疗，以温振阳气，温通五脏，调和气血。

3. 肾阳不足

主要症状： 腰痛日久不愈、时轻时重，疼痛劳累后加重、按后则舒，腰膝酸软，下肢无力，或畏寒肢冷，遗精。舌淡苔白，脉沉。

治疗原则： 温肾散寒，通络止痛。

治疗方法： 消肿止痛药贴 0.4g，药液 2mL，湿贴。

取行气活血、消肿止痛类药物，如高良姜、芒硝各 0.25g，贴痛处局部。

取活血化瘀、行气止痛类药物，如三七、川芎各 0.25g，贴神阙等。

取温补肾阳、温经止痛类药物，如附子、干姜各 0.25g，贴命门、肾俞等。附子、干姜具有温阳散寒止痛的作用，贴敷于双肾俞、命门加强其温肾阳的作用。肾阳为一身阳气之根本。

取白芥子、细辛各 0.1g，贴敷常规穴位（大椎、膻中、肺俞、脾俞、肾俞、足三里、三阴交，每日 1～2 个穴位），按 28 天疗程治疗，以温振阳气，温通五脏，调和气血。

穴位贴敷挑治疗法加

疼痛明显者，可配合压痛点、第 3 腰椎棘突下、委中等处挑治，挑治后取高良姜、芒硝各 0.25g 贴敷。在压痛点、第 3 腰椎棘突下、委中等处挑治的方法，具有疏通膀胱经、督脉等经络气血的作用。芒硝、高良姜湿贴，具有一温一清、一升一降、调和寒热、疏通气血的作用。

【预防调摄】

1.根据气候的变化，随时增添衣服，出汗及雨淋之后，要及时更换湿衣或擦干身体。长时间处于高寒和高湿度环境，会影响人体腰部的血液循环，从而出现腰肌劳损的情况。腰肌劳损患者平时要做好腰部的保暖工作，避免受凉及长期处于潮湿的环境下，不建议穿低腰裤子，急性期不建议游泳。

2.急性腰扭伤后应积极治疗，安心休息，防止转成慢性腰部劳损。

3.纠正不良的工作姿势，如弯腰过久、伏案过低等。在僵坐 1 小时后要更换姿势。同时，可以使用腰部有突起的靠垫为腰部缓解压力，有助于预防腰肌劳损。背重物时，胸腰稍向前弯，髋膝稍屈，迈步要稳，步子不要大。

4.禁忌过度劳累。腰肌劳损与长期从事重体力活动有很大的相关性，腰肌长期处于紧绷状态，容易受到损害。患者可以进行散步、慢跑、练瑜伽等低强度运动，最好避免耗时长、消耗体力大的运动，比如打球、爬山等。

5.尽量减少摄入生冷饮食。生冷饮食会损伤体内阳气，导致寒湿加重，寒湿流注关节肌肉，不利于腰部气血运行。

6.过软的床垫不能保持脊柱的正常生理曲度，所以最好使用硬板软垫床，即在木板上加一张厚度约 10cm 的软垫。

7.注意减肥，控制体重。身体过于肥胖，必然给腰部带来额外负担，特别是中年和女性产后，为易于发胖的时期，应节制饮食，加强锻炼。

第二节 风湿性关节炎

【概述】

风湿性关节炎是一种常见的急性或慢性结缔组织炎症。通常所说的风湿性关节炎是风湿热的主要表现之一，与 A 组乙型溶血性链球菌感染有关，寒冷、潮湿等因素可诱发本病。本病临床以关节局部呈红、肿、热、痛等炎症表现为特征，下肢大关节如膝关节、踝关节最常受累，常对称累及膝、踝、肩、腕、肘、髋等大关节。

中医认为本病属于"痹证"范畴。《素问·痹论》曰："黄帝问曰：痹之安生？岐伯对曰：风寒湿三气杂至，合而为痹也。其风气胜者为行痹，寒气胜者为痛痹，湿气胜者为着痹也……痹，或痛，或不痛，或不仁，或寒，或热，或燥，或湿，其故何也？岐伯曰：痛者，寒气多也，有寒故痛也。其不痛不仁者，病久入深，荣卫之行涩，经络时疏，故不通；皮肤不营，故为不仁。"中医认为风、寒、湿、热等邪气停留于经络、关节，导致局部气血、荣卫、经络不通，从而出现局部疼痛、麻木、肿胀等不适症状。

【精准辨证】

风寒湿痹，其主症是肢体烦疼或麻木不仁，其病之因与风寒湿三气客于体表有关。三气杂至，侵犯肢体，腠理凝闭，筋脉挛急，气血运行障碍，津液流通受阻，遂肢体疼痛或麻木不仁，以舌淡苔白、脉弦而缓为其病性属寒的辨证依据。风寒湿痹中风邪偏盛，疼痛游走不定者为行痹，其病位在腠理；寒邪偏盛，疼痛剧烈者为痛痹，其病位在筋脉；湿邪偏盛，疼痛固定不移者为着痹，其病位在肌肉。

痹证中还可见到热邪偏盛者，临床以局部红、肿、热、痛为主，属热痹。痹证日久，痰浊、瘀血停留关节导致关节变形、肿胀者为痰瘀痹阻证。

【临床决策】

由于痹证病位涉及皮、肉、脉、筋、骨，病性以风、寒为主，兼有湿、痰、瘀、热、虚，因此治疗以祛风、散寒、除湿、化痰、行瘀、清热、补虚、宣痹为基本治法。

【选穴用药】

风邪在腠理的行痹可以考虑选择麻黄、细辛湿贴肺俞,以祛风宣痹;湿邪在肌肉的着痹可以选择麻黄、附子、细辛湿贴肺俞,藿香、苍术湿贴中脘、神阙,以除湿宣痹;寒邪在筋脉的痛痹可以选择干姜、小茴香湿贴中脘、神阙,姜黄湿贴局部,以散寒宣痹;局部红肿热痛者可以选择大黄、芒硝湿贴局部,以清热宣痹;痹证日久、关节僵硬、拘急肿胀者可以选择芒硝、姜黄湿贴局部,配合体质调理。

【医患沟通】

脾为气血生化之源,脾主运化水湿。无湿则无痰,无痰则少瘀。脾胃强健则五脏六腑俱旺,气血充盈则筋脉关节得以濡润,四肢肌肉得以滋养。如脾胃功能虚弱,人体正气不足,风、寒、湿邪侵袭人体,皮肉脉筋骨同病,气血津液运行不利,皮毛痹郁,湿滞肌肉骨节,筋脉挛急,则成行痹、痛痹、着痹。麻木不仁,是因风寒客表,毛窍闭塞,脉络收引,气血运行障碍,肌表失去阳气之温与营血之养所致,正所谓"邪之所凑,其气必虚"。因此治疗时,在祛邪宣痹的同时要注重扶正补虚,尤其是病程长、病情重的,治疗时间要长,不能操之过急,应坚持治疗,以确保疗效。

【辨证施贴】

1.风寒湿痹

(1)行痹

主要症状:肢体关节、肌肉疼痛酸楚,屈伸不利,可涉及肢体多个关节,疼痛呈游走性,初起可见有恶风、发热等症状。舌苔薄白,脉浮或浮缓。

治疗原则:祛风通络,散寒除湿。

治疗方法:消肿止痛药贴 0.4g,药液 2mL,湿贴。

取祛风散寒类药物,如麻黄、细辛各 0.25g,贴双肺俞。肺主皮毛,双肺俞位于足太阳膀胱经,太阳经亦主一身之表。痹证为风寒湿邪气留滞于皮表的经络、皮肤、关节所致,麻黄、细辛具有宣肺解表、祛风散寒通络的作用。药穴相应，体表的风寒之邪得以外透体表，经络、关节之阻滞得以疏通。

取姜黄 0.25g，湿贴局部。姜黄辛散、苦泄、温通，入肝、脾经。姜黄内行血气而通经止痛，外散风寒湿而疗痹止痛，善治血瘀气滞诸痛，贴敷于疼痛局部，使局部气血瘀滞之标症得通，风寒湿邪之根本得散，疗效迅速。

取干姜、小茴香各 0.25g，贴神阙。神阙为调节全身气血阴阳的要穴，干姜、小茴香具有温中散寒、通络止痛之功，通过神阙使药效作用于全身。

取白芥子、细辛各 0.1g，贴敷常规穴位（风湿痹痛，常选膈俞、脾俞、肾俞、膀胱俞、腰阳关、八髎、阴陵泉、阳陵泉、丰隆、三阴交等穴位，根据症状不同，可选 2～8 穴每日交替贴敷），按疗程治疗。白芥子、细辛具有升发阳气、通经活络之功，可调整全身脏腑经络之气，而阳气虚弱是痹证发生的内在机制，通过贴敷膈俞、脾俞、肾俞、膀胱俞、腰阳关等足太阳膀胱经、督脉穴位，有助于阳气升发。而八髎功效为疏通气血，阴陵泉、丰隆功效为化湿健脾，三阴交功效为活血调经、益气健脾、培补肝肾，通过细辛、白芥子刺激局部可增强穴位自身功效。阳陵泉为筋会穴，痹证伴见关节屈伸不利等症，病位在筋，通过刺激穴位可调节全身筋脉功能。

（2）痛痹

主要症状：肢体关节疼痛，痛势较剧，疼痛部位固定、遇寒则痛甚、得热则痛缓，关节屈伸不利，局部皮肤或有寒冷感。舌质淡，舌苔薄白，脉弦紧。

治疗原则：散寒通络，祛风除湿。

治疗方法：消肿止痛药贴 0.4g，药液 2mL，湿贴。

取祛风散寒类药物，如麻黄、细辛、附子各 0.25g，贴双肺俞。

取干姜、小茴香各 0.25g，贴神阙，以温中散寒、通络止痛。

取姜黄 0.25g，湿贴局部，以温经散寒、破血逐瘀、化痰除湿。

取附子、干姜各 0.25g，贴双肾俞、命门。附子、干姜具有温阳散寒止痛的作用，贴敷于双肾俞、命门加强其温肾阳的作用，肾阳为一身阳气之根本。

取白芥子、细辛各 0.1g，贴敷常规穴位（风湿痹痛，常选膈俞、脾俞、肾俞、膀胱俞、腰阳关、八髎、阴陵泉、阳陵泉、丰隆、三阴交等穴位，根据症状不同，可选 2～8 穴每日交替贴敷），按疗程治疗。

（3）着痹

主要症状： 肢体关节、肌肉酸楚、重着、疼痛，肿胀散漫，关节活动不利，肌肤麻木不仁。舌质淡，舌苔白腻，脉濡缓。

治疗原则： 除湿通络，祛风散寒。

治疗方法： 消肿止痛药贴0.4g，药液2mL，湿贴。

取祛风散寒类药物，如麻黄、附子、细辛各0.25g，贴双肺俞。

取健脾除湿类药物，如藿香、苍术各0.25g，贴中脘。藿香、苍术具有芳香化湿、健脾燥湿的作用，中脘具有和胃健脾的作用，药穴相应，通过健运中土使水湿得去。

取干姜、小茴香各0.25g，贴神阙，以温中散寒、通络止痛。

取姜黄0.25g，湿贴局部，以温经散寒、破血逐瘀、化痰除湿。

取白芥子、细辛各0.1g，贴敷常规穴位（风湿痹痛，常选膈俞、脾俞、肾俞、膀胱俞、腰阳关、八髎、阴陵泉、阳陵泉、丰隆、三阴交等穴位，根据症状不同，可选2～8穴每日交替贴敷），按疗程治疗。

2. 风湿热痹

主要症状： 游走性关节疼痛，可涉及一个或多个关节，活动不便，局部灼热红肿，痛不可触、得冷则舒，可有皮下结节或红斑，常伴有发热、恶风、汗出、口渴、烦躁不安等全身症状。舌质红，舌苔黄或黄腻，脉滑数或浮数。

治疗原则： 清热通络，祛风除湿。

治疗方法： 消肿止痛药贴0.4g，药液2mL，湿贴。

取解表清热类药物，如麻黄、黄芩各0.25g，贴双肺俞。

取黄连、干姜、半夏各0.25g，贴中脘、神阙，以辛开苦降、清热祛湿。

取大黄、芒硝各0.25g，贴局部，以清热活血、化瘀消肿。

3. 痰瘀痹阻

主要症状： 痹证日久，肌肉关节刺痛，痛处固定不移，或关节肌肤紫暗、肿胀，按之较硬，肢体顽麻或重着，或关节僵硬变形，屈伸不利，有硬结、瘀斑，面色暗黧，眼睑浮肿，或胸闷痰多。舌质紫暗或有瘀斑，舌苔白腻，脉弦涩。

治疗原则： 化痰行瘀，蠲痹通络。

治疗方法： 消肿止痛药贴0.4g，药液2mL，湿贴。

取祛风散寒、温经化痰类药物，如麻黄、细辛、附子各 0.25g，贴双肺俞。

取干姜、小茴香各 0.25g，贴神阙，以温中散寒、通络止痛。

取姜黄 0.25g，贴局部，以温经散寒、破血逐瘀。

取附子、干姜各 0.25g，贴双肾俞、命门。

取白芥子、细辛各 0.1g，贴敷常规穴位（风湿痹痛，常选膈俞、脾俞、肾俞、膀胱俞、腰阳关、八髎、阴陵泉、阳陵泉、丰隆、三阴交等穴位，根据症状不同，可选 2～8 穴每日交替贴敷），按疗程治疗。

> **穴位贴敷加挑治疗法**　根据病情需要，选择对应部位挑治，如压痛点、第 6 颈椎棘突下、双肩井、第 6 胸椎棘突下、双腋中线第 10 肋间、第 3 腰椎棘突下、委中等处，取高良姜、芒硝各 0.25g，或姜黄、芒硝各 0.25g，挑治后贴敷。药对高良姜、芒硝，一温一清、一升一降，具有调和寒热、疏通气血的作用。

【预防调摄】

1. 患者在急性发作期时，需要适当休息、减少运动，避免劳累。避免受到冷、热刺激及精神刺激，保证充足的饮食营养。

2. 患者在稳定期时，需要避风寒，适寒温，调情志，避免关节的损伤，如撞伤、扭伤。关节处要注意保暖，避免潮湿。

3. 去除患者体内链球菌感染灶，防止复发。

4. 预防呼吸道感染，如出现发热、咽痛等，需积极治疗，防止病情复发。

5. 不论是急性发作期还是稳定期，患者均需忌烟酒、咖啡、浓茶，以及辛辣油腻的食物。

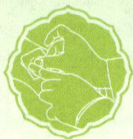

第五章
脾胃病证

第一节　消化不良

【概述】

消化不良，中医称为食积，是指因小儿喂养不当，内伤乳食，损伤脾胃，引起食物积滞于内，出现腹胀、腹痛、呕吐或泄泻的一种病症。本病主要以不思乳食、食而不化、脘腹胀满或疼痛、嗳气酸腐或呕吐、大便酸臭溏薄或秘结为临床特征。本病一年四季皆可发生，夏秋季节，暑湿易于困遏脾气，发病率较高。禀赋不足、脾胃素虚、人工喂养及病后失调者更易患病。小儿各年龄组皆可发病，但以婴幼儿多见。本病可单独出现，亦可兼夹出现于其他疾病，如感冒、肺炎、泄泻、疳证等。

【精准辨证】

食积的原因主要有两个，一是饮食不节，二是脾虚不运。过食生冷黏腻之物，会影响脾胃正常纳运。患者轻则不思饮食，重则胀满疼痛。积滞中阻，升降失常，浊气上泛，则嗳腐泛酸、恶心呕吐；肠道传导失司，则泻利臭秽、痛泻交作。食积日久，导致脾虚，食积与脾虚互为因果，出现脘痞腹胀。脾虚不能运化食物，亦不能运化水湿，水湿进而停滞，则出现吐泻、苔腻等症。

【临床决策】

食积胃脘，实证阶段当以消食化积为法，去除积滞，恢复脾胃纳运功能。食积停滞，影响脾胃升降功能，导致痰湿阻滞者，需要除湿行气。若脾胃素虚，饮食积滞，或积滞日久，损伤脾胃者，需要扶正祛邪，消补兼施。

【选穴用药】

食积停滞者可以选择山楂、槟榔、麦芽、鸡内金、莱菔子等湿贴中脘，以消食导滞。食积兼有脾虚者可以选择枳实、白术，或高良姜、芒硝湿贴中脘、神阙，以消补兼施。痰湿阻滞者可在中脘换用苍术、白术、半夏、厚朴、陈皮、紫苏子之类，以加强祛湿行气之功。

【医患沟通】

食积的发生主要是由于患者饮食不节或素体脾虚，导致食停胃脘，津气受阻，升降失调，从而出现吐、泻、胀、痛等症。因此，平素对于儿童喂养要注意，尽量让儿童不要吃得太多、太好，少吃加工食品和生冷黏腻之品，每餐七分饱，要细嚼慢咽。成人也要遵循同样的原则。遇到食积发作时更要严格遵守饮食禁忌，否则治疗会存在困难，病程易延长，病情易反复发作。

对于已经出现的脾胃虚弱情况，要延长治疗疗程，先祛邪后扶正，在急性期治疗之后，开展脾胃调理，恢复脾胃饮食摄入、消化吸收、传化糟粕的功能。

【辨证施贴】

1.乳食内积

主要症状： 不思乳食，嗳腐酸馊或呕吐食物、乳片，脘腹胀满，疼痛拒按，大便酸臭，哭闹不宁，夜眠不安。舌质淡红，苔白厚腻，脉象弦滑，指纹紫滞。

治疗原则： 消乳化食，和中导滞。

治疗方法： 消肿止痛药贴 0.4g，药液 2mL，湿贴。

取消食化积类药物，如槟榔、厚朴各 0.25g，贴中脘、神阙。脾胃乃正气之本，正气虚则百病始生。食积内存，首伤脾胃，脾失运化，致水谷精微输布障碍，可致湿盛，且脾胃为气机升降之枢纽，亦可致气滞。治疗选用槟榔湿贴中脘，中脘为胃之募穴、八会穴之腑会，具有健脾和胃的功效，槟榔可行胃肠之气，消积导滞；厚朴湿贴神阙，神阙为元神之门户，位于脐中，邻近胃与大、小肠，具有健运脾胃、理肠止泻、培元固本的功效，厚朴可行气除满，化湿和胃。配合治疗可健脾和胃、消食导滞、行气化湿。

2. 食积化热

主要症状： 不思乳食，口干，脘腹胀满，腹部灼热，手足心热，心烦易怒，夜寐不安，小便黄，大便臭秽或秘结。舌质红，苔黄腻，脉滑数，指纹紫。

治疗原则： 清热导滞，消积和中。

治疗方法： 消肿止痛药贴 0.4g，药液 2mL，湿贴。

取清热导滞类药物，如槟榔、黄连各 0.25g，贴中脘、神阙。小儿乃纯阳之体，食积日久，易从阳化热，病机关键为食滞中焦，气机郁滞，郁久化热。其病因亦是食积内滞脾胃所致，故选用槟榔湿贴中脘，以健脾和胃、行气导滞；选用黄连湿贴神阙，黄连苦寒可清热，神阙亦为元神之门户，可健脾理肠，由体表通达脏腑，发挥健脾消积的作用。

3. 脾虚夹积

主要症状： 面色萎黄，形体消瘦，神疲肢倦，不思乳食，食则饱胀，腹满喜按，大便稀溏酸腥，夹有乳片或不消化食物残渣。舌质淡，苔白腻，脉细滑，指纹淡滞。

治疗原则： 健脾助运，消食化滞。

治疗方法： 消肿止痛药贴 0.4g，药液 2mL，湿贴。

取消食类药物，如枳实、槟榔各 0.25g，贴中脘。

取健脾类药物，如黄芪、白术各 0.25g，贴神阙。

小儿脾常不足，脾胃运化功能尚未完全发育成熟，加之家长养育不当，小儿不知自节，暴饮暴食，有喜食冷饮及肥甘厚味等不良饮食习惯，易损伤脾胃形成脾虚夹积证。治疗当以健脾胃、消食滞为主，选用黄芪、白术湿贴神阙，黄芪、白术重在补气健脾；选用枳实、槟榔湿贴中脘，枳实理气和胃，槟榔行胃肠之气，消积导滞。补泻得当，使脾胃健，食滞得去。

| 点刺 | 四缝穴常规消毒后，用三棱针或采血针在穴位上快速点刺，挤压出黄白色黏液或血少许，每周2次为1疗程。此法用于乳食内积证。 |

【预防调摄】

1.调节饮食，合理喂养，喂养注意定时定量，不可暴饮暴食。乳食宜富含营养、易于消化，忌过食肥甘炙煿、生冷瓜果、偏食零食，不可妄加滋补之品。

2.根据婴儿生长发育需要，按照月龄添加辅食的品种与数量，增进小儿脾胃功能。

3.食积患儿应暂时控制乳食，给予药物调理，积滞消除后再逐渐恢复正常饮食。

4.饮食、起居要有规律，不吃零食，纠正偏食，少进肥甘厚腻之品，更勿乱服滋补品。

第二节　胃痛

【概述】

胃痛又称胃脘痛，是指多种原因导致胃部（一般为左上腹、中上腹）出现的异常疼痛，有时会伴有食欲不振、恶心、反酸等情况。胃痉挛、胃肠功能紊乱、消化性溃疡、胃炎、胃癌等疾病均可见胃脘部疼痛。

【精准辨证】

胃脘疼痛，胀满拒按，嗳腐吞酸，或呕吐不消化食物，其味腐臭，吐后痛减，属于饮食积滞；胃痛喜温喜按，得温痛减，遇寒加重，属寒邪客胃；胃脘疼痛，痛势急迫，脘闷灼热，口干口苦，舌红苔黄腻，属于湿热；胃脘胀痛，痛连两胁，遇烦恼则痛作或痛甚，嗳气、矢气则痛舒，要考虑肝气郁滞。

【临床决策】

辨证时应辨虚实、寒热，治疗以理气、和胃、止痛为主要治疗原则。胃寒者散寒，食停者消食，肝气郁滞者行气解郁，湿热者清热化湿。

【选穴用药】

胃痛依据病性而治，主穴以中脘、神阙为主。寒邪客胃可选用生姜、细辛、小茴香等解表散寒，若因脾胃虚弱而致的胃痛，可选用党参、白术等健脾和中。饮食积滞可选用枳实、槟榔以通腑消积，若病邪日久导致湿热之邪产生，则可选用黄连、半夏、芒硝等燥湿、泄热。肝气犯胃可选用柴胡、枳实、厚朴，以疏肝和胃、理气止痛。

【医患沟通】

胃脘痛的病因主要有素体虚弱，或受风寒湿等外邪侵袭，或肝气犯胃等。另外现代人饮食多嗜肥甘厚味、辛辣刺激之品，辛辣之物易伤胃阴，滋腻之品常生痰困脾，痰湿羁留日久，易化热伤阴。本病基本病机为胃气郁滞，胃失和降，不通则痛；胃失濡养，不荣则痛。因此，患者平素要养成良好的饮食规律和习惯，忌暴饮暴食、饥饱无常，忌长期饮食生冷、炙煿等物，忌饮酒，忌过用苦寒、燥热伤胃的药物。患病后宜少食多餐，饮食以清淡易于消化之物为主，避免进食浓茶、咖啡和辛辣食物。同时人体气机和调，精神愉悦，避免忧思恼怒，亦可预防本病的发生。对于中老年患者，胃痛经久不愈，应注意恶变的可能。

【辨证施贴】

胃痛的治疗目标是以缓解胃部疼痛、改善患者生活质量为主。针对病情的寒热虚实给予相应的治疗方法，寒者热之，热者寒之。如寒痛，温以散寒；热痛，寒以清热；食滞，消以化积；肝郁，疏以和胃。胃痛在辨证的基础上可以加入川芎、延胡索等行气止痛的药物，以减轻胃痛的症状。

1.寒邪客胃

主要症状： 胃痛喜温喜按、得温痛减、遇寒加重，甚至劳累后发作或加重，泛吐清水，神疲纳呆，四肢倦怠，手足不温，大便溏薄。舌淡苔薄白，脉迟缓或弦紧。

治疗原则： 温中散寒，行气止痛。

治疗方法：

（1）消肿止痛药贴 0.4g，药液 2mL，湿贴。

取温中散寒类药物，如干姜、小茴香或肉桂各 0.25g，湿贴命门、神阙等。

（2）其他症状的配合治疗：表证明显者，取解表散寒类药物，如生姜、细辛各 0.25g，湿贴大椎、双肺俞等。脾胃气虚者，取益气健脾类药物，如黄芪、党参、白术各 0.25g，湿贴中脘。此类患者多以舌苔白腻、脉沉细为主要诊断要点。

2. 脾胃湿热

主要症状： 胃脘疼痛，痛势急迫，脘闷灼热，口干口苦，口渴而不欲饮，纳呆恶心，小便色黄，大便不畅。舌红，苔黄腻，脉滑数。

治疗原则： 清热和胃，祛湿止痛。

治疗方法：

（1）消肿止痛药贴 0.4g，药液 2mL，湿贴。

取清热燥湿类药物，如黄连、半夏各 0.25g 加生姜汁调和，贴中脘、神阙，或加速效救心丸、清凉油、十滴水、风油精、活络油等，以加速起效。

（2）其他症状的配合治疗：里热炽盛、腑实不通者用大黄、芒硝、枳实各 0.25g 贴神阙，可配合大黄、芒硝、枳实各 1g 冲服。

3. 饮食积滞

主要症状： 胃脘疼痛，胀满拒按，嗳腐吞酸，或呕吐不消化食物，其味腐臭，吐后痛减，不思饮食，大便不爽，矢气及便后稍舒。舌苔厚腻，脉滑。

治疗原则： 消食导滞，和胃止痛。

治疗方法：

（1）消肿止痛药贴 0.4g，药液 2mL，湿贴。

取消食导滞类药物，如枳实、槟榔各 0.25g，贴中脘、神阙等。

（2）其他症状的配合治疗：食积化热者，再用取通腑泄热类药物，如大黄、芒硝、枳实各 0.25g，贴神阙、天枢，亦可取大黄、芒硝、枳实各 0.5～1g 冲服。

4. 肝气犯胃

主要症状： 胃脘胀痛，痛连两胁，遇烦恼则痛作或痛甚，嗳气、矢气则痛舒，胸闷嗳气，喜长叹息，大便不畅。舌苔多薄白，脉弦。

治疗原则： 疏肝和胃，行气止痛。

治疗方法： 消肿止痛药贴 0.4g，药液 2mL，湿贴。

取行气类药物，如柴胡、枳实、厚朴各 0.25g，姜汁调和，贴期门、中脘、神阙。

【预防调摄】

1. 本病发病，多与情志不遂、饮食不节有关，故在预防上要重视精神与饮食的调摄。

2. 患者要养成有规律的生活与饮食习惯，忌暴饮暴食，饥饱不均。

3. 胃痛时作者，尤需注意饮食调护，饮食以清淡易消化为宜，避免辛辣刺激、煎炸之品。同时患者需保持乐观的情绪，避免过度劳累与紧张，亦有助于预防胃痛反复发作。

第三节　便秘

【概述】

便秘是指大肠传导失常，导致粪便在肠内滞留过久，秘结不通，使排便周期延长，或周期不长但粪质干结难以排出困难，抑或粪质不硬，虽有便意，但便而不畅的疾病。

【精准辨证】

贴敷疗法治疗临床常见便秘，辨证首先分寒热。冷秘以便秘伴有胁下偏痛、手足凉、舌苔白腻为主要表现，热秘以便干、口臭、舌红苔黄为主要表现。两者都有可能来自饮食不节，前者以进食生冷黏滑之品为主，后者以暴饮暴食、过食肥甘之物为主。临床还有年老体弱的患者出现便秘的情况，往往表现为排便困难，用力努挣则汗出短气，便后乏力。这一类属于气虚秘，其病因一般为脾肾阳虚。

【临床决策】

便秘的治疗主要以恢复大肠传导功能为主，但不可纯用泻药，需针对病因病机辨证施治。实秘祛邪为主，给予泄热、温散、通导之法；虚秘扶正为先，给予益气温阳、滋阴养血之法。针对虚型体质患者，治疗要注意延长疗程，以恢复脏腑功能，达到治愈的标准。

【选穴用药】

便秘主要依据病性而治，主穴以中脘、神阙为主。冷秘可以选择大黄、附子、细辛等湿贴中脘、神阙，以温阳散寒、通下寒积；若为阳虚秘可以选择附子、肉桂等湿贴神阙、命门，以温补脾肾、助阳通便；热秘以大黄、芒硝、枳实等湿贴中脘、神阙，以通腑泄热；气虚秘以黄芪、党参、白术等湿贴中脘、神阙，以补气健脾，恢复肠道传导功能；阴虚秘以高良姜、芒硝等湿贴中脘、神阙，以升降气机、生精输津，恢复肠道濡润。

【医患沟通】

人体阳气不足、温煦无权，寒从中生，凝滞肠道，传导无力，可以出现便秘。若阳虚不能化气，水津不布，肠道燥涩，传导失司，无水舟停，也可出现便秘。反之，里热结聚，导致津液亏虚，气机阻滞，症状表现为痞满燥实，则属于热性便秘。因此，患者平素要注意饮食的调理，避免过食辛辣厚味或饮酒无度，亦不可过食寒凉生冷，要多吃粗粮果蔬，多饮水；生活中避免久坐少动，养成定时排便习惯，加强锻炼，避免过度精神刺激，保持心情舒畅。年老体弱或病久者，应避免过度用力努挣而诱发的痔疮、便血，甚至真心痛等病症。

本病预后好，一般调摄得法，辨证得当，大多数可以痊愈。若便秘日久，患者出现脘腹满闷，食欲减退，嗳气泛恶，甚则腹痛呕吐等情况，则应延长治疗疗程，找准病因，祛邪扶正，恢复大肠传导功能。

【辨证施贴】

对于病程短、症状属实者，可直接采取通下的方法；病程长、反复不愈、虚实夹杂者，应注意在辨证施治的基础上联合使用多种治疗方法，如在行滞通腑的基础上，联合宣肺导下、益气运脾、养血润肠、滋阴润燥、温补肾阳等治法，旨在调节脏腑功能、气血阴阳，恢复气机的升降出入。

在辨证施治的基础上适当选用具有泻下作用的药物。非病情急骤者，慎用峻下药；体壮证实者，可选用大黄、芒硝等泻下药，但应中病即止，不宜久用，以防损伤正气；慢性便秘者，应结合患者气血阴阳不足的特征，选用具有相应作用的润下药；因便秘多伴有肠腑气机郁滞，故理气行滞应贯彻始终。

1. 冷秘

主要症状： 大便艰涩，腹痛拘急，胀满拒按，胁下偏痛，手足凉，呃逆呕吐。苔白腻，脉弦紧。

治疗原则： 温里散寒通便。

治疗方法：

（1）消肿止痛药贴 0.4g，药液 2mL，湿贴。

取温阳散寒类药物，如大黄、附子、细辛各 0.25g 湿贴中脘、神阙等。

寒邪积聚于肠，肠道失司无以运化糟粕将其排出体外，治疗应以温阳散寒为主，故选择大黄、附子、细辛湿贴中脘、神阙。中脘为胃之募穴、八会穴之腑会，神阙位于脐中央，具有培元固本、回阳救逆、和胃理肠之功。附子有培元固本、助阳化气之效，细辛归心、肺、肾经，能散寒解表，助附子温阳之功，加大黄以泻下攻积，助大肠运化，荡涤肠胃，推陈致新。

（2）其他症状的配合治疗：若患者阳虚便秘，可以加温补脾肾类药物，如附子、肉桂各 0.25g 湿贴敷神阙、命门。

命门位于第 2 腰椎棘突下，为元气之根本，生命之门户，具有培元固本、温肾壮阳之功。中药则选用性温药品，如附子、肉桂，以温肾壮阳，温煦生化，培补少火。药可重用附子，阳气足则生理之火能源源不断供给各脏腑，使各脏腑功能各司其职，脾胃纳运协调、气机升降相因，大肠传导正常。

2. 热秘

主要症状： 大便干结，腹胀或痛，口干口臭，面红心烦，或有身热，小便短赤。舌质红，苔黄燥，脉滑数。

治疗原则： 通腑泄热，行气通便。

治疗方法： 消肿止痛药贴 0.4g，药液 2mL，湿贴。

取清热泻下类药物,如大黄、芒硝、枳实各 0.25g 贴中脘、神阙等。

热邪壅滞大肠,津液损伤,肠道失却津液濡润,故糟粕不得下。选用大黄、芒硝、枳实湿贴中脘、神阙,大黄、芒硝主要用于实热便秘,可清热泻火、软坚通便,枳实可调气通便,气机和调,热邪散去,则大便通畅,大肠恢复传导。

3. 气虚秘

主要症状:大便干或不干,虽有便意,但排出困难,用力努挣则汗出短气,便后乏力,面白神疲,肢倦懒言。舌淡苔白,脉弱。

治疗原则:补气健脾通便。

治疗方法:消肿止痛药贴 0.4g,药液 2mL,湿贴。

取补气健脾类药物,如黄芪、党参、白术各 0.25g 贴中脘、神阙等。

气虚秘的治疗以益气润肠为主。黄芪、党参、白术湿贴中脘、神阙,黄芪、党参、白术可益气健脾,脾胃为气血生化之源,气足则气的功能正常,可助大肠传导。

4. 阴虚秘

主要症状:大便干结,形体消瘦,头晕耳鸣,两颧红赤,心烦少寐,潮热盗汗,腰膝酸软。舌红少苔,脉细数。

治疗原则:润肠通便。

治疗方法:消肿止痛药贴 0.4g,药液 2mL,湿贴。

取高良姜、芒硝各 0.25g 贴中脘、神阙,以升降脾胃,使水火相济,润肠通便。

【预防调摄】

1. 注意调整饮食结构,避免食物过于精细,多吃富含膳食纤维的食物,增加水分的摄入。

2. 应定时定量进餐,勿过食辛辣厚味或饮酒无度。

3. 建立良好的排便习惯,每日主动排便,控制排便时间。建议在晨起或早餐后 2 小时内尝试排便,逐步建立直肠排便反射。

4. 适当运动,加强身体锻炼,特别是腹肌的锻炼。老年人的锻炼方式以轻量、适度为宜,可选择散步、打太极、做操等方式。

第四节　腹泻

【概述】

　　腹泻是一种常见症状，指排便次数明显超过平日习惯的频率，粪质稀薄，水分增加，或每日排便量超过 200g，或含未消化的食物或脓血、黏液，常伴有排便急迫感、肛门不适、失禁等症状。临床上按病程长短，将腹泻分为急性腹泻和慢性腹泻。急性腹泻发病急剧，病程在 2 ～ 3 周，大多由感染引起。慢性腹泻指病程在两个月以上或间歇期在 2 ～ 4 周的复发性腹泻，发病原因更为复杂，可分为感染性或非感染性两种。本病相当于中医的"泄泻"。

【精准辨证】

　　本病常因感受外邪，或饮食所伤，或情志失调，或脾胃虚弱，或脾肾阳虚，引起以排便次数增多、粪便稀溏，甚至泄如水样为主症的病证。

　　泄泻初起首辨寒热，湿热泄泻多表现为泻下急迫、粪色黄褐、气味臭秽、肛门灼热、苔黄腻、脉滑数或濡数；风寒泄泻多表现为粪便清稀如水样、苔白腻、脉濡缓。若兼外感风寒，则恶寒发热、头痛、肢体酸痛、苔薄白、脉浮。

　　其次辨虚实，暴泻多为邪实，如腹胀腹痛、口臭、不思饮食、大便酸臭多为食积；久泻多为正虚，粪便稀溏、色淡不臭、食后作泻多在于脾；黎明之前脐腹作痛，肠鸣即泻的多在于肾。每逢抑郁恼怒，或情绪紧张之时，即发生腹痛泄泻的多为肝郁脾虚，常因邪实正虚。

【临床决策】

　　针对病情的寒热虚实给予相应的治疗方法，寒者热之，热者寒之，实则泻之，虚则补之。如风寒泻温以散寒，湿热泻寒以清热，伤食泻消以化积，脾虚泻补以健脾，肾虚泻补以温肾，肝郁泻治以抑肝扶脾。

【选穴用药】

外感风寒，表闭不开，津气不能宣发于表，可选麻黄、细辛湿贴大椎，以解表；选吴茱萸、高良姜湿贴中脘、神阙，以散寒化湿止泻。湿热泄可选大黄、黄连湿贴中脘、神阙。食积所致脾运障碍，不能泌别清浊的，可以选择枳实、槟榔湿贴中脘、神阙。脾虚不能运湿成为泄泻的，选择党参、黄芪、白术湿贴中脘、神阙。肾阳衰微者，选择附子、肉桂湿贴命门，以补火生土。肝郁脾虚的，选择柴胡、枳实湿贴期门，党参、黄芪、白术湿贴中脘、神阙，以舒肝健脾止泻。腹泻在辨证的基础上可以加入白术、苍术等健脾止泻的药物，以减少泄泻的次数。

【医患沟通】

脾胃功能失调，导致少阳三焦津气升降失常；或少阳三焦津气运行障碍，导致脾胃功能失调，不能运化水湿，湿浊下流，出现泄泻。其治疗核心在于脾胃。此外，肺气失宣、脾阳不升、肝气不舒、肾阳衰微均可导致本病的发作。因此生活中，要注意避免风邪、寒邪侵袭人体肌表；饮食方面，不可暴饮暴食，不可饥饱无度，不可过食寒凉，提倡细嚼慢咽，每餐七分饱，以暖食、素食为主，小孩子要减少或不吃零食；不熬夜，经常运动，保持情绪稳定。

【辨证施贴】

1. 风寒泻

主要症状： 泄泻清稀，甚则如水样，腹痛肠鸣，脘闷食少，苔白腻，脉濡缓。若兼外感风寒，则恶寒发热，头痛，肢体酸痛。苔薄白，脉浮。

治疗原则： 疏风散寒，化湿止泻。

治疗方法：

（1）消肿止痛药贴 0.4g，药液 2mL，湿贴。
取温中散寒类药物，如高良姜、吴茱萸各 0.25g，湿贴中脘、神阙等。
（2）其他症状的配合治疗：表证明显者，取解表散寒类药物，如麻黄、细辛各 0.25g，湿贴大椎、双肺俞等。

2. 湿热泻

主要症状： 泄泻腹痛，泻下急迫，或泻而不爽，粪色黄褐，气味臭秽，肛门灼热，或身热口渴，小便短黄。苔黄腻，脉滑数或濡数。

治疗原则： 清利湿热。

治疗方法：

（1）消肿止痛药贴 0.4g，药液 2mL，湿贴。

取清利湿热类药物，如黄连 0.25g，贴中脘等；大黄、芒硝各 0.25g，贴神阙等。

（2）其他症状的配合治疗：若热盛，可用黄连 0.5g，冰片 0.01g，贴敷涌泉，引热下行。

3. 伤食泻

主要症状： 腹胀腹痛，口臭、不思饮食，大便酸臭如蛋花状，或夹有不消化食物残渣、奶瓣，泻前哭闹，泻后痛减。舌苔厚腻，或微黄。

治疗原则： 消食，导滞，化积。

治疗方法：

（1）消肿止痛药贴 0.4g，药液 2mL，湿贴。

取消食导滞类药物，如枳实、槟榔各 0.25g，贴中脘、神阙等。

（2）其他症状的配合治疗：食积化热者，再取通腑泄热类药物，如大黄、芒硝、枳实各 0.25g，贴神阙等。

4. 脾虚泻

主要症状： 大便稀溏，色淡不臭，多于食后作泻，时轻时重，面色萎黄，形体消瘦，神疲倦怠。舌淡苔白，脉弱。

治疗原则： 益气健脾，祛湿止泻。

治疗方法：

（1）消肿止痛药贴 0.4g，药液 2mL，湿贴。

取益气健脾、燥湿类药物，如党参、黄芪、白术各 0.25g，湿贴神阙等。取高良姜、芒硝各 0.25g，湿贴中脘。

（2）其他症状的配合治疗：若脾虚及阳，取温中散寒类药物，如细辛 0.25g，白芥子 0.25g，湿贴脾俞等。

5. 肾虚泄

主要症状：黎明之前脐腹作痛，肠鸣即泻，泻下完谷，泻后即安，小腹冷痛，形寒肢冷，腰膝酸软。舌淡苔白，脉细弱。

治疗原则：温肾健脾，助阳止泻。

治疗方法：

（1）消肿止痛药贴 0.4g，药液 2mL，湿贴。

取温补脾肾类药物，如附子、肉桂各 0.25g，贴神阙、命门等。

（2）其他症状的配合治疗：兼气虚乏力明显者，再用取补益脾胃类药物，如白术、黄芪、党参各 0.25g，贴中脘等。

6. 肝郁泻

主要症状：每逢抑郁恼怒，或情绪紧张之时，即发生腹痛泄泻，腹中雷鸣，攻窜作痛，腹痛即泻，泻后痛减，矢气频作，胸胁胀闷，嗳气食少。舌淡，脉弦。

治疗原则：抑肝扶脾，调中止泻。

治疗方法：

（1）消肿止痛药贴 0.4g，药液 2mL，湿贴。

取疏肝行气类药物，如柴胡、枳实、黄芩各 0.25g，贴中脘、期门等，黄芪、白术、防风等各 0.25g，贴神阙。此类型多见于成年人，婴幼儿较为少见。

（2）其他症状的配合治疗：临床症状严重者，可配合砂连和胃胶囊，4粒 / 次，3 次 / 日，共服 14 天，饭前半小时口服；佛手饮，2 支 / 次，2 次 / 日（午、晚），共服 14 天。

【预防调摄】

1. 避风寒，慎起居，调饮食，畅情志。

2. 注意饮食卫生，食品应新鲜、清洁，不吃变质食品，不要暴饮暴食。饭前、便后要洗手，乳具、食具要卫生。适当控制饮食，减轻脾胃负担。对吐泻严重及伤食泄泻的患儿暂时禁食，以后随着病情好转，逐渐增加饮食量。忌食辛辣刺激、油腻肉食等生火、生痰湿之品，饮食宜清淡、易消化。

3. 调节情志，勿悲恐忧伤，消除紧张情绪，尤忌怒时进食。加强锻炼，增强体质，脾气旺盛，则不易受邪。

4.暴泻停止后也要注意清淡饮食，调养脾胃至少1周。久泻者尤应注意平素避风寒，勿食生冷食物。

第五节　肠系膜淋巴结炎

【概述】

肠系膜淋巴结炎是肠系膜淋巴结的非特异性炎症。急性肠系膜淋巴结炎是儿科常见疾病,1921年由伯纳门（Brennemann）首先提出，多属病毒感染，常与呼吸道、肠道感染有关。肠系膜淋巴结炎好发于7岁以下的小儿，冬、春季节多发，常在急性上呼吸道感染病程中并发，或继发于肠道炎症之后。小儿的肠系膜淋巴结炎在中医学归属"腹痛"的范畴。

【精准辨证】

小儿脾胃薄弱，易因外感时邪（主要是受凉）、饮食不节（主要是过食寒凉）、过用凉药导致中焦气机不畅或寒凝气滞，气血不养，引起腹痛。根据贴敷临床所见，阳虚寒凝类证多于湿热阻滞类证。寒主收引，故其主症为腹痛拘急、痛势急暴、遇寒痛甚、得温痛减、舌淡苔白腻。反之，平时过食肥甘厚腻、辛辣刺激食物或外感湿热之邪，可致湿热阻滞类证，其主症为腹痛拒按、大便秘结或便溏不爽、泻下臭秽、小便黄赤等。

【临床决策】

腹痛是因为胃肠挛急。寒主收引，收引则挛急而痛。寒可从外经三焦直入胃肠，内伤脾胃也可导致虚寒，其病位均在里，气虚、阳虚、挛急并存，因此治疗应以温里散寒为主，理气止痛为辅。

【选穴用药】

寒邪直中或中焦虚寒可以选择干姜、小茴香湿贴中脘、神阙，以温里散寒、理气止痛；如果明确平素体质阳虚、气虚，则需要选择附子、肉桂、白术湿贴命门，以温肾健脾。

【医患沟通】

本病的发生多因寒邪从三焦直中胃肠，导致胃肠痉挛，升降失调，发为腹痛；或内伤生冷，脾胃功能虚弱，脾虚肝郁，导致胃肠挛急出现腹痛。因此急性期疼痛好转后，需要针对气虚、阳虚进行调理，补齐不足，否则会影响儿童生长发育，甚至影响性成熟，有可能导致不孕不育等问题。

【辨证施贴】

1. 寒邪内阻

主要症状： 腹痛拘急，痛势急暴，遇寒痛甚，得温痛减，口淡不渴，形寒肢冷，小便清长，大便清稀或秘结。舌质淡，苔白腻，脉沉紧。

治疗原则： 温里散寒，理气止痛。

治疗方法：

（1）消肿止痛药贴 0.4g，药液 2mL，湿贴。

取温里散寒，理气止痛类药物，如干姜、小茴香各 0.25g，湿贴中脘、神阙等。

（2）其他症状的配合治疗：若成年女性腹痛，可加清凉油贴肚脐，取散寒止痛、软坚散结之品，如高良姜、芒硝各 0.25g，湿贴局部压痛点，如天枢、关元。若双脚冰凉，加吴茱萸、细辛各 0.25g 贴于足少阴肾经上的涌泉，以激发体内阳气，从而起到散寒止痛的功效。

2. 湿热壅滞

主要症状： 腹痛拒按，烦渴引饮，大便秘结或溏滞不爽，潮热汗出，小便短黄。舌质红，苔黄燥或黄腻，脉滑数。

治疗原则： 清热解毒，消肿止痛。

治疗方法： 消肿止痛药贴 0.4g，药液 2mL，湿贴。

取清热燥湿、辛开苦降类药物，如黄连、干姜各 0.25g，配清凉油湿贴中脘、神阙。

局部压痛点贴高良姜、芒硝各 0.25g。

中脘属任脉，具有健脾和胃、补中安神的功效。神阙属任脉，具有温阳救逆、利水固脱的功效。天枢属足阳明胃经，具有调理脾胃、通筋活络的功效。关元属任脉，具有补中益气、调气血、行水湿的功效。以上穴位常用于治疗腹胀、腹痛、腹泻等肠胃疾病。

由于肠系膜淋巴结炎属于功能性疼痛，极易反复发作，因此需要用白芥子、细辛贴敷常规穴位（大椎、肺俞、膻中、足三里、三阴交、脾俞、丰隆、阳陵泉等穴位，每日1～2个穴位）并配合龙泉育儿汤服用1～3个月，配合局部贴敷，阶段性治疗，平时注意多晒太阳，合理饮食，适当运动。

龙泉育儿汤：太子参6g，白术6g，茯苓6g，山药9g，山萸肉9g，桂枝6g，白芍6g，生姜1片，大枣1个，生山楂、熟山楂各6g，甘草6g，水煎成50～60mL，1～2岁5～6天1剂、2～4岁3～5天1剂、5岁以上1天1剂。

【预防调摄】

1.平素注意起居有常，饮食有节（洁），勿食生冷、肥甘厚味、辛辣刺激及不洁食物，戒烟忌酒。切忌暴饮暴食。发作期卧床休息，减少活动，饮食清淡易消化，建议吃稀饭等半流质甚至流质的饮食，监测体温变化。

2.注意天气变化，防止感受外邪，避免腹部受凉，饮食、排便规律，保持心情舒畅。

3.餐后稍作休息，勿剧烈运动。

4.适当运动锻炼，增强小儿体质。

第六节　黄疸

【概述】

黄疸是由于血清中胆红素含量升高，致使皮肤、黏膜和巩膜发黄的症状和体征。当血清总胆红素浓度在17.1～34.2μmol/L，而肉眼看不出黄疸时，称隐性黄疸或亚临床黄疸；当血清总胆红素浓度超过34.2μmol/L时，临床上可发现明显的黄疸症状，称为显性黄疸。

【精准辨证】

贴敷临床黄疸分阳黄与阴黄论治，阳黄之证，黄色鲜明如橘子色，腹微满、二便不利，舌苔黄腻，脉象沉实或滑数；阴黄之证，黄色晦暗不鲜，唇淡口和，大便不实，脉迟微细。

【临床决策】

黄疸的治疗目标以减轻患者黄疸症状、恢复正常生理功能为主。本病主要责之于湿邪。阳黄清热利湿多予以苦寒攻下法，但需中病即止，以防损伤脾阳。阴黄为湿从寒化，利湿同时要温阳健脾。黄疸中末期治疗则应重在健脾疏肝、活血化瘀，以防黄疸转生他症。新生儿黄疸的发作可以参考阳黄与阴黄的辨治思路进行贴敷治疗。

【选穴用药】

茵陈为治疗黄疸之要药，善于清利湿热而退黄疸。不论湿热熏蒸之阳黄，抑或寒湿阻遏之阴黄，均可以茵陈为主药，配伍其他药物，可以更好地发挥其退黄之功。阳黄选取大黄、茵陈、栀子等湿贴中脘、神阙清利湿热，阴黄则选择茯苓、党参、附子等湿贴中脘、神阙，以温阳健脾化湿。

【医患沟通】

黄疸的发生是由于饮食不节、劳逸不均、酒色失度，导致脾虚湿阻，肝郁气滞，病毒从肠道侵入肝脏，使胆液从其经脉渗入少阳三焦，伴随津气浸渍全身所致。若素体阳虚，感染疫毒，则表现为黄色晦暗，是为阴黄；如平素体质实热，感染疫毒，则表现为黄色鲜明，是为阳黄。

【辨证施贴】

1. 阳黄

主要症状：身目俱黄，黄色鲜明，发热口渴，或见心中懊恼，腹部胀闷，口干而苦，恶心呕吐，小便短少黄赤，大便秘结，或见头重身困，胸脘痞满，食欲减退，恶心呕吐，腹胀或大便溏垢。舌苔黄腻或厚腻，脉象弦数或濡数。

治疗原则：清热通腑，利湿退黄。

治疗方法：消肿止痛药贴 0.4g，药液 2mL，湿贴。

成年人肝病黄疸，取清热利湿类药物，如大黄、栀子、茵陈各 0.5g，湿贴中脘、神阙等。气机郁滞者，取疏肝理气类药物，如柴胡、枳实、黄芩各 0.5g，湿贴期门、中脘。

儿童黄疸，取麻黄、生姜各 0.15g，加细辛少许，贴神阙，或涌泉，或肺俞，加 5% 葡萄糖口服，治疗 3～5 天。

2. 阴黄

主要症状：身目俱黄，黄色晦暗或如烟熏，脘腹痞胀，纳谷减少，大便不实，神疲畏寒，口淡不渴。舌淡苔腻，脉濡缓或沉迟。

治疗原则：温化寒湿，利胆退黄。

治疗方法：

（1）消肿止痛药贴 0.4g，药液 2mL，湿贴。

取温阳化湿类药物，如麻黄、附子各 0.25g 加生姜汁调和，湿贴中脘、神阙等。

（2）其他症状的配合治疗：脾气虚弱者，取益气健脾类药物，如黄芪、党参、白术各 0.25g，湿贴中脘等；并配合白芥子、细辛贴敷常规穴位（大椎、肺俞、膻中、足三里、三阴交、脾俞、丰隆、阳陵泉等穴位，每日 1～2 个穴位），治疗 1 周。

【预防调摄】

1. 针对黄疸的不同病因予以预防。

2. 避免不洁食物，注意饮食节制，勿过食辛热甘肥食物，戒酒。起居有常，不妄作劳，以免正气损伤。

3. 对于具有传染性的患者，要注意防止传染。

4. 关于本病的调护，发病初期应卧床，恢复期或慢性久病患者可适当参加体育活动，如散步、打太极拳等。

5. 本病易迁延、反复，多虑善怒等情绪可致肝失疏泄，故应保持心情舒畅，以助于病情康复。

第七节　口腔溃疡

【概述】

口腔溃疡是一种最常见的口腔黏膜疾病，指各种因素导致舌、颊、唇、牙龈、软腭等口腔黏膜上形成的小而浅的缺损或溃烂。大多数口腔溃疡呈圆形或椭圆形，中心为白色或黄色，边缘为红色。口腔溃疡发作时疼痛剧烈，局部有灼烧感，影响进食、说话。大多数口腔溃疡会在一两周内自行消失。口腔溃疡一年四季均可发病，无明显的季节性。口腔溃疡相当于中医学"口疮"，可单独发生，也可伴发于其他疾病之中。

【精准辨证】

口疮辨证首辨虚实。实证者多因平素喜食辛辣肥甘，或情志不畅，脏腑蕴热，积热于心脾，熏蒸口舌牙龈，引起局部溃烂生疮。虚证者再辨寒热，热者素体阴虚或是久病伤阴，导致虚火上浮，发为口疮；寒者则因素体阳虚，久病阴损及阳，或平素喜冷饮，或者是误治，伤及中阳，清阳不升，浊阴上扰，发为口疮。一般口腔溃疡数目多、疼痛明显、局部黏膜红赤、口臭、流涎且伴有发热烦躁的多为实证；起病缓慢、时间久、病程反复发作、黏膜色淡、疼痛轻的多为虚证。

【临床决策】

口疮发病，实证多为实火困扰心脾，熏蒸口腔，治疗时以清火为主，清心脾积热，引热下行。虚证分为虚火上炎及脾胃虚寒，虚火上炎是阴虚导致水不制火，虚火上浮；脾胃虚寒则是由于阳气不足，清阳不升导致寒湿困口，辨证需清晰。治疗时，虚火上炎者以滋阴降火、引火归元为原则，脾胃虚寒在引火下行的前提下还需要注意温中补阳。

【选穴用药】

心脾积热选择大黄、芒硝湿贴中脘、神阙，以清脏腑之热，通腑泄热；黄连、冰片湿贴双涌泉，以引热下行。如患者口疮疼痛剧烈，可于双颌下或局部湿贴大黄、芒硝等清热解毒之品。虚火上浮者，取吴茱萸、冰片湿贴双涌泉，以引热下行；黄连、吴茱萸等清热滋阴之品湿贴神阙、中脘，以滋阴降火。脾胃虚寒者，湿贴吴茱萸、冰片、细辛于双涌泉，以引火归元；黄芪、党参、白术、干姜湿贴中脘、神阙，以健脾益气；肉桂、附子湿贴命门，以温肾补阳。

【医患沟通】

实热者治疗期间需忌辛辣、肥甘之品，以防助长热邪。虚证者多为久病，或素体不足，或进食过多寒凉而导致阴阳亏虚。急性症状解决后，需要根据其原本的体质、病情进行调理治疗，以防阴虚、阳虚进一步发展，影响整体状况。

【辨证施贴】

口疮有实火与虚火之分，辨证根据起病情况、病程、溃疡溃烂程度，结合伴有症状区分虚实。凡起病急、病程短，口腔溃烂及疼痛较重，局部有灼热感，或伴发热者，多为实证；起病缓、病程长，口腔溃烂及疼痛较轻者，多为虚证。实证者病位多在心脾，虚证者病位多在肝肾。若口疮见舌上、舌边溃烂者，多属心；口颊部、腭部、齿龈、口角溃烂为主者，多属脾胃。

1. 心脾积热

主要症状： 舌上、舌边溃疡，色赤疼痛，饮食困难，心烦不安，口干欲饮，小便短黄，舌尖红，苔薄黄，脉数，指纹紫。

治疗原则： 通腑泄热，引热下行。

治疗方法： 消肿止痛药贴 0.4g，药液 2mL，湿贴。

取通腑泄热类药物，如大黄、芒硝各 0.25g，贴中脘、神阙等，解除体内热毒。

取黄连 0.25g，冰片 0.1g，贴双涌泉，引火下行。

2. 虚火上浮

主要症状： 口腔溃疡或糜烂，周围色不红或微红，疼痛不甚，反复发作或迁延不愈，神疲颧红，口干不渴，舌红，苔少或花剥，脉细数，指纹淡紫。

治疗原则： 滋阴降火，引火归元。

治疗方法： 消肿止痛药贴 0.4g，药液 2mL，湿贴。

取滋阴降火药，如黄连、吴茱萸各 0.25g，贴中脘、神阙。

取黄连、吴茱萸各 0.25g，冰片 0.1g，贴双涌泉。

3. 脾胃虚寒

主要症状： 口疮反复发作，疮面色淡凹陷，伴神疲气短，不思饮食，四肢不温，大便稀溏，舌淡苔白，脉细弱。

治疗原则： 温中散寒，健脾利湿。

治疗方法： 消肿止痛药贴 0.4g，药液 2mL，湿贴。

取黄芪、白术各 0.25g，贴中脘，以健脾益气。

取黄连、干姜各 0.25g，贴神阙，以辛开苦降。

取肉桂、附子各 0.25g，贴命门，以温肾散寒。

取吴茱萸、细辛各 0.25g，冰片 0.1g，贴双涌泉，以引火归元。

【**预防调摄**】

1. 保持口腔清洁，注意饮食卫生，餐具应经常消毒。

2. 食物宜新鲜、清洁，不宜过食辛辣炙烤及肥甘厚腻之品。宜半流饮食，避免粗硬食品。

3. 新生儿及婴儿口腔黏膜娇嫩，清洁口腔时，不应用粗硬布帛拭口，动作要轻，以免损伤口腔黏膜。

4. 对急性热病、久病、久泻患儿，应经常检查口腔，做好口腔护理，防止发生口疮。

5. 根据辨证施护原则，选用适当中药煎剂频漱口。

第八节　手足口病

【**概述**】

手足口病是由肠道病毒引起的传染病，引发手足口病的肠道病毒有 20 多种（型），其中以柯萨奇病毒 A16 型（Cox A16）和肠道病毒 71 型（EV 71）最为常见。本病多发生于 5 岁以下儿童，表现为口痛、厌食、低热，患儿手、足、口腔等部位出现小疱疹或小溃疡。多数患儿1周左右自愈，少数患儿可发生心肌炎、肺水肿、无菌性脑膜脑炎等并发症。个别重症患儿因病情发展快，易致死亡。本病缺乏有效治疗药物，主要为对症治疗。本病一年四季均可发生，以夏秋季多见，传染性强，易暴发流行。本病的诊断与治疗可以参见中医学"疮疹""疱疹""温疫"等。

【精准辨证】

本病为感受手足口病时邪，病位在肺脾两经，病机为邪蕴肺脾，外透肌表。小儿脏腑娇嫩，肺脾不足，常易受邪。湿热邪毒从口鼻入侵，肺卫失宣，可见发热、流涕、咳嗽、口痛等风热外侵之症；邪蕴肺脾，则见邪毒与内湿搏结，湿热熏蒸，外透肌表，可见手、足、口、臀多部位疱疹。

根据病程、发疹情况及临床伴随症状以区分轻证、重证。属轻证者，病程短，疱疹仅限于手足掌心及口腔部，疹色红润，稀疏散在，根盘红晕不著，疱液清亮，全身症状轻微，或伴低热、流涕、咳嗽、口痛、流涎、恶心、呕吐、泄泻等肺脾二经症状；若为重证，则病程长，疱疹除手足掌心及口腔部外，四肢、臀部等其他部位也可累及，疹色紫暗，分布稠密，或成簇出现，根盘红晕显著，疱液浑浊，全身症状较重，常伴高热、烦躁、口痛、拒食等，甚或出现邪毒内陷、邪毒犯心等心经、肝经症状。

【临床决策】

手足口病当以清热、祛湿、解毒为治疗原则。邪犯肺脾者，治以宣肺解表、清热化湿。根据肺、脾两脏症状偏重而论治，偏肺气失宣者，治以宣肺解表为主，佐以清热化湿；偏脾运失职者，以清热化湿为主，佐以宣肺解表。湿热壅盛者当清热凉营、解毒祛湿。根据湿与热的偏重不同论治，偏湿盛者，治以利湿化湿为主，佐以清热解毒；偏热重者，治以清热解毒为主，佐以利湿化湿。若失于调治，出现邪毒内陷或邪毒犯心等变证，当治以清热解毒、息风开窍或泻肺逐水、温阳扶正等，必要时须配合中西结合抢救治疗。

【选穴用药】

邪犯肺脾者，取麻黄、黄芩湿贴大椎以宣肺解表，取大黄、芒硝、藿香湿贴神阙、中脘以清热化湿；湿热壅盛者，取苍术、藿香湿贴中脘，以芳香化浊、醒脾化湿；取大黄、芒硝湿贴神阙，以通腑泄热。热盛者，点刺天突、肺俞后，取高良姜、芒硝湿贴，以清热解毒；点刺双涌泉后，取黄连贴敷，以引火下行。

【医患沟通】

　　手足口病是感受时邪（多种肠道病毒）引起的急性发疹性传染病，常出现手、足、口、臀多部位丘疹、疱疹，常伴发热。中医常治以清热祛湿解毒，预后一般良好，多在1周内痊愈，极少数出现变证、重证。在患儿患病期间需隔离，注意患儿的皮肤清洁、饮食起居，密切观察患儿病情变化。

【辨证施贴】

1. 邪犯肺脾

　　主要症状：初起发热轻微，或无发热，或流涕咳嗽、纳差恶心、呕吐泄泻，1～2天后或同时出现口腔内疱疹，破溃后形成小的溃疡，疼痛流涎，不欲进食。随病情进展，手掌、足跖部出现米粒至豌豆大斑丘疹，并迅速转为疱疹，分布稀疏，疹色红润，根盘红晕不著，疱液清亮。舌质红，苔薄黄腻，脉浮数。

　　本证为手足口病轻证，除手足肌肤、口腔部疱疹外，全身症状不著为其特征。偏肺气失宣者，发热恶寒，流涕咳嗽；偏脾运失职者，纳差流涎，呕吐泄泻。若为高热，或身热持续，则易转为重证。

　　治疗原则：宣肺解表，清热化湿。

　　治疗方法：

　　（1）消肿止痛药贴0.4g，药液2mL，湿贴。

　　取麻黄、黄芩各0.25g，贴大椎，以宣肺解表。

　　取大黄、芒硝各0.25g，贴神阙，以通腑泄热。

　　取高良姜、芒硝各0.25g，点刺天突、肺俞后贴敷，以清热解毒。

　　取黄连0.25g，冰片0.1g，点刺双涌泉后贴敷，以引火下行。

　　（2）其他症状的配合治疗：本病发病急骤，多见高热，故临床多配合点刺耳尖、大椎、双肺俞；若发热严重，加涌泉。

2. 湿热壅盛

　　主要症状：身热持续，烦躁口渴，小便黄赤，大便秘结，手、足、口部及四肢、臀部疱疹，痛痒剧烈，甚或拒食，疱疹色泽紫暗，分布稠密，或成簇出现，根盘红晕显著，疱液浑浊。舌质红绛，苔黄厚腻或黄燥，脉滑数。

本证为手足口病之重证，多见于年幼儿及感邪较重者，以手足、口部及四肢、臀部疱疹，伴全身明显症状为特征。偏于湿重者，低热起伏，口苦而黏，皮肤疱疹显著，瘙痒不适；偏于热重者，高热不退，口渴引饮，口腔溃疡明显，疼痛流涎。若失于调治，可出现邪毒内陷或邪毒犯心等变证。

治疗原则：清热凉营，解毒祛湿。

治疗方法：

（1）消肿止痛药贴0.4g，药液2mL，湿贴。

取麻黄、黄芩各0.25g，贴大椎，以解表清热。

取苍术、藿香各0.25g，贴中脘，以芳香化浊、醒脾化湿。

取大黄、芒硝各0.25g，贴神阙，以通腑泄热。

取高良姜、芒硝各0.25g，点刺天突、肺俞后贴敷，以清热解毒。

取黄连0.25g，冰片0.1g，点刺双涌泉后贴敷，以引火下行。

（2）点刺：可配合点刺耳尖、大椎、双肺俞；若发热严重，加涌泉。

【 预防调摄 】

1.注意搞好个人卫生，养成饭前、便后洗手的习惯。对被污染的日常用品、食具等应及时消毒处理，患儿的便器、痰盂等接触过粪便及其他排泄物的器具，可用3%漂白粉澄清液浸泡，衣物置阳光下暴晒。室内保持通风换气。

2.注意饮食起居，合理供给营养，保持充足睡眠，防止过度疲劳而导致机体抵抗力降低。

3.患病期间，宜给予清淡无刺激的流质或软食，多饮开水，进食前后可用生理盐水或温开水漱口，以减轻食物对口腔的刺激。

4.注意保持皮肤清洁，对皮肤疱疹切勿挠抓，以防溃破感染。对已有破溃感染者，可用金黄散或青黛散麻油调后撒布患处，以收敛燥湿，助其痊愈。

5.密切观察病情变化，及早发现邪毒内陷及邪毒犯心等变证。

6.本病流行期间，勿频繁出入公共场所，密切接触患者后应隔离观察7～10天。

第九节　牙龈肿痛

【概述】

牙龈肿痛主要是指牙龈有炎症而表现出的一种症状，牙龈下的炎症通过牙缝、牙结石、口腔死角进行多方位的传播，使牙菌斑附着在牙龈上，导致牙龈肿痛。本病等同于中医学"牙痛"。

【精准辨证】

本病的病因主要为感受风寒，或阳虚体质者因风寒之邪侵犯牙体及牙龈，邪聚不散，气血滞留，瘀阻脉络而为病。胃火素盛，又嗜食辛辣，积火与新热互结上冲，或风热邪毒外犯，引动胃火，循经上蒸牙床，伤及牙龈，损及脉络亦可为病。肾阴亏损，虚火上炎，灼烁牙体及牙龈，令骨髓空虚，牙失荣养，致根脚浮动，可发隐痛。

辨证应辨牙痛的虚实，属何脏腑。本病临床辨证大致分为风寒侵袭、胃火上犯，以及肾阴不足，虚火上炎三种类型。突然发作，痛连头额、两侧，牙龈不红不肿属于风寒；牙龈红肿热痛，患侧面颊肿胀的考虑胃火；患者牙龈微肿微红、隐痛绵绵，齿摇不固的，考虑肾阴不足，虚火上炎。

【临床决策】

虚则补其不足，实则泻其有余。病属风寒侵袭者，治以祛风散寒止痛，阳虚体质者，加以温阳散寒；胃火上犯者，治以清热泻火、消肿止痛；肾阴不足，虚火上炎者，治以滋阴降火、补肾固齿。

【选穴用药】

风寒侵袭可选用麻黄、生姜、细辛湿贴大椎、神阙、中脘，以祛风散寒；或选取吴茱萸、细辛湿贴双涌泉，以温阳散寒。胃火上犯可选用高良姜、芒硝、鱼石脂等贴局部加冷敷，腑实者可选取大黄、芒硝湿贴中脘、神阙，以通腑泄热；热甚者可选取大黄、冰片湿贴双涌泉，引热下行。肾阴不足，虚火上炎者可选取高良姜、芒硝湿贴局部加冷敷，以清热消肿；选取高良姜、芒硝湿贴中脘、神阙，以脾升胃降，升降相因，水火既济；选取黄连、吴茱萸湿贴涌泉，以引火下行。

【医患沟通】

常言道"牙痛不是病，痛起真要命"，牙痛不仅令人难以忍受，而且容易复发。生活中，人体受寒受凉、过食辛辣或者肥甘厚味，或者素体阴虚，都有可能导致牙龈肿痛。治疗过程中，要注意日常生活中的调护，避风寒，控饮食，畅情志。

【辨证施贴】

1. 风寒侵袭

主要症状：牙痛突然发作，痛连头额、两侧，牙龈不红不肿，或吸冷气即痛，或伴有其他风寒表证的症状。舌淡苔白。

治疗原则：祛风散寒止痛。

治疗方法：消肿止痛药贴 0.4g，药液 2mL，湿贴。

取麻黄或生姜、细辛各 0.25g，湿贴大椎、神阙、中脘，以祛风散寒。

取吴茱萸、细辛各 0.25g，湿贴双涌泉，以温阳散寒。

2. 胃火上犯

主要症状：牙龈肿痛，患侧面颊肿胀，甚则不能嚼食，局部灼热，口苦口臭，便秘。舌红苔黄，脉数。

治疗原则：清热泻火，消肿止痛。

治疗方法：消肿止痛药贴 0.4g，药液 2mL，湿贴。

取高良姜、芒硝各 0.25g，或芒硝、鱼石脂各 0.25g，贴局部加冷敷。

取通腑泄热类药物，如大黄、芒硝各 0.25g，湿贴中脘、神阙。

取大黄 0.25g，冰片 0.1g，湿贴双涌泉。

3. 肾阴不足，虚火上炎

主要症状：牙龈微肿微红、隐痛绵绵，齿摇不固，或兼有牙血。

治疗原则：滋阴降火，补肾固齿。

治疗方法：消肿止痛药贴 0.4g，药液 2mL，湿贴。

取高良姜、芒硝各 0.25g，贴局部加冷敷，以清热消肿。

取高良姜、芒硝各 0.25g，贴中脘、神阙，脾升胃降，升降相因，水火既济。

取黄连、吴茱萸各 0.25g，贴涌泉，以引火下行。

【预防调摄】

1. 注意口腔卫生，养成早晚刷牙、饭后漱口的良好习惯。

2. 发现蛀牙，及时治疗。

3. 勿吃过硬食物，少吃过酸、过冷食物，忌酒及热性动火食品。睡前不宜吃糖、饼干等淀粉之类的食物。宜多吃清胃火及清肝火的食物，如南瓜、西瓜、荸荠、芹菜、萝卜等。

4. 脾气急躁、容易动怒会诱发牙痛，故宜心胸豁达，情绪宁静。

5. 保持大便通畅，勿使粪毒上攻。

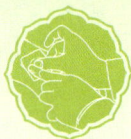

第六章
皮肤病证

第一节　带状疱疹

【概述】

带状疱疹是由水痘－带状疱疹病毒引起的急性病毒性皮肤病。水痘－带状疱疹病毒原发感染表现为水痘，潜伏在神经细胞中的病毒再度活化，则引起带状疱疹。对此病毒无免疫力的儿童被感染后，易发生水痘。部分患者被感染后，病毒可长期潜伏于脊髓神经后根神经节的神经元内，当机体受到某种刺激（如创伤、疲劳、恶性肿瘤或病后虚弱等）导致机体抵抗力下降时，潜伏病毒被激活，再次生长繁殖，并沿神经纤维移至皮肤，使受侵犯的神经和皮肤产生强烈的炎症，产生水疱，同时受累神经发生炎症、坏死，产生神经痛。带状疱疹被中医称为"蛇串疮"。

【精准辨证】

本病多缠腰而发，故又名缠腰火丹。本病初期皮肤潮红，疱壁紧张，灼热刺痛，辨证以湿热火毒为主；后遗症期皮疹消退，局部疼痛不止，舌质暗，苔白，辨证则以正虚血瘀夹湿为主；恢复期皮损颜色较淡，疱壁松弛，疱液清澈，疼痛较轻，痛势悠悠，辨证考虑脾虚湿阻，余毒未尽。

【临床决策】

本病以减轻疼痛、消除疱疹为基本治疗原则。初期主要为急性期，皮疹明显，此时以清热利湿、解毒止痛为主；部分患者在疱疹消退后仍有遗留疼痛、瘙痒，此时需活血化瘀、行气止痛；恢复期主要见疱疹色淡，疱液清稀，以解毒祛湿为主。

【选穴用药】

治疗初期患者时以火疗为主，采用火针点刺局部，放出疱液后，选择大黄、黄连、黄柏、芒硝等湿贴局部，以清热解毒；后遗症期可采用针刺、局部梅花针叩刺、拔罐后，选择川芎、延胡索、大黄等湿贴局部，以行气解毒止痛，芒硝、高良姜湿贴神阙，以平调三焦；恢复期可选择白芥子、细辛湿贴足三里、脾俞、丰隆、肺俞等穴位，以健脾祛湿，扶助正气祛邪。本病在临床治疗的同时配合口服中药，疗效更佳。

【医患沟通】

带状疱疹的发作既有正气不足的一面，也有邪气侵袭因素。如果平素调摄不当、情志不遂、饮食失调，导致脾失健运，湿浊内停，郁而化热，湿热搏结，体质发生偏颇，人体处于易感状态，则容易感受毒邪而发病。本病临床表现为簇集样疱疹及难以忍受的疼痛，在治疗本病时需告知患者疱疹的发展过程，如治疗后局部疱疹出现发痒为疾病向好的表现。治疗期间应使患者保持情志舒畅，防止肝郁气滞化火加重病情，尤其是对于年老体弱等易出现后遗症的患者，需及时治疗。在予以局部治疗的同时，注重正气的顾护，缩短病情，尽量避免后遗症的出现。

【辨证施贴】

带状疱疹的治疗目的是减轻疼痛，消除疱疹，以恢复患者的正常生活。针对病情给予相应的治疗方法，寒者热之，热者寒之，如肝胆湿热则寒以清热，气滞血瘀则活血消瘀，脾虚湿盛则健脾利湿。

1. 初期

主要症状：皮肤潮红，疱壁紧张，灼热刺痛，伴口苦咽干，急躁易怒，大便干，小便黄。舌红，苔薄黄或黄腻，脉弦滑数。

治疗原则：清利湿热，消肿止痛。

治疗方法： 消肿止痛药贴 0.4g，药液 2mL，湿贴痛处局部。

2. 后遗症期

主要症状： 皮疹消退后局部疼痛不止。舌质暗，苔白，脉弦细。

治疗原则： 活血化瘀，行气止痛。

治疗方法：

（1）消肿止痛药贴 0.4g，药液 2mL，湿贴。

局部点刺、拔罐后，用消肿止痛贴加高良姜、芒硝各 0.25g 湿贴，初期、后遗症期均可加入速效救心丸 20 粒湿贴肚脐。

（2）其他症状的配合治疗：后遗症时间过长，可配合口服中药，用小柴胡汤合活络效灵丹加王不留行、红花、瓜蒌等，或者四逆散合麻黄连翘赤小豆汤、活络效灵丹。

3. 恢复期

主要症状： 皮损颜色较淡，疱壁松弛，疱液清澈，疼痛较轻，痛势悠悠，口不渴或渴而不欲饮，不思饮食，食后腹胀，大便时溏。舌淡体胖，苔白或白腻。

治疗原则： 健脾祛湿，佐以解毒。

治疗方法： 消肿止痛药贴 0.4g，药液 2mL，湿贴。

取白芥子、细辛各 0.1g 贴敷常规穴位（大椎、肺俞、膻中、足三里、三阴交、脾俞、丰隆、阳陵泉等穴位），湿贴 0.5～2 小时，每日 2 穴。

火针点刺 将毫针针尖经酒精灯火焰烧红后，迅速对疱疹进行快速点刺，再用棉签清理疱液，针刺不宜过深，过皮即起，5～7 日 1 次。

【预防调摄】

1. 发病期间应保持心情舒畅，以免肝郁气滞化火而加重病情。

2. 生病期间忌食肥甘厚味和鱼腥海味之物，饮食宜清淡，多吃蔬菜、水果。

3. 忌用热水烫洗患处，内衣宜柔软宽松，以减少摩擦。

4. 皮损局部保持干燥、清洁，忌用刺激性强的软膏涂敷，以防皮损范围扩大或加重病情。

第二节 湿疹

【概述】

湿疹是由多种内外因素引起的一种具有明显渗出倾向的炎症性皮肤病，临床以皮损形态多样、对称分布、剧烈瘙痒、有渗出倾向、反复发作为特征。根据病程，本病可分为急性、亚急性、慢性三类。急性湿疹以丘疱疹为主，炎症明显、易渗出；亚急性湿疹以红肿及丘疹减轻、渗出减少、鳞屑和结痂增多为主，瘙痒较为明显；慢性湿疹以苔藓样变为主，易反复发作。男女老幼皆可发病，但以先天禀赋不耐者为多，本病无明显季节性，但冬季常复发。中医学称本病为"湿疮"。

【精准辨证】

湿疹发病快，病程短，皮损潮红，有丘疱疹，灼热瘙痒无休，抓破渗液流脂水，考虑定性为湿热，多由于禀赋不耐，饮食失节，或过食辛辣，脾失健运，内生湿热。湿疹发病较缓，皮损潮红，有丘疹，瘙痒，抓后糜烂渗出，可见鳞屑，考虑定性为湿盛，多由于病久脾虚，湿邪留恋。

幼儿湿疮多与母亲孕期饮食不节、湿热蕴结等相关。其实证湿热者发病急，伴有湿热象；虚证则主要表现为湿疮病程较长，疱疹色淡并伴有脾虚表现。

【临床决策】

湿疹发病无论虚实、寒热，都与湿邪相关，治疗以缓解局部瘙痒、消除渗出液、达到临床治愈为目标。湿热内盛者当用苦寒清热的方法，脾虚湿盛者当用健脾化湿的方法。

【选穴用药】

湿热蕴肤根据湿、热比重，选取相应用药，如黄连、大黄、苍术湿贴中脘、神阙、涌泉，以清热燥湿；脾虚湿盛予茯苓、附子、党参等湿贴中脘、神阙，以健脾祛湿，亦可予以细辛、白芥子轮贴足三里、阴陵泉、脾俞、肺俞、三阴交等穴位，以健脾益气，达到祛湿之效。

【医患沟通】

本病多由于脾失健运，导致湿邪蕴结，泛于皮肤，发为疮疹。故本病无论是由湿热或由脾虚导致，在治疗后期都应该注重脾胃的调理，健益脾气，恢复脾胃功能。脾的健运功能正常，湿邪则无处可生。

【辨证施贴】

1. 湿热蕴肤

主要症状：发病快，病程短，皮损潮红，有丘疱疹，灼热瘙痒无休，抓破渗液流脂水，伴心烦口渴，身热不扬，大便干，小便短赤。舌红，苔薄白或黄，脉滑或数。

治疗原则：清热祛湿，祛风止痒。

治疗方法：

（1）消肿止痛药贴 0.4g，药液 2mL，湿贴。

热重于湿者，取黄连 0.5g，湿贴神阙、涌泉；湿重于热者，取苍术 0.5g，湿贴神阙、涌泉；湿热并重者，取黄连、苍术各 0.25g，湿贴神阙、涌泉。

（2）代茶饮：黄连、苍术、生甘草各 3g。

（3）其他症状的配合治疗：若有寒湿，加生姜；若有皮损，用黄连粉外敷。

2. 脾虚湿盛

主要症状：发病较缓，皮损潮红，有丘疹，瘙痒，抓后糜烂渗出，可见鳞屑，伴纳少，腹胀便溏，易疲乏。舌淡胖，苔白腻，脉濡缓。

治疗原则：健脾祛湿止痒。

治疗方法：消肿止痛药贴 0.4g，药液 2mL，湿贴。

取白芥子、细辛各 0.1g 贴敷常规穴位（大椎、肺俞、膻中、足三里、三阴交、脾俞、丰隆、阳陵泉等穴位），湿贴 0.5～2 小时，每日 2 穴。

【预防调摄】

1.避免接触可能诱发湿疹的各种因素，如皮毛、花粉、油漆、化纤衣物等。

2.乳母不宜过食辛辣香燥之物，以及鱼、虾、鸡肉、鸭肉、牛肉、羊肉等发物。患儿忌食虾、蟹、鱼、牛肉、羊肉等厚味之品。

3.患处避免不良刺激，忌用热水擦洗或使用肥皂及碱性刺激物；痂皮厚者不宜硬性剥除痂皮，应用消毒麻油湿润，再轻轻揩去痂皮。

4.保持皮肤清洁，避免搔抓，防止继发感染。

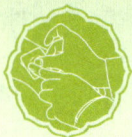

第七章
妇科病证

第一节　痛经

【概述】

　　痛经是女性正值经期或行经前后，出现周期性小腹疼痛，或伴腰骶酸痛，甚至剧痛晕厥，影响正常工作及生活的疾病。西医将痛经分为原发性痛经和继发性痛经。原发性痛经又叫功能性痛经，主要与月经来潮时子宫内膜前列腺素含量增高有关，占痛经 90% 以上，经及时、有效治疗，可以痊愈。继发性痛经是由于器质性病变，如子宫内膜异位症、子宫腺肌病及盆腔炎性疾病或宫颈狭窄等引起的痛经，病程缠绵，治疗难获速效。

【精准辨证】

　　痛经的病位在冲任与胞宫，其发生与冲任、胞宫的周期性生理变化密切相关。本病的病因病机可概括为不荣则痛或不通则痛。冲任、胞宫失养，可致不荣则痛。肝郁气滞、寒邪凝滞、湿热郁结等因素导致的瘀血阻络，客于胞宫，损伤冲任，气血运行不畅，则为不通则痛。

　　中医痛经的辨证，须根据痛经发生的时间、部位，以及疼痛的性质及程度等，辨其虚实、寒热及在气、在血。一般而言，痛在小腹正中多为胞宫瘀滞；在少腹一侧或两侧，病多在肝；痛连腰骶，病多在肾。经前或经行之初疼痛者多属实；月经将净或经后疼痛者多属虚。掣痛、绞痛、灼痛、刺痛、拒按多属实；隐痛、坠痛、喜揉喜按多属虚。绞痛、冷痛、得热痛减多属寒；灼痛、得热痛剧多属热。胀甚于痛、时痛时止多属气滞；痛甚于胀、持续作痛多属血瘀。一般而言，本病实证居多，虚证较少，亦有证情复杂，如实中有虚、虚中有实、虚实夹杂者，治疗须知常达变。临证需结合月经周期、量、色、质及伴随症状、舌、脉等综合分析。

经前或经期少腹剧痛或冷痛，得热痛减，月经量少、色暗红而紫，或夹有血块，肢冷畏寒，舌淡苔薄白稍腻，脉沉紧者，属寒凝血瘀证；经前、经期少腹灼痛拒按，痛连腰骶，月经量多、色红、质稠或有块，平时带下色黄或秽臭，舌红苔黄腻，脉弦数者，属湿热蕴结证。

【临床决策】

痛经的治疗，应根据证候在气、在血及寒热、虚实的不同，以止痛为核心，以调理胞宫、冲任气血为主，血瘀者行之，气滞者达之，寒盛者温之，热炽者清之，火实者泻之，水亏者润之。虽治法各殊，然"以通为用"，使气血调和旺盛，冲任流通畅行，痛经自愈。具体治法分两步：第一，经期重在调血止痛以治标，及时缓解，控制疼痛；第二，平素辨证求因以治本。标本缓急，主次有序，分阶段治疗。

【选穴用药】

寒凝血瘀可选用温经散寒类药物，如干姜、小茴香、肉桂湿贴关元、气海、神阙。湿热蕴结可选用大黄、芒硝之类药物湿贴神阙、关元、气海。

【医患沟通】

痛经的发生多因先天不足，或后天气血不足、体质虚弱、胞脉失养，不荣而痛；或因寒湿积于胞宫，或情志伤肝、气滞血瘀、血行不畅，不通则痛。在非行经期，冲任气血平和，致病因素尚未能引起冲任、胞宫气血局部变化，故不表现出疼痛。然而绝不能认为平时的治疗重要程度低于行经期，治疗时应提倡"治未病"的观点。治疗的同时配合调养至关重要，如忌食寒凉生冷及辛辣刺激食品、保持心情舒畅、适当运动、注意保暖等。

中医药治疗痛经，一般2～5个月经周期可获得良好的临床疗效。功能性痛经，经及时、有效治疗，常能痊愈；属器质性病变所引起者，需结合西医治疗，虽病程缠绵，治疗难获速效，但辨证施治，也可取得较好消减疼痛的效果，坚持治疗亦有治愈之机。

【辨证施贴】

1. 寒凝血瘀

主要症状： 经前或经期小腹冷痛拒按，得热则痛减，或周期后延，经血量少色暗有块，畏寒肢冷，面色青白。舌暗，苔白，脉沉紧。

治疗原则： 温经散寒，化瘀止痛。

治疗方法：

（1）消肿止痛药贴 0.4g，药液 2mL，湿贴（月经期停止贴敷）。

取速效救心丸 20 粒，加生姜或干姜 0.5g，贴神阙，以缓解腹痛症状，贴 6～8 小时。

取细辛、白芥子各 0.25g，贴敷主穴（大椎、身柱、膻中、足三里、三阴交）及配穴（地机、血海、阴陵泉、阳陵泉、中极）。主配穴每日 4～6 穴，交替贴敷，贴 15～40 分钟。

（2）其他症状的配合治疗：腹痛甚者，取干姜、小茴香各 0.25g，贴关元、气海、神阙。阳虚腰腹痛者，取干姜、肉桂、小茴香各 0.15g，贴关元、气海、神阙。

2. 湿热蕴结

主要症状： 经前或经期小腹疼痛或胀痛不适，有灼热感，或痛连腰骶，或平时小腹痛，经前加剧，月经量多或经期长、色暗红、质稠或有血块，平素带下量多、色黄稠臭秽，或伴低热，小便黄赤。舌红苔黄腻，脉滑数或濡数。

治疗原则： 清热祛湿，化瘀止痛。

治疗方法：

（1）消肿止痛药贴 0.4g，药液 2mL，湿贴（月经期停止贴敷）。

取大黄、芒硝各 0.25g，贴神阙、关元、气海，贴 6～8 小时。

取细辛、白芥子各 0.25g，贴敷主穴（大椎、身柱、膻中、足三里、三阴交）及配穴（地机、血海、阴陵泉、阳陵泉、中极）主配穴每日 4～6 穴，交替贴敷，贴 15～40 分钟。

（2）其他症状的配合治疗：各型的功能性痛经者，可在月经前 1 周服逍遥丸，月经后 1 周服归脾丸。痛经明显，加服生山楂、熟山楂各 15～30g，丹参 30～60g，白芍 20～40g，牛膝 20～30g，大枣 12～24 个，炙甘草

10～20g，红糖50～80g，生姜20～40g，用量据个体临床症状、体重参考使用。

挑治疗法与点刺疗法　上述各型可在月经前1周点刺舌下络脉。根据病情需要，选择对应部位挑治，常规挑治部位如第6颈椎棘突下、第6胸椎棘突下、双腋中线第10肋间、第3腰椎棘突下，可配肩井、委中。

口诀　妇人经事常改，自用地机血海，三交妇科常用，痛经中极气海，漏证隐白交信，速取关元应该。（这些穴位是治疗妇科病使用针灸或白芥子、细辛贴敷时的常用穴）

【预防调摄】

1. 平时保持心情舒畅，避免精神过度紧张。
2. 不食冷食，不暴饮暴食。
3. 保持睡眠充足。
4. 经期注意适当运动，不宜过劳。
5. 经期、产后避免受寒，居住不宜寒湿。
6. 注意经期卫生。

第二节　白带异常

【概述】

白带是阴道中流出的少量黏性分泌物，由阴道黏膜渗出液、宫颈管及子宫内膜腺体分泌液等混合而成。其形成与雌激素作用有关，分为生理性白带和病理性白带两种。

1. 生理性白带

正常白带呈白色稀糊状或蛋清样，黏稠，量少，无腥臭味。

2. 病理性白带

病理性白带常表现为白带量显著增多且有性状改变。

（1）透明黏性白带：外观与正常白带相似，但数量显著增多，应考虑卵巢功能失调、阴道腺病或宫颈高分化腺癌等疾病的可能。

（2）灰黄色或黄白色泡沫状稀薄白带：为滴虫阴道炎的特征，可伴外阴瘙痒。

（3）凝乳块状或豆渣样白带：为外阴阴道假丝酵母菌病的特征，常伴严重外阴瘙痒或灼痛。

（4）灰白色匀质鱼腥味白带：常见于细菌性阴道病，伴外阴轻度瘙痒。

（5）脓性白带：色黄或黄绿，黏稠，多有臭味，为细菌感染所致。可见于淋病奈瑟菌阴道炎、急性子宫颈炎及子宫颈管炎。阴道癌或子宫颈癌并发感染、宫腔积脓或阴道内异物残留等也可导致脓性白带。

（6）血性白带：白带中混有血液，血量多少不一，应考虑子宫颈癌、子宫内膜癌、宫颈息肉、宫颈炎或子宫黏膜下肌瘤等。放置宫内节育器亦可引起血性白带。

（7）水样白带：持续流出淘米水样白带且具奇臭者，一般为晚期子宫颈癌、阴道癌或黏膜下肌瘤伴感染。若间断性排出清澈、黄红色或红色水样白带，应考虑输卵管癌的可能。

白带俗称带下，健康女子在月经初潮后开始有较明显的带下分泌，其量不多，不至于外渗，每逢月经前、经间期和妊娠期，其量稍有增加，绝经后明显减少。无其他不适者，为生理性带下，不作病论。

"带下病"是中医对于女性阴道分泌物异常的统称，其症状主要包括带下量明显增多或减少，色、质、气味发生异常，或伴全身或局部症状。带下明显增多者，称为带下过多。带下明显减少者，称为带下过少。临床上带下过多发病率较高，带下过少发病率相对较少，且治疗难获速效，故此处仅讨论带下病中的带下过多。带下量过多，色、质、气味异常，或伴全身、局部症状者，称为"带下过多"。西医妇科疾病如阴道炎、宫颈炎、盆腔炎性疾病等引起的阴道分泌物异常与带下过多症状类似者，可参照本病辨证治疗。

【精准辨证】

带下过多的内因是人体阳气不足，抵抗能力下降，外在诱因主要是感受湿邪。任脉不固，带脉失约是带下过多的核心病机。其中阳气不足常关乎脾、肾二脏，脾阳不振，肾阳虚损，运化失职，气化失常，湿浊停聚，流注下焦，伤及任带，任脉不固，带脉失约，而致带下过多。

白带的性状多种多样，体现出寒、热、湿的不同。白带水样清白是寒湿，特白是极寒湿，白浊是寒极化热。质地较稠→非常稠→黏黄→特别黏黄→黄中带血，反映了从寒到热的演变过程。

带下量多、色白、质地稀薄、无臭味，或畏寒肢冷，腰背冷痛，小腹冷感，舌体胖质淡，边有齿痕，苔白腻为寒湿证。其色黄或呈脓性、气味臭秽，外阴瘙痒或阴中灼热，小便黄少，舌红，舌苔黄腻，脉滑数为湿热证。带下色黄或赤白相间、有臭味，阴部灼热或瘙痒，伴畏寒肢冷，腰背冷痛，多为寒热错杂证。

【临床决策】

临床治疗上首先应明确引起带下过多的原因，对于赤带、赤白带、五色杂下及气味臭秽的首先需要排除恶性病变。带下过多的辨证依据为带下的量、色、质、味，并结合局部或全身症状、舌脉等特点分析，主要考虑为湿证，故治疗当以祛湿止带为基本原则，根据具体证型采取温阳散寒、清热祛湿或调和阴阳之法。寒湿带下者多因阳气不足，脾肾阳虚，运化失司、封藏失职，致任脉不固，带脉失约，当治以温阳散寒、祛湿止带。湿热带下，或因感受湿热之邪而损伤任带二脉，或寒湿化热，当采用清热利湿止带的治法。寒热错杂者当调和阴阳，祛湿止带。

【选穴用药】

寒湿带下可选用干姜、苍术、小茴香湿贴神阙、中脘、关元、气海，以温阳散寒祛湿；选用白芥子、细辛常规湿贴妇科常用穴，以温阳散寒。湿热带下可选用黄连、冰片湿贴神阙、气海、涌泉，以清热利湿。寒热错杂者可选用黄连、干姜、半夏加生姜汁，湿贴神阙、气海，以调和阴阳，祛湿止带。

【医患沟通】

带下过多是妇科的常见病、多发病，也是多种疾病的共同特征。其原因较多，有脾虚、肝郁、痰湿、湿热、肾虚等。脾虚不运，湿气下趋，发为带下，往往伴有食少便溏。肝郁而带下赤白，多兼见胁肋胀痛，精神抑郁。湿热下注则带下稠黏臭秽；痰湿下注则带下如涕如唾。如果冲任发生病变，阴津不能内守，则表现为带下日久不愈。本病经及时治疗，从解决寒湿、湿热与寒热错杂等问题入手，多能痊愈，预后良好。

【辨证施贴】

1. 寒湿

主要症状：带下量多、色白、质地稀薄、无臭味，或伴神疲乏力，少气懒言，倦怠嗜睡，或畏寒肢冷，腰背冷痛，小腹有冷感，小便清长，大便溏薄。舌体胖质淡，边有齿痕，苔白腻，脉沉。

治疗原则：温阳散寒，祛湿止带。

治疗方法：

（1）消肿止痛药贴 0.4g，药液 2mL，湿贴。

取干姜、苍术各 0.25g，贴神阙、中脘，贴 6～8 小时。

取干姜、小茴香各 0.25g，贴关元、气海，贴 6～8 小时。

取白芥子、细辛各 0.25g，贴敷常规穴位（大椎、身柱、膻中、足三里、三阴交），配脾俞、肾俞、膈俞、膀胱俞、八髎、丰隆、阴陵泉、阳陵泉及妇科常用穴（地机、血海、三阴交、中极、气海、隐白、交信、关元），每日 4～8 穴，交替使用，贴 15～40 分钟。

（2）其他症状的配合治疗：如果白带量多，可选苍术、川芎、白芷各 0.25g，姜汁调和，贴敷神阙、关元、气海。

2. 湿热

主要症状：带下量多、色黄或呈脓性、气味臭秽，外阴瘙痒或阴中灼热，伴全身困重乏力，胸闷纳呆，小腹作痛，口苦口腻，小便黄少，大便黏滞难解或干结。舌红，舌苔黄腻，脉滑数。

治疗原则：清热利湿止带。

治疗方法：

（1）消肿止痛药贴 0.4g，药液 2mL，湿贴。

取黄连 0.5g 贴神阙、气海，贴 6～8 小时。

取黄连 0.25g，冰片 0.1g 贴涌泉，贴 6～8 小时。

取白芥子、细辛各 0.25g，贴敷常规穴位（大椎、身柱、膻中、足三里、三阴交），配脾俞、肾俞、膈俞、膀胱俞、八髎、丰隆、阴陵泉、阳陵泉及妇科常用穴（地机、血海、三阴交、中极、气海、隐白、交信、关元），每日4～8穴，交替使用，贴15～40分钟。

（2）其他症状的配合治疗：如果白带量多，可选苍术、川芎、白芷各0.25g，姜汁调和，贴敷神阙、关元、气海。

3. 寒热错杂

主要症状： 带下量较多、色黄或赤白相间、有臭味，阴部灼热或瘙痒，伴畏寒肢冷，腰背冷痛，大便溏薄。舌淡，边有齿痕，苔黄腻，脉沉滑。

治疗原则： 调和阴阳，祛湿止带。

治疗方法：

（1）消肿止痛药贴0.4g，药液2mL，湿贴。

取黄连、干姜各0.25g，或黄连、半夏各0.25g，加生姜汁1mL调和，贴神阙、气海，贴6～8小时。

取白芥子、细辛各0.25g，贴敷常规穴位（大椎、身柱、膻中、足三里、三阴交）配脾俞、肾俞、膈俞、膀胱俞、八髎、丰隆、阴陵泉、阳陵泉及妇科常用穴（地机、血海、三阴交、中极、气海、隐白、交信、关元），每日4～8穴，交替使用，贴15～40分钟。

（2）其他症状的配合治疗：如果白带量多，可选苍术、川芎、白芷各0.25g，姜汁调和，贴敷神阙、关元、气海。

点刺疗法与挑治疗法	上述各型可配合点刺舌下络脉，或后溪、合谷、太溪、阳池，3～5天/次，或1周/次。根据病情需要，选择对应部位挑治，如膀胱俞、下髎、第3腰椎棘突下等。

局部治疗	沙蒿子干贴塞敷宫颈、阴道。1贴/次，1次/日。

口服中药	上述各型可配合口服中药治疗，肝郁脾虚者，宜完带汤加减；阳虚者，宜真武汤加减；血虚者，宜四物汤；气虚者，宜四君子汤；湿热者，宜四妙散加减；肝郁，宜四逆散。各方中均可酌情加入白头翁15～30g。

【预防调摄】

1. 注意经期、产后及房事卫生。

2. 不要穿过紧的裤装。

3. 内裤要经常暴晒或开水烫洗。

4. 带下病要做妇科检查，查明病因，对症治疗。

5. 若是传染性疾病引起的带下过多，要夫妻同治。

6. 宫颈炎患者必要时应做 HPV 检查（人乳头瘤病毒感染检查）和宫颈 TCT 检查（液基薄层细胞学检查），以排除恶性病变。

第三节　盆腔炎性疾病

【概述】

盆腔炎性疾病是指女性内生殖器及其周围组织和盆腔腹膜的炎症，主要包括子宫内膜炎、输卵管炎、输卵管卵巢脓肿、盆腔腹膜炎等。炎症可局限于一个部位，也可同时累积几个部位，以输卵管炎、输卵管卵巢炎最常见。盆腔炎性疾病多发生于性活跃的育龄妇女。初潮前、无性生活和绝经后的女性很少发生盆腔炎性疾病，即使发生也常常是因为邻近器官炎症的扩散。严重的盆腔炎性疾病可引起弥漫性腹膜炎、败血症、感染性休克，甚至危及生命。

盆腔炎性疾病的急性感染期被称为"急性盆腔炎"。盆腔炎性疾病若未能得到及时、彻底的治疗，易反复发作，从而严重影响妇女的生殖健康，可导致不孕、输卵管妊娠、慢性盆腔炎等。此种情况以往被称为"慢性盆腔炎"，现被称为"盆腔炎性疾病后遗症"。

中医古籍无此病名记载，根据其症状特点，归属于"热入血室""带下病""妇人腹痛""癥瘕""产后发热"等范畴。

【精准辨证】

本病病位多在下焦脏腑，多由湿邪所致。湿性趋下，故湿邪常兼夹寒、热等邪侵犯下焦脏腑，又因为湿性缠绵，所以本病如果失治误治易导致病情迁延反复，变为慢性疾病。热毒炽盛型多有下腹胀痛或灼痛剧烈，疼痛较重，高热，或壮热不退，恶寒或寒战，舌质红，苔薄白，苔后部较黄腻的特点；寒湿瘀滞型多有下腹冷痛或刺痛，腰骶冷痛，得温则减，带下量多、色白质稀，月经量少或月经错后，经色暗或夹血块，形寒肢冷的特点。

【临床决策】

由于本病病位多在下焦脏腑，病邪以湿邪为主，兼有寒、瘀、热、毒、虚，因此本病的治疗以祛湿、散寒、化瘀、清热、解毒、温阳为基本治法。

【选穴用药】

急性盆腔炎多为热毒炽盛型，以清热解毒、行气化瘀止痛为治法。神阙主治胃肠疾病，通过调节胃肠道功能，可间接协助机体输送营养灌注全身，故多用来调节全身寒热虚实。关元通任脉，为妇科常用穴位，配合贴敷大黄、芒硝，清热解毒通腑，利水消肿散结，可引湿热从大小便而去。局部用高良姜、芒硝消炎消肿，减轻组织张力，缓解疼痛。第6颈椎棘突下、第6胸椎棘突下、双腋中线第10肋间、第3腰椎棘突下用挑治法，这些部位均位于督脉，督脉为一身阳脉之海，起到激发全身阳气的作用，可防止诸药过于寒凉而致冰伏，反不利于清除湿热。

慢性盆腔炎以寒湿瘀滞为主且有化热趋势，治疗以祛寒除湿、化瘀止痛为大法。针对下腹与腰骶冷痛，用高良姜、芒硝贴敷局部，小茴香、高良姜贴神阙、关元，点刺腰阳关、阳池、膀胱俞，利用药物温散与穴位温通之力缓解疼痛。对于带下、月经异常，用白芥子、细辛贴敷大椎、身柱等穴，借助穴位与药物特性调节气血、津液代谢。针对阳虚寒湿表现，附子、肉桂贴命门温补阳气，阳气足则阴寒去、水湿化，水湿化则郁热散。

【医患沟通】

在正常情况下，女性生殖系统能抵御细菌的入侵，只有当机体的抵抗力下降，或由于其他原因使女性的自然防御功能遭到破坏时，才会导致盆腔炎的发生。平素体质较弱者，或失治误治者，患急性盆腔炎后容易发展成慢性盆腔炎，此类患者可以通过温阳祛湿法调理体质，寒湿去则阳气来复，气血周流通畅，疾病自去。

【辨证施贴】

1. 热毒炽盛

主要症状： 下腹胀痛或灼痛剧烈，高热，或壮热不退，恶寒或寒战，带下量多、色黄或赤白杂下、味臭秽，口苦烦渴，精神不振，或月经量多或崩中下血，大便秘结，小便短赤。舌红，苔黄厚或黄燥，脉滑数或洪数。

治疗原则： 清热解毒，凉血止痛。

治疗方法：

（1）消肿止痛药贴 0.4g，药液 2mL，湿贴。

取大黄、芒硝各 0.25g 贴神阙、关元，贴 6～8 小时。

取白芥子、细辛贴敷常规穴位（大椎、身柱、膻中、足三里、三阴交），贴敷 15～40 分钟。

（2）点刺：后溪、合谷、太溪、阳池，3～5 天 / 次，或 1 周 / 次。

（3）挑治：第 6 颈椎棘突下、第 6 胸椎棘突下、双腋中线第 10 肋间、第 3 腰椎棘突下。

（4）局部烤电或热敷，可加速药物的吸收。

（5）口服中药：小柴胡汤加薏苡仁。

（6）其他症状的配合治疗：腹部疼痛特别严重者，用高良姜、芒硝局部贴敷。

2. 寒湿瘀滞

主要症状： 下腹冷痛或刺痛，腰骶冷痛，得温则减，带下量多、色白质稀，月经量少或月经错后，经色暗或夹血块，形寒肢冷，大便溏泄，或婚久不孕。舌质淡暗或有瘀点，苔白腻，脉沉迟或沉涩。

治疗原则： 祛寒除湿，化瘀止痛。

治疗方法：

（1）消肿止痛药贴 0.4g，药液 2mL，湿贴。

取高良姜、芒硝各 0.25g 贴敷局部，以缓解腹部疼痛。芒硝清热消炎消肿，高良姜温散下焦寒凝，调节局部寒热，贴 6～8 小时。

取小茴香 0.5g，高良姜 0.25g 贴神阙、关元，贴 6～8 小时。

取白芥子、细辛贴敷常规穴位（大椎、身柱、膻中、足三里、三阴交），贴 15～40 分钟。白芥子、细辛辛温宣散，大椎、身柱位于督脉，膻中为八会穴之气会，足三里在足阳明胃经，为保健要穴，三阴交具有滋阴潜阳的作用。取此二药贴敷于全身上下各处穴位，具有温阳行气、健脾和胃、滋阴潜阳的作用。

（2）点刺：腰阳关、阳池、膀胱俞。

（3）挑治：第6颈椎棘突下、第6胸椎棘突下、双腋中线第10肋间、第3腰椎棘突下。

（4）针灸：腕三针（阳池、阳谷、阳溪）；踝三针（解溪、太溪、昆仑）。

（5）其他症状的配合治疗：阳虚寒湿者，加用附子、肉桂各0.25g贴命门。血瘀者，宜配合小柴胡汤合少腹逐瘀汤治疗；寒湿血瘀者，宜配合桂枝茯苓丸，若有肿块，可加薏苡仁。

【预防调摄】

1.注意性生活卫生，减少性传播疾病。必要时应对性伴侣检查、治疗。

2.做好经期、产后及流产后的卫生保健。

3.及时治疗下生殖道感染，降低盆腔炎性疾病的发生率。

4.急性盆腔炎务必彻底治愈，防止迁延成慢性盆腔炎。

5.严格掌握妇科手术指征，做好术前准备。术时注意无菌操作，预防感染。

6.慢性盆腔炎迁延日久，平时要加强营养，注意起居，积极锻炼。同时要注意调畅情志，解除思想顾虑，正确认识疾病，增强治疗信心。

7.要调治结合，才能取得较好的疗效。

第四节　急性乳腺炎

【概述】

急性乳腺炎是发生于乳房的一种急性化脓性疾病。本病多发于初产哺乳期妇女，往往发生在产后3～4周，以局部红肿热痛、泌乳功能障碍，或有结块、溃后脓出稠厚，伴全身恶寒发热为临床特点。西医学认为，本病多因产后抵抗力下降，乳头破损，乳汁淤积，细菌沿淋巴管、乳管侵入乳房，继发感染而成。其致病菌多为金黄色葡萄球菌。

本病相当于中医学的"乳痈"。发生于哺乳期的称"外吹乳痈"，占到全部乳痈病例的90%以上；发生于怀孕期（妊娠期）的称"内吹乳痈"；不论男女老幼，在非哺乳期和非妊娠期发生的称为"不乳儿乳痈"，临床少见。

【精准辨证】

乳头属肝，乳房属胃。如产后情志郁闷，导致肝气不舒，或多食膏粱厚味使胃中积热，可导致乳汁淤积，乳络闭阻，气血瘀滞，热盛肉腐而成脓。急性乳腺炎早期以乳房肿胀疼痛、结块或有或无、皮色不变或微红、排乳不畅为主要表现。该期邪气较盛，正气亦充足，故脓肿形成时多见正邪交争导致的恶寒发热。贴敷疗法对上述肝胃郁热者疗效确切。

【临床决策】

本病的基础治疗包括避免乳汁淤积、及时排空乳汁、防止乳头损伤以避免感染。肝胃郁热的治疗贵在"通""消"二法，若能令肿块消散，则不必待热盛肉腐、肉腐成脓，可有效减轻患者的痛苦。

【选穴用药】

郁滞期以消为法，可选用苦寒之大黄、芒硝湿贴局部及神阙，以清热消肿、散结止痛。同时，可配合中药口服内外合治，内服瓜蒌牛蒡汤治以疏肝清胃、通乳消肿。

【医患沟通】

急性乳腺炎常发生于初产哺乳期妇女。本病往往发生在产后3～4周，也可见于产后1年以上，最长可达2年，这可能与哺乳时间延长有关。乳汁淤积、排乳不畅是发病的主要原因。产妇产后体虚、免疫功能低下，或哺乳时间长、哺乳姿势不当、不注意卫生等，均容易发生本病。本病主要临床表现为乳房肿块和局部红、肿、热、痛，乳汁分泌不畅，或伴有发热等全身症状。本病防治并重，哺乳期妇女调护得当，可有效预防乳腺炎的发生。在乳腺炎发生后，适当的护理方法有助于患者疾病的康复和母乳喂养的恢复。

【辨证施贴】

肝胃郁热

主要症状：乳房肿胀疼痛、结块或有或无，皮色不变或微红，排乳不畅，伴恶寒发热，头痛身楚，胸闷呕恶，纳谷不馨，大便干结等。舌质红，苔薄白或薄黄，脉浮数或弦数。

治疗原则：疏肝清胃，通乳消肿。

治疗方法：

（1）消肿止痛药贴 0.4g，药液 2mL，湿贴。

取大黄、芒硝各 0.25g 贴敷局部，贴 6～8 小时。

取大黄、芒硝各 0.25g 贴敷神阙，贴 6～8 小时。

取白芥子、细辛贴敷常规穴位（大椎、身柱、膻中、足三里、三阴交），贴 15～40 分钟。

（2）肩井、双腋中线第 10 肋间、大包，先挑治，后拔罐，再贴芒硝、高良姜各 0.25g。

（3）针灸：会宗三针，环跳三针。

（4）口服中药：瓜蒌牛蒡汤加减，可配小柴胡汤加胸三药（厚朴、枳壳、瓜蒌），重用陈皮 30g。

【预防调摄】

1. 平素乳头如有内陷等畸形，可经常挤捏、提拉矫正，及早纠正乳头内陷。

2. 及时治疗乳头破碎及身体其他部位的化脓性疾病。妊娠后期常用温水清洗乳头，或用 75% 酒精擦洗。

3. 培养良好的哺乳习惯，婴儿不含乳头而睡，注意乳头和乳儿口腔的清洁，每次哺乳后排空乳汁，防止淤积。

4. 不能压迫乳房，影响气血运行，使乳汁淤积。乳汁是理想的培养基，乳汁淤积将有利于入侵细菌的生长繁殖。

5. 忌食辛辣炙煿之品，不过食膏粱厚味。

6. 哺乳期妇女多饮汤水，预防乳汁过稠，发生凝乳，阻塞乳管。

7. 保持心情舒畅，起居适宜。

第五节　乳腺囊性增生

【概述】

乳腺囊性增生是乳腺组织的既非炎症也非肿瘤的良性增生性疾病。其临床特点是单侧或双侧乳房疼痛并出现肿块，乳痛和肿块与月经周期及情志变化密切相关。西医认为本病系雌孕激素比例失调，使乳腺实质增生过度和复旧不全。部分乳腺实质成分中，女性激素受体的质和量异常，使乳房各部分的增生程度参差不齐。乳腺囊性增生病发病率占乳房疾病的 75%，是临床上最常见的乳房疾病。研究发现，本病有一定的癌变倾向，尤其是有乳癌家族史的患者更应引起重视。

中医学认为本病属"乳癖"范畴，其病名见于《外科活人定本》卷二。乳癖又名乳栗、奶栗，为乳中结核（乳疬、乳癖、乳痨、乳岩）中的一种。《疡科心得集·辨乳癖乳痰乳岩论》云："有乳中结核，形如丸卵，不疼痛，不发寒热，皮色不变，其核随喜怒消长，此名乳癖。"古代文献有将乳癖与乳痞混称者。

【精准辨证】

本病主要病因有两个方面：一为肝郁痰凝，二为冲任失调。若情志不畅，肝郁气滞，脾失健运，痰浊内生，气血瘀滞，易肝郁痰凝，瘀血阻于乳络，致乳房肿块；若冲任失调，上则乳房痰浊凝结而发病，下则经水逆乱而月经失调。

【临床决策】

本病病位在乳房，与肝、脾、冲任关系密切。病机以肝郁气滞为主，兼有湿、痰、瘀、冲任不调，因此治疗以疏肝、健脾、化湿、散结、调冲任为基本治法。

【选穴用药】

肝郁痰凝者可以考虑选择高良姜、芒硝湿贴脾俞、肾俞，芒硝、高良姜一温一清、一升一降，具有调和寒热、疏通气血的作用，通过刺激脾俞、肾俞，调节脾（后天之本）肾（先天之本）及全身的寒热、气血。白芥子、细辛贴敷常规穴位（大椎、身柱、膻中、足三里、三阴交）温振阳气，阳气盛则气机通畅。挑治常规部位（第 6 颈椎棘突下、第 3 胸椎棘突下、双腋中线第 10 肋间）加肩井、双委中，并配合针灸、口服中药、拔罐调节整体体质。

【医患沟通】

本病常见于青年妇女，多因情志不遂，气机瘀滞而导致本病，乳房肿块随情绪变化而消长，或于经前期增大，经后缩小，自觉乳房微胀痛，伴有月经不调或经闭，情志抑郁，心烦善怒，失眠多梦，舌淡苔白，脉弦细。肝郁痰凝为常见的乳癖证候。若早期诊断，病情较轻，及时治疗，一般预后良好。但本病病程较长，常达数年，肿块的生长和发展多为间歇性，常在经前加剧，也可出现一段较长时间的缓解，并且本病有一定的癌变危险。

【辨证施贴】

肝郁痰凝

主要症状：乳房肿块质韧不坚，乳房胀痛，或刺痛，或疼痛较轻，或无疼痛，症状随喜怒消长，伴有胸闷胁胀，善郁易怒，失眠多梦，心烦口渴，或伴有腰酸乏力，神疲倦怠，月经失调、量少色淡，或闭经。舌淡，苔白或薄黄，脉沉细或弦滑。

治疗原则：疏肝解郁，化痰散结，调摄冲任。

治疗方法：

（1）消肿止痛药贴 0.4g，药液 2mL，湿贴。

取高良姜、芒硝各 0.25g 贴敷局部，交替贴敷乳房四个象限，贴 6 ～ 8 小时。

取高良姜、芒硝各 0.25g 贴敷神阙，贴 6 ～ 8 小时。

取白芥子、细辛贴敷常规穴位（大椎、身柱、膻中、足三里、三阴交），贴 15 ～ 40 分钟。

（2）点刺：后溪、合谷、太溪、阳池，3 ～ 5 天 / 次，或 1 周 / 次。注意点刺的穴位不宜挑治。

（3）挑治：常规部位（第 6 颈椎棘突下、第 3 胸椎棘突下、双腋中线第

10 肋间）加肩井、双委中。挑治后贴芒硝、高良姜各 0.25g。

（4）口服中药：小柴胡汤加胸三药（厚朴、枳壳、瓜蒌），重用陈皮30g。

（5）针灸：会宗三针，环跳三针；或腕三针（阳溪、阳池、阳谷），踝三针（太溪、解溪、昆仑）。

（6）其他症状的配合治疗：根据临床情况选用脾俞（脾虚、冲任不调）、肾俞（肾虚、冲任不调）等相关穴位，贴高良姜、芒硝各 0.25g。结节、肿块严重者，用消瘰丸合桂枝茯苓丸。

【预防调摄】

1. 保持心情舒畅、情绪稳定，可通过运动调整全身气机，减轻肝气郁结，有利于身心健康。尽量减少熬夜，合理安排作息时间，注意劳逸结合。

2. 患者应该注意避免进食过于辛辣刺激的食物、过甜的食物及过于油腻的食物。这一类食物容易对内分泌系统造成影响，长期食用容易造成体重增加，体内脂肪含量增多，雌激素分泌增多，会加重乳腺增生。

3. 及时治疗月经失调等妇科疾病和其他内分泌疾病。

4. 对发病高危人群要重视定期检查。

临床案例卷

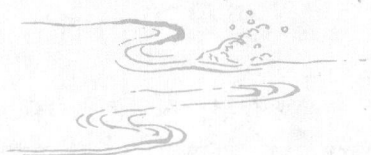

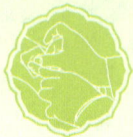

第八章
肺系病证案例

第一节　感冒

疏风散寒、温中健脾治疗风寒感冒

简要介绍： 本案例来自河北省邯郸市临漳县。患儿因受凉后出现鼻塞、喉间痰鸣、流清涕，接受中医药穴位贴敷疗法治疗，以疏风散寒、温中健脾法辨证湿贴后，症状基本消失。遴选本案例旨在说明风寒感冒的贴敷临床思路。

关键词： 风寒感冒；疏风散寒；温中健脾。

【首诊记录】

冯某，男，2岁。就诊日期：2022年1月13日。

主诉： 鼻塞、喉间痰鸣2天。

简要病史： 家长诉患儿平常好发腹胀，食欲不佳，大便偏干。2天前患儿受凉后出现鼻塞，喉间痰鸣，偶流清涕，家长给予感冒药（具体不详）后鼻塞症状好转，余症无明显变化，遂来诊。现症见轻微鼻塞，偶有流清涕，喉间痰鸣，不欲饮食，腹胀，睡眠不佳，二便尚可。

查体： 体温正常，咽部无充血。心肺听诊（－）。腹部叩鼓音，无反跳痛及肌紧张，肝脾未触及肿大，余未见异常。

舌象表现： 舌质淡胖，舌面水滑，苔白腻（图8-1-1）。

辨证分析：

上　舌质淡胖：主虚寒。

舌面水滑：主痰饮、水湿。

苔白腻：主寒湿、阳虚。

鼻塞、流清涕：风寒袭表，侵犯鼻窍。

喉间痰鸣：肺失清肃，津聚为痰，壅结咽喉，阻于气道。

睡眠不佳：脾胃不和则卧不安。

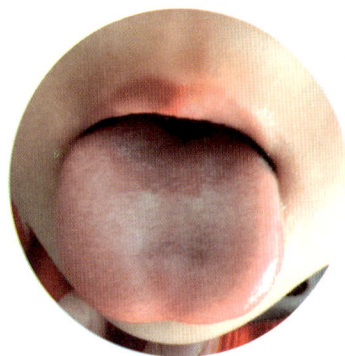

图 8-1-1

中　腹胀、不欲饮食：脾失健运、湿邪阻遏脾胃。

下　无特殊辨证。

西医诊断：上呼吸道感染。

中医诊断：感冒（风寒袭表，脾虚夹痰）。

调治原则：疏风散寒，温中健脾。

穴位贴敷：消肿止痛贴 0.4g×2mL×8 贴 ×2 天。

大椎　细辛 0.25g，麻黄 0.25g。（贴敷时间：4 小时）

中脘　高良姜 0.25g，半夏 0.25g。（贴敷时间：4 小时）

双涌泉　吴茱萸 0.25g，黄连 0.25g。（贴敷时间：4 小时）

双丰隆　细辛 0.1g，白芥子 0.1g。（贴敷时间：15 分钟）

左脾俞、左胃俞或右脾俞、右胃俞　细辛 0.1g，白芥子 0.1g。（每日 2 穴，交替贴敷，贴敷时间：15 分钟）

注意事项：清淡饮食，忌食水果、零食及肉蛋奶等，尤其是生冷不易消化的食物，多饮温水，避寒保暖，规律作息。

【二诊记录】

就诊日期：2022 年 1 月 15 日。

病情变化：患儿鼻塞消失，轻微流涕，喉间偶有痰鸣，食欲好转，腹胀不明显，睡眠好，二便正常。舌象见图 8-1-2。

调治原则：疏风散寒，温中健脾。

穴位贴敷：消肿止痛贴 0.4g×2mL×4 贴。

大椎　细辛 0.25g，麻黄 0.25g。（贴敷时间：4 小时）

中脘　高良姜 0.25g，半夏 0.25g。（贴敷时间：4 小时）

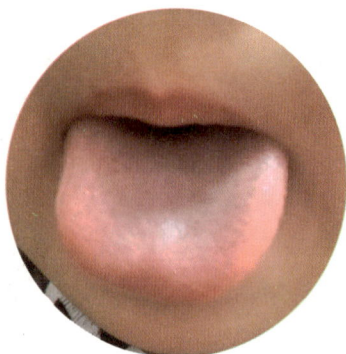

图 8-1-2

双三阴交 细辛 0.1g，白芥子 0.1g。（贴敷时间：15 分钟）

注意事项：清淡饮食，忌食水果、零食及肉蛋奶等，尤其是生冷不易消化的食物，多饮温水，避寒保暖，规律作息。

【三诊记录】

就诊日期：2022 年 1 月 16 日。

病情变化：患儿无鼻塞、流涕，喉间偶有痰鸣，饮食可，腹胀消失，眠可，二便正常。舌象见图 8-1-3。

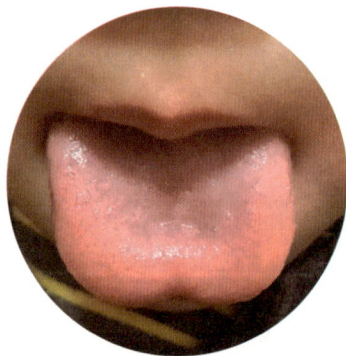

图 8-1-3

调治原则：温中健脾化痰。

穴位贴敷：消肿止痛贴 0.4g×2mL×3 贴 ×3 天。

中脘 高良姜 0.25g，半夏 0.25g。（贴敷时间：4 小时）

左肺俞、左脾俞或右肺俞、右脾俞 细辛 0.1g，白芥子 0.1g。（每日 2 穴，交替贴敷，贴敷时间：15 分钟）

注意事项： 清淡饮食，忌食水果、零食及肉蛋奶等，尤其是生冷不易消化的食物，多饮温水，避寒保暖，规律作息。

【诊疗解析】

本案患儿外感风寒后，出现鼻塞、流清涕、喉间痰鸣等症状，本病以风寒袭表、肺失宣肃为主要病机。风寒外邪经口鼻或皮毛侵犯肺卫，肺司呼吸，开窍于鼻，受邪则鼻塞、流涕。肺脏受邪，失于清肃，津液凝聚为痰，壅结咽喉，阻于气道，则喉中痰鸣。患儿平素好发腹胀，食欲欠佳，大便干，为素体脾胃虚弱的表现，此次感受风寒外邪之后中焦气机的阻滞加重，脾胃运化功能进一步减弱，出现不欲饮食、腹胀、睡眠欠佳等症状。本病以脾胃虚弱为本，风寒外袭为标，虚实夹杂，故治疗上以疏风散寒、温中健脾相结合为法，辛温解表以治标，调理脾胃以治本。细辛、麻黄辛温散寒、祛风解表，湿贴大椎以解表散寒，且细辛能宣通鼻窍，缓解鼻塞症状。高良姜、半夏湿贴中脘，以奏温中健脾、化痰消痞之效。患儿脾胃虚弱，选用细辛、白芥子交替湿贴三阴交、丰隆、肺俞、脾俞、胃俞，每日2穴，以温补脾胃，改善体质，增强免疫力。诸药合用，标本同治，疗效迅速。

【辨治备要】

小儿肺脾常不足，卫外不固，寒温不知自调，易感受外邪，治疗上应当据其标本主次，适当兼顾。本案患儿既有邪犯肺卫的表证，如鼻塞、流清涕、喉间痰鸣，同时又有中焦脾胃虚弱、运化失司的症状，如不欲饮食、腹胀。标本同治，治疗上亦可分两步进行：前期以治疗标实为主，在选用大椎疏风散寒的同时，兼顾脾胃运化功能的恢复，如选用中脘、神阙等穴位，以健脾化痰消痞；待感冒症状恢复后，则以治疗本虚为主，主要针对脾胃虚弱进行调治，此时再选用细辛、白芥子温中健脾，进一步改善脾胃功能。

辛凉解表、通腑泄热治疗风热感冒

简要介绍： 本案例来自甘青宁三省（自治区）。患儿发热伴流涕2天，大便不通，接受中医药穴位贴敷疗法治疗，以辛凉解表、通腑泄热法辨证湿贴后，症状明显好转。遴选本案例旨在说明风热感冒的贴敷临床思路。

关键词： 风热感冒；辛凉解表；通腑泄热。

【首诊记录】

王某，男，5岁。就诊日期：2022年6月5日。

主诉： 发热伴流涕2天。

简要病史： 患儿昨日下午出现发热，体温最高39℃，自服退热药后体温降至正常，但仍反复发热，为求诊治，遂来就诊。症见发热，体温38℃，伴流黄涕，口唇发干，大便2天未解，喜饮水。

查体： 精神欠佳，咽红，扁桃体Ⅱ度肥大。

舌象表现： 舌红，苔黄厚腻（图8-1-4）。

辨证分析：

上　舌红：主热证。

　　发热：风热犯表，卫表失和，热郁肌腠。

　　流黄涕：风热犯表，肺气失宣。

　　咽红、扁桃体肥大：风热上乘咽喉。

　　口唇发干、喜饮水：热邪伤津。

中　苔黄厚腻：主湿热、食积。

下　大便2天未解：食积停滞，传导失司。

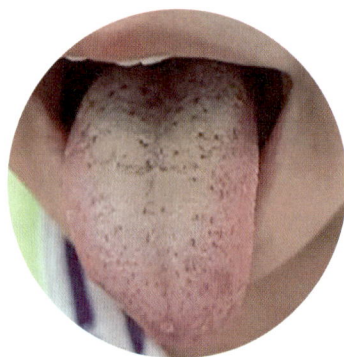

图8-1-4

西医诊断： 上呼吸道感染。

中医诊断： 感冒（风热感冒，食积内停）。

调治原则： 辛凉解表，通腑泄热。

穴位贴敷： 消肿止痛贴0.4g×2mL×5贴×2天。

大椎　柴胡0.3g，葛根0.3g，石膏1g。

天突　芒硝0.3g，大黄0.3g，青黛0.3g。

神阙　大黄0.3g，芒硝0.3g，枳实0.3g。

双涌泉　大黄0.3g，黄连0.3g，冰片0.05g。

注意事项： 饮食清淡，多饮水，注意休息。

【二诊记录】

就诊日期： 2022年6月7日。

病情变化：患儿精神可，未发热，黄涕减少，咽红，扁桃体Ⅰ度肥大，大便仍干。舌红，舌中苔黄厚腻（图8-1-5）。

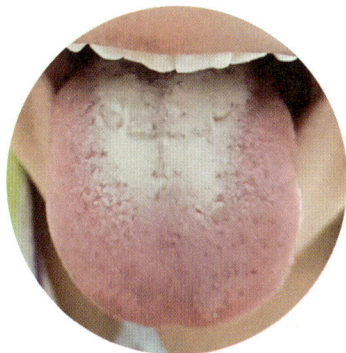

图 8-1-5

调治原则：辛凉解表，通腑泄热。

穴位贴敷：消肿止痛贴0.4g×2mL×3贴×2天。

大椎　柴胡0.3g，葛根0.3g，苍耳子0.3g。

天突　芒硝0.3g，大黄0.3g，青黛0.3g。

神阙　大黄0.3g，芒硝0.3g，枳实0.3g。

注意事项：饮食清淡，多饮水，注意休息。

【三诊记录】

就诊日期：2022年6月9日。

病情变化：患儿精神转佳，无流涕，咽部不红，扁桃体无肥大，饮食正常，大便略干。舌淡红，舌中苔厚（图8-1-6）。

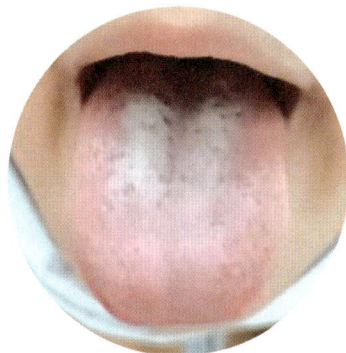

图 8-1-6

调治原则： 消食导滞通便。

穴位贴敷： 消肿止痛贴 0.4g×2mL×2 贴 ×2 天。

中脘 山楂 0.3g，槟榔 0.3g，连翘 0.3g。

神阙 大黄 0.3g，厚朴 0.3g，枳实 0.3g。

注意事项： 饮食清淡，多饮水，注意休息。

【诊疗解析】

本案患儿发热，伴流黄涕，口干，咽喉红肿，大便不通，结合舌象，辨证属风热犯表、食积内停之风热感冒。风热之邪侵犯肺卫，邪在卫表，卫气失和，热郁肌腠，则致发热；热邪客于肺卫，肺气失宣，肺开窍于鼻，故鼻流黄涕；咽喉为肺胃之门户，风热上乘咽喉，则致咽喉红肿；食积停滞，传导失司，则大便秘结不通。本病病机主要为风热犯表，卫表失和，肺失清肃，食积停滞。本病治疗上以辛凉解表、通腑泄热为法。首诊选用柴胡、葛根、石膏湿贴大椎，以解表退热；芒硝、大黄、青黛湿贴天突，以清热利咽；大黄、芒硝、枳实湿贴神阙，以通腑泄热，使热从肠道而走，给热邪以出路；大黄、黄连、冰片湿贴双涌泉，以引热下行。二诊时，患儿热已退，仍流涕，在原方基础上去涌泉，大椎用苍耳子易石膏，减轻退热之力，加强宣通鼻窍之效。三诊时，患儿症状明显改善，舌苔仍厚，大便偏干，提示中焦仍有积滞，故继续选用中脘、神阙，以消食导滞通便。诸药合用，疗效迅速。

【辨治备要】

风热之邪，由口鼻而入，侵犯肺卫，肺气失宣，卫气不畅，则致发热较重、恶风、微有汗出等症；热邪客肺，肺气失宣，则鼻塞、流涕、咳嗽等；咽喉为肺胃之门户，风热上乘咽喉，则致咽喉红肿等症。有发热、恶风、微汗、鼻塞流涕、打喷嚏、咳嗽等肺卫表证的症状，伴唇红、舌红、咽红且苔黄者，多为风热犯表之感冒。风热感冒以辛凉解表为治法，常选用柴胡、葛根、石膏湿贴大椎、肺俞，以解表退热。若伴脘腹胀满、不思饮食、大便秘结等症状，则提示中焦饮食积滞，此时，常选用消食导滞之药湿贴中脘、神阙，以通腑泄热，表里同治，使邪祛病退。

清表解暑、化湿和中治疗暑湿感冒

简要介绍：本案例来自甘青宁三省（自治区）。患儿暑天淋雨后发热，伴恶心呕吐，接受中医药穴位贴敷疗法治疗，以清表解暑、化湿和中法辨证湿贴后，症状明显好转。遴选本案例旨在说明暑湿感冒的贴敷临床思路。

关键词：暑湿感冒；清表解暑；化湿和中。

【首诊记录】

余某，男，5岁。就诊日期：2022年8月15日。

主诉：发热2天，伴恶心呕吐2次。

简要病史：患儿2天前淋雨后，出现发热，体温最高40℃，伴恶心呕吐2次，服用退热药后体温渐降，夜间以发热为主，时有恶心，暂无呕吐，食欲欠佳，稍腹胀，大便2天未解。

查体：精神欠佳。体温37.5℃。

舌象表现：舌淡红，苔白厚腻（图8-1-7）。

辨证分析：

上　舌淡红，苔白厚腻：主湿浊痰饮。

夏季淋雨后发热：夏月感寒，寒湿郁遏，表卫失和。

中　恶心、食欲欠佳：湿阻中焦，脾胃升降失司。

腹胀：湿阻气机。

下　大便2天未解：湿阻中焦，气机不畅，脾胃升降失司。

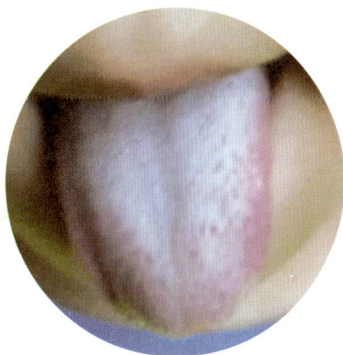

图 8-1-7

西医诊断：上呼吸道感染。

中医诊断：感冒（暑湿感冒）。

调治原则：清表解暑，化湿和中。

穴位贴敷：消肿止痛贴0.4g×2mL×5贴。

大椎　藿香0.4g，柴胡0.5g，石膏1g。

中脘　高良姜0.5g，藿香0.4g，槟榔0.3g。

神阙　大黄0.5g，枳实0.3g，石膏1g。

双涌泉　黄连1g，吴茱萸0.3g，冰片0.1g。

注意事项： 忌食生冷、油腻之品，清淡饮食。

【二诊记录】

就诊日期： 2022 年 8 月 16 日。

病情变化： 家长代诉，患儿昨晚体温最高 38.5℃，大便已解，无恶心呕吐。舌淡红，苔白，厚腻程度减轻。

调治原则： 清表解暑，化湿和中。

穴位贴敷： 消肿止痛贴 0.4g×2mL×5 贴。

大椎 藿香 0.5g，柴胡 0.5g，石膏 1g。

中脘 高良姜 0.5g，藿香 0.5g，槟榔 0.3g。

神阙 大黄 0.3g，藿香 0.3g，柴胡 0.5g。

双涌泉 吴茱萸 0.3g，冰片 0.1g。

注意事项： 忌食生冷、油腻之品，清淡饮食。

【三诊记录】

就诊日期： 2022 年 8 月 17 日。

病情变化： 患儿昨夜体温最高 37.5℃，食欲增加，精神尚可。舌象见图 8-1-8。患儿症状较前改善，治疗有效，守原方续贴。

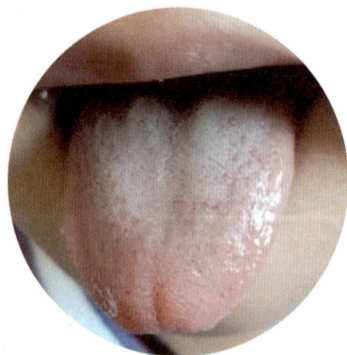

图 8-1-8

随访： 患儿体温已降至正常，无特殊不适。

【诊疗解析】

本案患儿在暑天淋雨感寒，寒湿郁遏，表卫失和，引起发热；湿困中焦，阻碍气机，脾胃升降失司，则食纳欠佳、恶心、呕吐，中焦气机不畅，则大便秘结。本病主要病机为暑湿伤表，卫表不和，湿阻中焦。本病治疗上以解表祛暑、化湿和中为法。首诊时，将藿香湿贴在具有发散解表作用的大椎，以发表解暑，配以柴胡、石膏退热。藿香湿贴中脘，以化湿止呕，加高良姜温中止呕。患儿大便2日未解，加槟榔消积导滞。大黄、枳实湿贴神阙，以通腑泄热，使热从肠道而走，给邪热以出路，配石膏加强退热之功。黄连、冰片湿贴具有引热下行作用的涌泉，以退热，加吴茱萸平调寒热。患儿经治疗后体温较前有所下降，二诊时，藿香、柴胡、石膏湿贴大椎继续解表退热。患儿大便已解，大黄继续湿贴神阙，以通腑泄热，藿香化湿和中，柴胡解表退热。吴茱萸、冰片湿贴涌泉，继续引热下行。患儿三诊时体温较前明显下降，继续前方治疗，经治疗后诸症好转。

【辨治备要】

夏季暑湿当令，暑为阳邪，其性开泄，炎热升散，易致发热、汗出，且发热温度较高、持续时间较长；湿为阴邪，黏腻重浊，遏于肌表，则身重困倦；上蒙清窍，则头晕头痛；困于中焦，阻碍气机，脾胃升降失司，则致胸闷、泛恶、食欲不振，甚至呕吐、泄泻。综上所述，暑湿感冒辨证要点为病发夏季，发热持续时间长，身重困倦，食欲不振。本病治疗上以祛暑解表、化湿和中为法，常选用藿香湿贴大椎，以化湿解表，配合柴胡、葛根、石膏等退热，同时选用苍术、黄连、藿香等湿贴中脘、神阙，以化湿和中，使中焦气机升降恢复正常，达到邪祛病退之效。

解表退热、消食导滞治疗感冒夹滞

简要介绍： 本案例来自贵州省毕节市。患儿食用西瓜后出现发热，伴流涕，恶心，食纳差，大便不通，接受中医药穴位贴敷疗法治疗3天，以清热解表、消食导滞法辨证湿贴后，症状明显好转。遴选本案例旨在说明感冒夹滞的贴敷临床思路。

关键词： 感冒夹滞；解表退热；消食导滞。

【首诊记录】

范某，男，4岁。就诊日期：2022年7月26日。
主诉： 发热伴恶心、纳差1天。

简要病史： 患儿于 1 天前吃西瓜后出现发热，最高体温达 38.8℃，伴流清鼻涕，恶心，无呕吐，饮食欠佳，大便 2 天未解，家长于今晨 5 点给予口服退热药后体温降至正常。

查体： 面色发黄，精神欠佳。

舌象表现： 舌淡胖，苔白稍厚（图 8-1-9）。

辨证分析：

上　舌淡胖：主虚寒。

　　苔白稍厚：主痰湿、食积。

　　发热：外寒内滞郁而化热。

　　流清涕：风寒袭表。

中　恶心，饮食欠佳：寒凉之品损伤脾阳，胃纳功能失调，升降失司，胃气壅塞，致使恶心、纳差。

下　大便 2 天未解：脾胃功能受损，腑气不通，浊气不降。

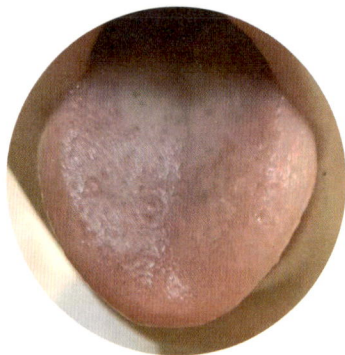

图 8-1-9

西医诊断： 上呼吸道感染。

中医诊断： 感冒（外感夹滞）。

调治原则： 疏风散寒，消食导滞。

穴位贴敷： 消肿止痛贴 0.4g×2mL×5 贴。

大椎　藿香 0.5g，柴胡 0.5g，桂枝 0.5g。

神阙　大黄 0.5g，厚朴 0.5g，高良姜 0.5g。

中脘　山楂 0.5g，槟榔 0.5g，厚朴 0.5g。

双涌泉　黄连 0.6g，吴茱萸 0.5g。

注意事项： 忌食生冷、油腻之品及甜食，避免受凉，注意休息。

【二诊记录】

就诊日期： 2022 年 7 月 27 日。

病情变化： 家长代诉，患儿昨日反复发热 3 次，最高体温 38.5℃，未再恶心，大便仍未解。舌淡红苔薄白（图 8-1-10）。

调治原则： 清热解表，消食导滞。

穴位贴敷： 消肿止痛贴 0.4g×2mL×4 贴。

大椎　黄芩 0.5g，柴胡 0.5g，葛根 0.5g。

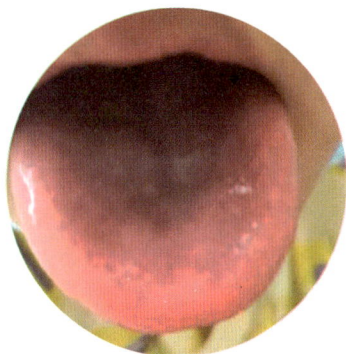

图 8-1-10

神阙　大黄 0.5g，连翘 0.5g，山楂 0.5g。

双涌泉　黄连 0.6g，吴茱萸 0.4g，冰片 0.1g。

注意事项：忌食生冷、油腻之品及甜食，避免受凉，注意休息。

【三诊记录】

就诊日期：2022 年 7 月 28 日。

病情变化：家长代诉，患儿仍发热，最高体温 38.5℃，大便仍未解。舌淡胖苔白腻（图 8-1-11）。

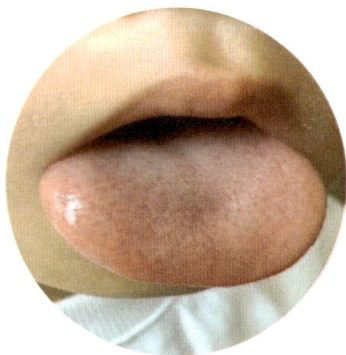

图 8-1-11

调治原则：清热解表，消食导滞。

穴位贴敷：消肿止痛贴 0.4g×2mL×4 贴。

大椎　黄芩 0.5g，羌活 0.5g，苍术 0.5g。

神阙　大黄 0.5g，连翘 0.5g，枳实 0.5g。

双涌泉　黄连 1g，冰片 0.1g。

注意事项：忌食生冷、油腻之品及甜食，避免受凉，注意休息。

随访：当天下午电话回访，患儿家属诉患儿热已退，大便已解，精神状况好转，饮食亦可。

【诊疗解析】

本案患儿饮食寒凉之品后出现发热，流清涕，伴恶心、纳差，大便不通，舌淡胖，苔白稍厚。寒邪束表未解，则流清涕；寒凉之品损伤脾阳，胃纳功能失调，升降失司，胃气壅塞，则恶心、纳差、大便不通；腑气不通，浊气不降，内滞外寒郁而发热。首诊选用柴胡、桂枝、藿香湿贴大椎，以疏散风寒之邪；山楂、槟榔、厚朴湿贴中脘，以消食导滞；大黄、厚朴、高良姜湿贴神阙温中健脾，理气通腑；黄连、吴茱萸湿贴双涌泉，以引热下行。患儿恶心较前改善，仍发热。二诊查患儿舌质较前变红，舌苔较前变薄，考虑有邪气入里化热的现象，加之大便仍然未解，故改用黄芩、柴胡、葛根湿贴大椎，以加强清热解表之功；山楂、大黄、连翘湿贴神阙，以加强清热消食导滞之力；黄连、吴茱萸、冰片湿贴双涌泉，以引热下行。三诊患儿大便仍未解，积滞不下，病难好转，故神阙用药调整为大黄、连翘、枳实，加强消积导滞，午后随访得知患儿大便已解，积滞得去，诸症向愈。最终通过药物和穴位的随证增减进行上中下整体调治，使患儿达到临床痊愈状态。

【辨治备要】

小儿脾常不足，加之饮食不节，感受外邪后往往影响中焦气机，致使脾胃运化功能减弱，饮食停积不化，阻滞中焦，出现恶心呕吐、不欲饮食、脘腹胀满等症状，此即感冒夹滞。感冒夹滞的治疗，应在解表的基础上，佐以消食导滞之法，常选用山楂、槟榔、厚朴、大黄等消导药物湿贴中脘、神阙。小儿肌肤薄、藩篱疏，感邪之后易于传变，外感风寒，寒易化热，应根据舌象及症状，及时调整用药。

健脾和胃、益气固表治疗气虚感冒

简要介绍：本案例来自河北省廊坊市。患儿近 1 个月反复感冒，既往有鼻炎病史，身材偏矮偏瘦，平素挑食，接受中医药穴位贴敷疗法治疗 1 个疗程，以健脾和胃、益气固表法辨证湿贴后，症状明显改善。遴选本案例旨在说明气虚感冒的贴敷临床思路。

　　关键词： 气虚感冒；健脾和胃；益气固表。

【首诊记录】

　　杜某，男，9 岁。就诊日期：2022 年 6 月 29 日。

　　主诉： 咳嗽、鼻塞 1 个月。

　　简要病史： 家长诉患儿近 1 个月总是反复感冒，咳嗽、咳痰不出，伴鼻塞，患儿既往有鼻炎病史，平时总是频繁地眨眼睛，身材比同龄人偏矮偏瘦，平素挑食，喜爱零食，喜欢吃凉的，大便一天一次，睡眠不安稳。

　　查体： 身材偏瘦小，右侧下鼻甲肥大，鼻腔充血，咽部无红肿。心肺听诊（－），腹部叩诊（－）。

　　舌象表现： 舌淡红，苔白腻，地图舌（图 8-1-12）。

　　辨证分析：

上　舌淡红，苔白腻：主寒湿、痰饮。
　　　地图舌：主胃气不足，胃阴损伤。
　　　咳嗽有痰：肺失清肃，津聚为痰。
　　　鼻塞、鼻炎病史：邪犯肺卫，侵犯鼻窍。
　　　频繁眨眼：脾虚肝旺，肝亢风动。
　　　睡眠不安稳：脾虚肝亢，夜卧不安。
　　　反复感冒：正气不足，易感邪发病。

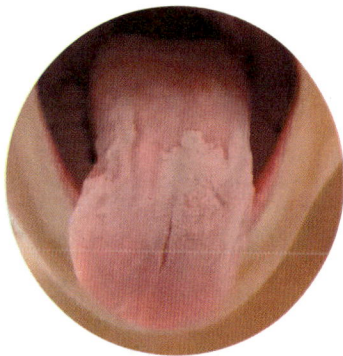

图 8-1-12

中　身材瘦小：饮食不节，脾胃受损，气血生化乏源，不能濡养四肢百骸。

下　无特殊辨证。

　　西医诊断： 上呼吸道感染。

　　中医诊断： 感冒（气虚感冒）。

　　调治原则： 健脾和胃，益气固表。

　　穴位贴敷： 消肿止痛贴 0.4g×2mL×4 贴 ×3 天。

　　大椎、膻中　细辛 0.1g，白芥子 0.1g。（贴敷时间：20 分钟）

　　神阙、中脘　高良姜 0.25g，芒硝 0.25g。（贴敷时间：6 小时）

　　注意事项： 饮食清淡，以粥、青菜为主，不吃寒冷食物，忌食肉蛋奶等食物，多饮水，作息规律。

【二诊记录】

就诊日期：2022 年 7 月 2 日。

病情变化：家长反馈孩子晚上睡觉较前安稳，嗓子有痰症状改善。舌象见图 8-1-13。

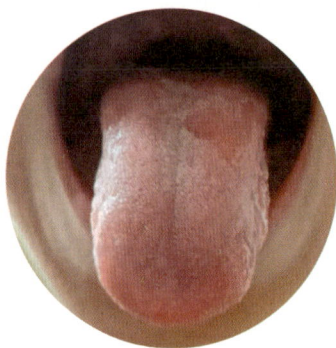

图 8-1-13

调治原则：健脾和胃，益气固表。

穴位贴敷：消肿止痛贴 0.4g×2mL×6 贴 ×5 天。

神阙、中脘 高良姜 0.25g，芒硝 0.25g。（贴敷时间：6 小时）

双肺俞、双三阴交 细辛 0.1g，白芥子 0.1g。（贴敷时间：20 分钟）

注意事项：饮食清淡，以粥、青菜为主，不吃寒冷食物，忌食肉蛋奶等食物，多饮水，作息规律。

【三诊记录】

就诊日期：2022 年 7 月 8 日。

病情变化：患儿舌苔变化明显（图 8-1-14），继续调理。

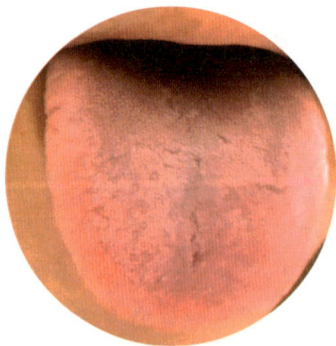

图 8-1-14

调治原则：健脾和胃，益气固表。

穴位贴敷：消肿止痛贴 0.4g×2mL×6 贴 ×7 天。

神阙、中脘 高良姜 0.25g，芒硝 0.25g。（贴敷时间：6 小时）

双脾俞、双足三里 细辛 0.1g，白芥子 0.1g。（贴敷时间：20 分钟）

注意事项：饮食清淡，以粥、青菜为主，不吃寒冷食物，忌食肉蛋奶等食物，多饮水，作息规律。

随访：经过 1 个疗程调治，患儿症状改善明显。

【诊疗解析】

本案患儿平素饮食不节，挑食，爱吃零食、寒凉食物，致使脾胃功能受损。脾为肺之母，长时间的脾气虚损，母病及子，进一步影响肺脏的功能，导致肺气虚，卫外不固。"邪之所凑，其气必虚"，正气虚则不能御邪，故患儿易反复感邪，屡作感冒。肺脾气虚，外邪侵袭，邪聚鼻窍则鼻塞，发为鼻鼽；肺失清肃，津聚为痰，则咳嗽有痰；脾虚肝旺，肝亢风动，则频繁眨眼，睡眠不安稳。结合患儿症状体征及相关舌象表现，辨证分型属于脾肺两虚。治病求本，治疗上以健脾和胃、益气固表为法，选用高良姜、芒硝湿贴神阙、中脘，以健脾和胃。在调理脾胃的同时，全程取细辛、白芥子，根据病情常规交替湿贴大椎、膻中、肺俞、脾俞、三阴交、足三里，扶正补虚，益气固表，改善体质，增强患儿免疫力。综上治疗，患儿症状明显改善。

【辨治备要】

1. 辨证要点

普通人感冒后，症状较明显，但易康复，而平素体虚之人感冒后，病情易缠绵，出现感冒经久不愈或反复感冒的情况。这一般是由素体正气不足、卫外不固而致，治疗上应扶正与解表并施，宜益气解表，助正气祛邪外泄。

2. 治疗须知

体虚之人，应在日常生活中注意饮食起居，忌食生冷寒凉食物，不可直接吹风，避免受凉，汗后及时换干燥洁净衣服，避免再次受邪，同时也要注意随气候变化增减衣服，尤其是气温骤变时。此类人群平时可适当进行体育锻炼，多开展户外活动，以增强体质。

第二节 急性气管 - 支气管炎

宣肺散寒、温中健脾治疗风寒咳嗽

简要介绍: 本案例来自河北省。患儿反复发作急性气管 - 支气管炎,缠绵难愈,此次受凉后再次出现咳嗽、流清涕,接受中医药穴位贴敷疗法治疗,以宣肺散寒、温中健脾法辨证湿贴后,症状基本消失。遴选本案例旨在说明风寒袭肺之咳嗽的贴敷临床思路。

关键词: 风寒袭肺;宣肺散寒;温中健脾。

【首诊记录】

魏某,男,3岁7个月。就诊日期:2021年12月19日。

主诉: 咳嗽2天。

简要病史: 患儿平素反复咳嗽,并且病程较长,缠绵难愈,2天前受凉后又出现咳嗽、流清涕,家长给予口服氨酚黄那敏颗粒、止咳药(具体不详)后流涕减轻,仍有咳嗽,不欲饮食,故来诊。现症见咳嗽,有痰咳不出,偶流清涕,鼻塞,食欲差,腹胀,睡眠不佳,大便正常。

查体: 体温正常,精神不佳。咽部无充血,扁桃体无肥大。心听诊(-),双肺可闻及少量湿啰音。腹部叩诊鼓音,轻微压痛,无反跳痛及肌紧张。

舌象表现: 舌质淡,苔白厚腻,中后部尤厚,舌面水滑(图8-2-1)。

辨证分析:

上 舌质淡:主虚寒。

苔白厚腻:主寒湿。

舌面水滑:主痰饮、水湿。

苔中后部厚:主食积。

鼻塞、流清涕:风寒外袭,邪聚鼻窍。

咳嗽有痰:肺失清肃,津聚为痰。

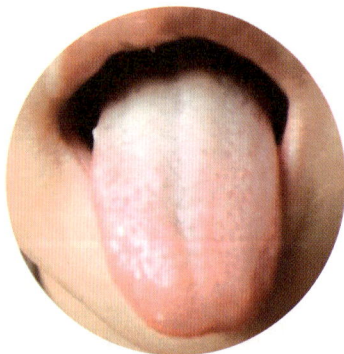

图 8-2-1

睡眠不佳：脾胃不和则卧不安。

中 食欲差、腹胀：脾失健运、湿邪阻遏脾胃。

下 无特殊辨证。

西医诊断： 急性气管－支气管炎。

中医诊断： 咳嗽（风寒袭肺，脾虚痰阻）。

调治原则： 宣肺散寒，温中健脾。

穴位贴敷： 消肿止痛贴 0.4g×2mL×4 贴 ×2 天。

双肺俞 细辛 0.125g，白芥子 0.125g。（贴敷时间：15 分钟）

中脘 高良姜 0.25g，芒硝 0.25g。（贴敷时间：6 小时）

神阙 高良姜 0.25g，半夏 0.25g。（贴敷时间：6 小时）

注意事项： 饮食以清淡、易消化之品为主，忌食生冷刺激性食物，多饮温水，规律作息，避寒保暖。

【二诊记录】

就诊日期： 2021 年 12 月 23 日。

病情变化： 患儿偶有轻微咳嗽，纳食、腹胀好转，大便一次，质可。舌苔变薄（图 8-2-2）。

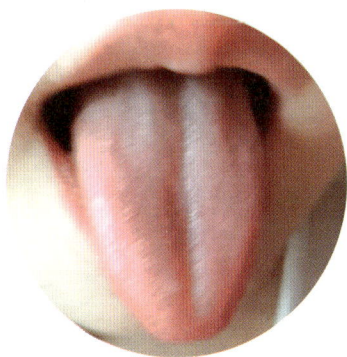

图 8-2-2

调治原则： 温中健脾，增强免疫力。

穴位贴敷： 消肿止痛贴 0.4g×2mL×2 贴 ×7 天。

大椎 细辛 0.125g，白芥子 0.125g。（贴敷时间：15 分钟）

神阙 高良姜 0.3g，芒硝 0.3g。（贴敷时间：6 小时）

其他治疗：

竹叶饮：每日早 1 次，每次 10g，服 7 天，温水冲服。

香苏饮：每日晚 1 次，每次 10g，服 7 天，温水冲服。

注意事项：饮食以清淡、易消化之品为主，忌食生冷刺激性食物，多饮温水，规律作息，避寒保暖。

【三诊记录】

就诊日期：2021 年 12 月 30 日。

病情变化：患儿晨起偶有轻微咳嗽，无鼻塞、流涕，精神好，无腹胀，食欲可，睡眠好，二便正常。舌象见图 8-2-3。

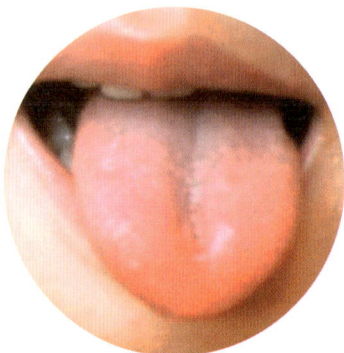

图 8-2-3

调治原则：补益肺气，增强免疫力。

穴位贴敷：消肿止痛贴 0.4g×2mL×1 贴 ×7 天。

肺俞 细辛 0.125g，白芥子 0.125g。（贴敷时间：15 分钟）

其他治疗：

竹叶饮：每日早 1 次，每次 10g，服 7 天，温水冲服。

香苏饮：每日晚 1 次，每次 10g，服 7 天，温水冲服。

注意事项：饮食以清淡、易消化之品为主，忌食生冷刺激性食物，多饮温水，规律作息，避寒保暖。

随访：患儿咳嗽消失，未再出现鼻塞、流涕，无腹胀，纳食可，眠可，二便正常。

【诊疗解析】

本案患儿平素反复发作咳嗽，并且病程较长。此在提示患儿肺气虚，子病及母，肺虚及脾，脾虚则运化之力减弱，痰湿内生，则见咳嗽、痰多；痰湿阻滞中焦气机，则腹胀、食欲差。此次受凉后患儿再次出现咳嗽、咳痰、鼻塞、流清涕，结合舌象，辨证为风寒袭肺、脾虚痰阻之咳嗽，主要病机为肺失宣肃，治疗上以宣肺散寒、温中健脾为法，选用细辛、白芥子湿贴肺俞，以宣肺散寒、温化寒痰；高良姜、芒硝湿贴中脘，以温中健脾；高良姜、半夏湿贴神阙，以健脾化痰。二诊时，患儿咳嗽、腹胀症状减轻，贴敷穴位减少，继续选用细辛、白芥子湿贴大椎，以刺激经络、温化寒痰，增强免疫力；高良姜、芒硝湿贴神阙，以温中健脾；竹叶饮、香苏饮作为口服中药，祛风固表。待症状消失后，继续细辛、白芥子贴敷，以巩固疗效，增强机体免疫力，恢复肺气、脾胃功能。脾胃功能恢复，机体抵抗力正常，疾病则不再反复。

【辨治备要】

小儿肺常不足，卫外不固，很容易感受外邪，引起发病。肺卫受邪，肺失宣肃，肺气上逆而发为咳嗽，肺津失布，聚而成痰，则咳嗽有痰，若治疗不及时或治疗不当，可致病情迁延难愈，反复发作。久病则虚，肺气虚，常累及脾，脾失健运，水湿内停，中焦气机不畅，则出现纳差、腹胀等症。治疗时，在宣肺散寒的同时，要兼顾脾胃运化功能的恢复，配合湿贴中脘、神阙等，以温中健脾。待症状消失后，继续选用细辛、白芥子湿贴肺俞，以固护正气，增强抵抗力，达到未病先防的目的，即"正气存内，邪不可干"。

疏风清热、止咳化痰治疗风热咳嗽

简要介绍：本案例来自安徽省。患者咳嗽 1 周，咳少量黄痰，咽痒声嘶，接受中医药穴位贴敷疗法治疗，以疏风清热、止咳化痰法辨证湿贴后，症状明显好转。遴选本案例旨在说明风热咳嗽的贴敷临床思路。

关键词：风热咳嗽；疏风清热；止咳化痰。

【首诊记录】

赵某，女，46 岁。就诊日期：2022 年 2 月 21 日。

主诉：咳嗽 1 周。

简要病史：患者 1 周前因长时间处于空调房内，出现咳嗽症状，自行口服止咳药效果不佳，遂来就诊。现症见咳嗽，咳少量黄色痰液，咽部发痒即咳嗽不停，尤其晨起加剧，声音嘶哑，无发热，无呕吐和腹泻，食欲减退。

查体： 精神稍差。双肺呼吸音粗。腹部软。

舌象表现： 舌红，苔腻微黄（图 8-2-4）。

辨证分析：

上　舌红，苔腻微黄：主湿热、痰热。

　　咳嗽、咳少量黄痰：风热犯肺，肺气失宣。

　　咽痒、声嘶：风热上乘咽喉。

中　食欲减退：外邪影响中焦气机，脾胃纳运失常。

下　无特殊辨证。

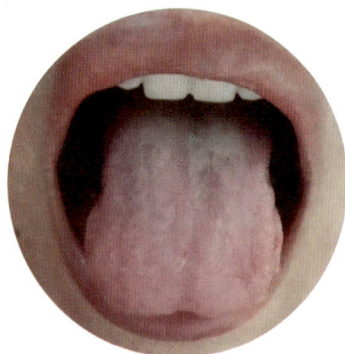

图 8-2-4

西医诊断： 急性气管 - 支气管炎。

中医诊断： 咳嗽（风热咳嗽）。

调治原则： 疏风清热，止咳化痰。

穴位贴敷： 消肿止痛贴 0.4g×2mL×4 贴。

大椎　桑叶 0.5g，桔梗 0.5g，前胡 0.5g。

天突　僵蚕 0.5g，桔梗 0.5g，蝉蜕 0.5g。

双肺俞　大黄 0.5g，芒硝 0.5g，桑白皮 0.5g。

注意事项： 饮食清淡，忌辛辣刺激食物，注意休息。

【二诊记录】

就诊日期： 2022 年 2 月 22 日。

病情变化： 患者咳嗽好转，晨起咳出大量黄色痰液，精神尚可。咽痒、声嘶较前减轻。患者症状较前好转，守原方续贴。

【三诊记录】

就诊日期： 2022 年 2 月 23 日。

病情变化： 患者咳嗽明显缓解，无咳痰，精神状态尚可，食欲增加。舌淡红，苔薄白（图 8-2-5）。患者症状进一步减轻，守原方续贴。

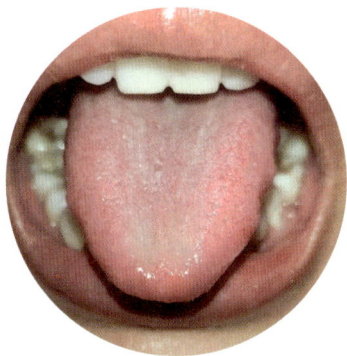

图 8-2-5

【诊疗解析】

本案患者长时间处于温暖干燥的空调房中，感受风热之邪，风热犯肺，肺失宣降，则出现咳嗽；风热夹燥，则痰少黄稠；咽喉为肺之门户，风热上乘咽喉，则咽痒、声嘶。结合舌象，本病辨证为风热咳嗽，主要病机为风热犯肺，肺失清肃，治疗上以疏风清热、止咳化痰为法。桑叶、桔梗、前胡湿贴大椎，以解表散风，其中桑叶、前胡疏风清热，桔梗宣肺止咳。僵蚕、桔梗、蝉蜕湿贴天突，以利咽止咳，缓解咽痒、声嘶症状。大黄、芒硝、桑白皮湿贴双肺俞，以清肺化痰。诸药合用，共奏疏风清热、止咳化痰之效。二、三诊患者症状较前明显改善，效不更方，守原方续贴。

【辨治备要】

风热咳嗽，可由风热犯肺所致，或由风寒犯肺转化而来。肺热重者，痰黄黏稠、不易咳出，口渴咽痛；风热表证重者，发热恶风，头痛微汗出。若风热夹燥，症见干咳频作，无痰或痰少黄稠、难咳，咳剧胁痛，甚则咳痰带血，口干欲饮，舌质红干，苔黄，脉细数；若风热夹湿，症见咳嗽痰多，胸闷汗出，纳呆，舌质红，苔黄腻，脉濡数。风热咳嗽辨证要点为咳嗽不爽，痰黄，鼻流黄涕，咽红。本病治疗上以疏风清热、宣肺止咳为法，常选用解表清热类药物，如柴胡、桑叶、前胡等湿贴大椎，以疏散风热，或化痰降气类药物如桑白皮、杏仁、瓜蒌等湿贴膻中、双肺俞，以恢复肺之宣肃功能。

疏风清肺、润燥止咳治疗风燥咳嗽

简要介绍： 本案例来自安徽省。患者咳嗽10余天，呈阵发性干咳，伴咽干咽痒，接受中医药穴位贴敷疗法治疗，以疏风清肺、润燥止咳法辨证湿贴后，症状明显好转。遴选本案例旨在说明风燥咳嗽的贴敷临床思路。

关键词： 风燥咳嗽；疏风清肺；润燥止咳。

【首诊记录】

欧某，女，47岁。就诊日期：2022年1月12日。

主诉： 咳嗽10余天。

简要病史： 患者10余天前感冒后出现咳嗽，曾服用相关药物症状无明显改善，遂来就诊。现症见阵发性干咳，夜间明显，伴咽干咽痒，纳差，睡眠欠佳。

查体： 双肺呼吸音粗。

舌象表现： 舌质红，苔薄黄（图8-2-6）。

辨证分析：

上　舌红，苔薄黄：主热证。

　　阵发性干咳：燥邪伤肺，损伤肺津，则干咳无痰。

　　咽干咽痒：风燥之邪上乘咽喉。

　　睡眠欠佳：夜间咳嗽明显，影响睡眠。

中　纳差：外邪影响中焦气机，脾胃纳运失常。

下　无特殊辨证。

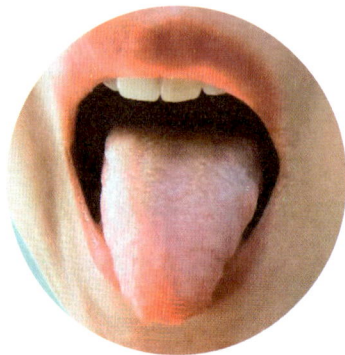

图8-2-6

西医诊断： 急性气管-支气管炎。

中医诊断： 咳嗽（风燥咳嗽）。

调治原则： 疏风清肺，润燥止咳。

穴位贴敷： 消肿止痛贴0.4g×2mL×4贴 ×2天。

天突　蝉蜕0.5g，乌梅0.5g，牛蒡子0.5g。

膻中　沙参0.5g，杏仁0.5g，白前0.5g。

双肺俞　杏仁0.5g，桑叶0.5g，紫苏子0.5g。

注意事项： 饮食清淡，忌辛辣刺激、油腻食物。

【二诊记录】

就诊日期： 2022 年 1 月 14 日。

病情变化： 患者咳嗽较前缓解，夜间咳嗽减少，咽干咽痒减轻，睡眠较之前稍安稳，守原方继续巩固治疗 1 天。

【三诊记录】

就诊日期： 2022 年 1 月 15 日。

病情变化： 患者咳嗽改善明显，夜间基本无咳嗽，咽部无明显不适。舌象见图 8-2-7。守原方继续巩固治疗 1 天。

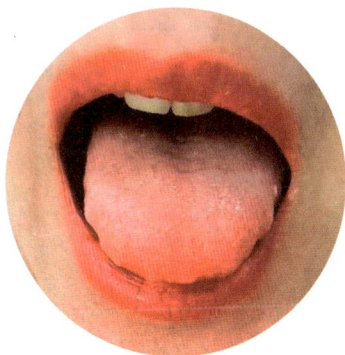

图 8-2-7

随访： 患者无明显异常，整体情况尚可。

【诊疗解析】

本案患者外感后出现咳嗽，呈阵发性干咳，无痰，伴咽干咽痒，舌红，苔薄黄，辨证属风燥伤肺之咳嗽。燥邪伤肺，损伤肺津，则干咳无痰；风燥之邪上乘咽喉，则咽干咽痒。本病主要病机为风燥伤肺，肺失清润，治疗上以疏风清肺、润燥止咳为法。本病治疗时选用蝉蜕、乌梅、牛蒡子湿贴天突，其中蝉蜕、牛蒡子疏风利咽，乌梅生津止渴，以缓解咽干咽痒之症；选用沙参、杏仁、白前湿贴膻中，以奏润肺止咳之效；选用杏仁、桑叶、紫苏子湿贴双肺俞，以降气止咳。诸药合用，疗效迅速。二诊、三诊时，患者症状较前明显减轻，效不更方，守方续贴。

1. 辨证要点

燥邪具有干燥、伤津耗液、易伤肺脏等致病特点。燥邪伤人，多从口鼻而入，最易损伤肺津，影响肺的宣发和肃降功能，从而出现皮肤、口唇、鼻腔、咽喉、舌苔等部位干燥，以及干咳少痰等症。本病属温燥之证，治疗上以疏风清肺、润燥止咳为法。

2. 鉴别要点

本病在临床上也可见到凉燥证，为燥邪与风寒并见。凉燥多见于深秋季节，气候已凉，气寒而燥，人体感受凉燥，除干燥的表现之外，还见恶寒、发热、无汗、头痛、舌苔薄白而干、脉浮紧等表寒证候，用药当以温而不燥、润而不凉为原则，治以清宣凉燥、温润止咳。

健脾祛湿、化痰止咳治疗痰湿咳嗽

简要介绍：本案例来自云南省。患儿咳嗽、咳痰近 1 周，予以药物口服等治疗症状无好转，接受中医药穴位贴敷疗法治疗，以健脾祛湿、化痰止咳法辨证湿贴 3 天后，症状基本消失。遴选本案例旨在说明痰湿蕴肺之咳嗽的贴敷临床思路。

关键词：痰湿蕴肺；健脾祛湿；化痰止咳。

【首诊记录】

黄某，女，11 个月。就诊日期：2022 年 4 月 13 日。

主诉：咳嗽、咳痰 6 天。

简要病史：患儿于 2022 年 4 月 7 日接种疫苗后出现咳嗽、咳痰，遂至当地医院就诊，诊断为咳嗽，予以口服小儿化痰止咳颗粒等治疗（具体不详），咳嗽、咳痰症状未见好转。现症见咳嗽，咳痰，质稀，色白，气喘，无发热，精神尚可，饮食稍差，睡眠较好，大小便正常。

查体：精神尚可。咽不红，扁桃体无肥大。心听诊（－），肺部听诊有痰鸣音。

舌象表现：舌质淡红，苔白，舌中部苔厚（图 8-2-8）。

辨证分析：

上　舌质淡红，苔白厚：主痰饮、水湿。

　　咳嗽、咳痰：肺失清肃，津聚为痰。

　　气喘：肺失清肃，肺气上逆。

　　肺部听诊有痰鸣音：痰饮停肺。

中　饮食稍差，舌中苔厚：脾失健运、
　　食积湿阻。

下　无特殊辨证。

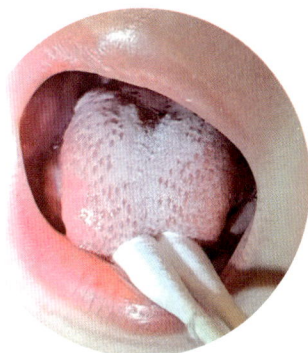

图 8-2-8

西医诊断：急性气管 - 支气管炎。

中医诊断：咳嗽（痰湿蕴肺）。

调治原则：健脾祛湿，化痰止咳。

穴位贴敷：消肿止痛贴 0.4g×2mL×3 贴。

天突　芒硝 0.5g，桔梗 0.5g，蝉蜕 0.5g。（贴敷时间：6 小时）

膻中　麻黄 0.5g，杏仁 0.3g，白前 0.5g。（贴敷时间：6 小时）

神阙　半夏 0.5g，陈皮 0.5g，茯苓 0.3g。（贴敷时间：6 小时）

其他治疗：

轻燕饮：口服，1 支 / 次，3 次 / 天。

注意事项：饮食以清淡、易消化之品为主，忌食生冷刺激性食物，多饮温水，规律作息，避寒保暖。

【二诊记录】

就诊日期：2022 年 4 月 14 日。

病情变化：咳嗽、咳痰明显好转，经查体肺部痰鸣音稍减。舌象见图 8-2-9。效不更方，遵一诊处方继续使用，也继续给患儿口服轻燕饮。

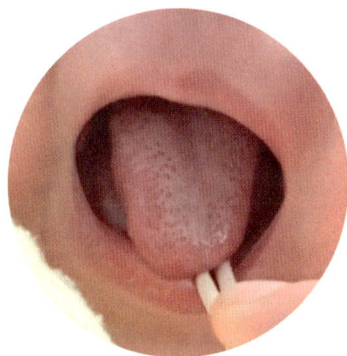

图 8-2-9

就诊日期: 2022 年 4 月 15 日。

病情变化: 症状明显好转,舌象见图 8-2-10,继续使用原方以巩固治疗。

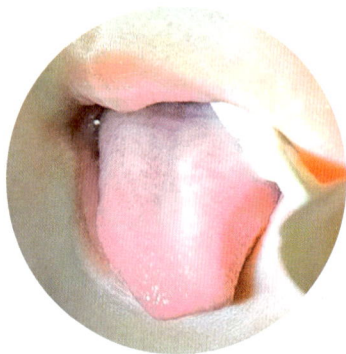

图 8-2-10

【诊疗解析】

本案患儿咳嗽、咳痰,质稀色白,结合舌象,辨证属痰湿蕴肺之咳嗽。脾失健运,运化无力,水谷不化,故患儿不欲饮食;脾虚失于运化水液,水湿内停,聚生痰液,上贮于肺,肺宣肃失职,发为咳嗽;痰饮停于肺部,则双肺可闻及痰鸣音,咳白稀痰。本病主要病机为脾湿生痰,上渍于肺,壅遏肺气,治疗上以健脾祛湿、化痰止咳为法。本病的治疗选用芒硝、桔梗、蝉蜕湿贴天突,以化痰止咳;麻黄、杏仁、白前湿贴膻中,以肃肺化痰止咳;半夏、陈皮、茯苓湿贴神阙,以健脾祛湿化痰;轻燕饮口服,有健脾利湿之功效。诸药合用,标本兼顾,使痰湿得除,肺气宣通,故咳嗽日渐减轻,疗效迅速。

【辨治备要】

不论邪从外而入,或自内而发,均可使肺失宣肃,肺气上逆,而致咳嗽。本病病位在肺,涉及脾。痰湿犯肺者,多因湿困中焦,水谷不能化为精微上输以养肺,反而聚生痰浊,上干于肺,久延则脾肺气虚,气不化津,痰浊更易滋生,此即"脾为生痰之源,肺为贮痰之气"的道理。本病治疗上除直接治肺外,还应从整体出发,注意脾胃的调治,化痰止咳的同时,健脾祛湿，标本兼顾，杜绝生痰之源。日常生活中，患儿也要注意顾护脾胃，清淡饮食，忌食生冷辛辣刺激、肥甘厚腻之品，避免饮食伤及脾胃。

清热化痰、消积止咳治疗痰热咳嗽

简要介绍： 本案例来自内蒙古自治区。患儿进食油腻后出现发热，伴咳嗽、咳痰，大便干结，接受中医药穴位贴敷疗法治疗，以清热化痰、消积止咳法辨证湿贴后，症状明显好转。遴选本案例旨在说明痰热咳嗽的贴敷临床思路。

关键词： 痰热咳嗽；清热化痰；消积止咳。

【首诊记录】

马某，男，7岁。就诊日期：2022年4月14日。

主诉： 发热，伴咳嗽、咳痰2天。

简要病史： 患儿2天前进食油腻后出现发热，伴咳嗽，咳痰。口服消炎药、止咳药效果不佳，前来就诊。现症见发热，体温37.8℃，咳嗽，咳黄痰，大便干结，两日一行，小便正常，食欲不振。

查体： 舌质红，苔腻微黄（图8-2-11）。

辨证分析：

上　舌红，苔腻微黄：主湿热、痰热。
　　咳嗽、咳黄痰：痰热壅肺，肺气失宣。

中　食欲不振：食积脾胃，纳运失常。

下　大便干结：食积化热，热邪伤津。

西医诊断： 急性气管－支气管炎。

中医诊断： 咳嗽（痰热壅肺，食积内停）。

调治原则： 清热化痰，消积止咳。

穴位贴敷： 消肿止痛贴0.4g×2mL×5贴。

大椎　柴胡0.25g，黄芩0.25g，石膏0.25g。

双肺俞　麻黄0.25g，杏仁0.25g，黄芩0.25g。

中脘　高良姜0.25g，芒硝0.25g，山楂0.25g。

神阙　大黄0.5g，芒硝0.5g，厚朴0.5g。

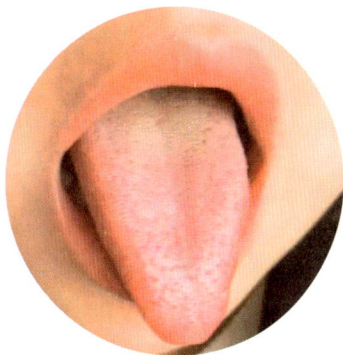

图 8-2-11

注意事项：忌食生冷、油腻、干硬、辛辣、煎炸、炙煿之物。

【二诊记录】

就诊日期：2022 年 4 月 15 日。

病情变化：家属自诉贴药后体温正常，无发热，咳嗽减轻，咳痰增多，今晨解出大量臭秽便，食欲改善。患儿症状较前改善，效不更方，守方续贴。

【三诊记录】

就诊日期：2022 年 4 月 20 日。

病情变化：患儿咳嗽明显缓解，体温正常，精神佳，食欲好，舌象见图 8-2-12。守原方巩固治疗 1 天痊愈。

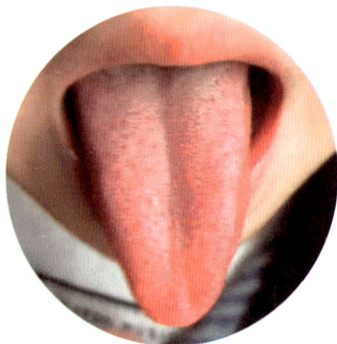

图 8-2-12

【诊疗解析】

本案患儿发热，咳嗽，咳黄痰，大便干结，食欲不振，舌红，苔腻微黄，辨证属痰热咳嗽，饮食积滞。患儿平素喜食肥甘厚腻，日久损伤脾胃，脾失健运，食积肠腑，积久化热。大肠与肺相为表里，大肠有热，循经上犯于肺，邪热灼津炼痰，上贮于肺，肺失宣肃，则发为咳嗽。本病治疗上以清热化痰、消积止咳为法，选用柴胡、黄芩、石膏湿贴大椎，以清解退热；麻黄、杏仁、黄芩湿贴肺俞，以清热化痰止咳；山楂湿贴中脘，以消食化积，加高良姜、芒硝，以健脾和中，恢复脾胃运化功能；大黄、芒硝、厚朴湿贴神阙，以消积导滞、通腑泄热，使热从肠道而走，给热邪以出路。诸药合用，使痰热得清，食积得化，邪祛病退，疗效迅速。

【辨治备要】

本证多由邪热灼津炼痰，痰热结于气道而致，也可由脾胃积热，或心肝火旺，炼液为痰，上贮于肺而成。热重者发热口渴，烦躁不宁，尿少色黄，大便干结；痰重者喉间痰鸣，甚则喘促，舌苔黄腻，脉滑数或指纹紫滞。辨证要点为咳嗽痰多，色黄黏稠，喉间痰鸣，舌质红、苔黄腻。治疗上以清热泻肺、宣肃肺气为法。本病的治疗常选取化痰肃肺止咳类药物进行贴敷，如麻黄、杏仁、黄芩湿贴膻中、双肺俞等，或选取芒硝、高良姜，湿贴腋中线第 6 肋间双肺底处，以解除咳嗽痰多、胸胁胀满、肺部啰音等症状，配合大黄、芒硝等通腑泄热类药物湿贴神阙。

第三节　肺炎

疏风散热、清肺利咽治疗风热闭肺型肺炎

简要介绍：本案例来自内蒙古自治区。患儿急性起病，感受风热之邪，病证典型，接受中医药穴位贴敷疗法治疗，治以疏风散热、清肺利咽，取得良好效果。

关键词：风热闭肺；疏风散热；清肺利咽。

【首诊记录】

高某，男，7 岁。就诊日期：2022 年 3 月 17 日。

主诉：发热 38.3℃，咳嗽 3 天，加重 1 天。

简要病史：患儿发热 38.3℃，咳嗽 3 天，今日加重，恶寒轻，夜间咳嗽加重，喘息，鼻扇，鼻塞流涕，寐差，纳差，大便干燥，脉浮数。

查体：咽喉红肿。右侧肺底有啰音。

舌象表现：舌红，苔薄黄（图 8-3-1）。

辨证分析：

上　发热 38.3℃，恶寒轻：主风热犯表。

　　咳嗽、夜间咳嗽加重、喘息、鼻扇、鼻塞流涕：风热闭肺。

寐差：主邪扰。

肺底啰音：主痰湿。

咽喉红肿：主热。

舌质红，苔薄黄：主热。

脉浮数：主表热。

中　纳差：脾胃受邪。

下　大便干燥：主热，少津。

西医诊断：肺炎。

中医诊断：肺炎喘嗽（风热闭肺）。

调治原则：疏风散热，清肺利咽。

穴位贴敷：消肿止痛贴 0.4g×2mL×5 贴。

大椎　葛根 0.5g，柴胡 0.5g，石膏 0.5g。

华盖　牛蒡子 0.5g，连翘 0.5g，金银花 0.5g。

神阙　大黄 0.5g，芒硝 0.5g，厚朴 0.5g。

双涌泉　大黄 0.25g，黄连 0.25g。

注意事项：多喝水，多注意休息，不可吃辛辣刺激及寒凉之物。

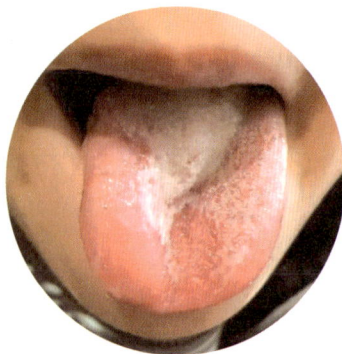

图 8-3-1

【二诊记录】

就诊日期：2022 年 3 月 18 日。

病情变化：患儿体温 37.6℃，咳嗽加重，排痰的次数增加，鼻塞，流黄鼻涕，喘息和鼻扇的情况减轻，右侧肺底啰音无加重。寐差，纳差，大便干。舌象见图 8-3-2。治疗方案及注意事项同前，自行贴敷 3 天。

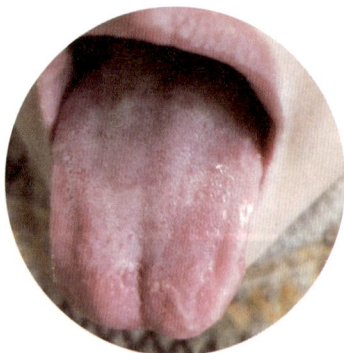

图 8-3-2

【三诊记录】

就诊日期： 2022 年 3 月 22 日。

病情变化： 患儿体温正常 36.7℃，咳嗽的情况好转，夜间起咳嗽几声，鼻翼扇动等症状已无，肺底啰音消失，纳寐可，二便调。舌象见图 8-3-3。

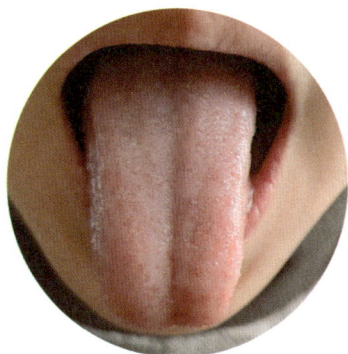

图 8-3-3

调治原则： 疏风散热，清肺利咽。

穴位贴敷： 消肿止痛贴 0.4g×2mL×4 贴。

华盖 牛蒡子 0.5g，连翘 0.5g，金银花 0.5g。

神阙 大黄 0.5g，芒硝 0.5g，厚朴 0.5g。

双涌泉 大黄 0.25g，黄连 0.25g。

注意事项： 多喝水，多注意休息，不可吃辛辣刺激及寒凉之物。

【诊疗解析】

肺炎喘嗽是小儿时期常见的肺系疾病之一，发热、咳嗽、气促、痰鸣为其主要临床特征。西医所指的"小儿肺炎"，以上述症状为主要临床表现者，可参考本病论治。本案患儿症见发热重、恶寒轻，此乃感受风热之邪，郁闭卫表；咽喉为肺系门户，风热之邪侵犯，则见咽喉红肿。邪扰神明，则寐差；邪犯脾胃，则纳差。患儿发热、咳嗽，乃热邪闭肺，肺气郁阻，失于宣肃。热邪闭肺，水液输化无权，凝聚为痰，加之温热之邪，灼津炼液为痰，痰阻气道，壅盛于肺，则见喘息、鼻扇、鼻塞流涕、肺底啰音。肺与大肠相表里，热邪伤津则大便干燥。舌红、苔薄黄、脉浮数，是见一派风热犯肺之象。本病治法以疏散风热、利咽消肿为主，选穴包括主治热病的大椎、双涌泉，治疗肺系疾病的华盖，主治胃肠疾病的神阙。大椎予以湿贴葛根、柴胡、石膏解肌退热；双涌泉予以湿贴大黄、黄连引热下行；华盖予以湿贴牛蒡子、连翘、金银花，疏散风热、利咽消肿；神阙予以湿贴大黄、芒硝、厚朴，行气消胀通腑。二诊症状较一诊减轻，固守原方。三诊时，患儿已热退，故对处方进行加减，去除有退热作用的大椎，余治疗同前。随访患儿，咳嗽、鼻翼扇动等症状消失，肺底啰音消失，纳寐可，二便调。

【辨治备要】

1. 辨证要点

肺炎喘嗽是小儿时期常见的肺系疾病之一，发热、咳嗽、气促、痰鸣为其主要临床特征。本病辨证，首辨轻重，次辨邪实正虚。肺炎喘嗽初起，应辨别风寒及风热。感受风寒者，多表现为恶寒重，咳声不扬，咳痰清稀，舌淡苔白，脉浮紧；感受风热者，多表现为发热重，恶寒轻，痰黄黏稠，咽红疼痛，舌红苔黄，脉浮数。

2. 鉴别要点

本病与急性支气管炎相鉴别。肺炎常起病急，可见发热、咳嗽、喘息、鼻扇、痰鸣等症，肺部可闻及较固定的中细湿啰音，常伴干啰音，如病灶融合，可闻及管状呼吸音。急性支气管炎，常见咳嗽频繁，但无气喘、鼻扇，可见发热，肺部听诊可闻及干湿啰音或不固定的粗湿啰音。

3. 治疗须知

（1）医生应密切观察患儿体温，若持续上升，谨防惊风等变证。
（2）喘憋明显者需注意观察其血氧情况。

清热宣肺、化痰定喘治疗痰热闭肺型肺炎喘嗽

简要介绍： 本案例来自山东省泰安市。患儿感冒着凉后出现咳嗽、咳稠痰、流稠厚鼻涕，拟诊为痰热闭肺，接受中医药穴位贴敷疗法治疗，治以清热宣肺、化痰定喘，经贴敷 6 日痊愈。

关键词： 痰热闭肺；清热宣肺；化痰定喘。

【首诊记录】

王某，女，5岁。就诊日期：2021年12月2日。

主诉： 发热2天。

简要病史： 据家长描述，患儿2天前外出玩耍，受凉后出现发热感冒症状，在家自服感冒药治疗，症状不见缓解，昨晚出现高热，体温最高到39.1℃，自服退热药后，于今早前来门诊就诊。患儿精神欠佳，咳嗽、咳稠痰，流稠厚鼻涕，大便未解，饮食差。

查体： 体温38.8℃。咽部发红，唇干。肺部听诊呼吸音粗，呼气末有哮鸣音，肺底有啰音。

舌象表现： 舌质红绛，舌面满布芒刺（图8-3-4）。

辨证分析：

上　发热，咳嗽，咳稠痰，流稠厚鼻涕：痰热闭肺。

　　咽部发红、唇干：主热、伤津。

　　肺部听诊呼吸音粗，呼气末有哮鸣音，肺底有啰音：主痰热。

　　舌质红绛，舌面满布芒刺：主热盛。

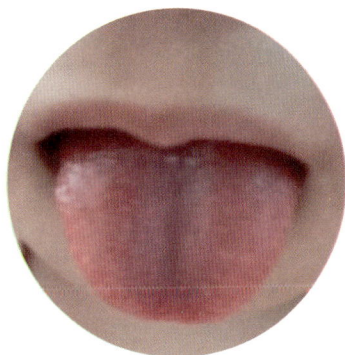

图 8-3-4

中　饮食差：脾胃受邪。

下　大便未解：主邪热内闭，腑气不通。

西医诊断： 肺炎。

中医诊断： 肺炎喘嗽（痰热闭肺）。

调治原则： 清热宣肺，化痰定喘。

穴位贴敷： 消肿止痛贴0.4g×2mL×6贴×2天。

大椎　葛根0.5g，柴胡0.5g，黄芩0.5g。

双肺俞　麻黄0.5g，杏仁0.5g，黄芩0.5g。

神阙　大黄0.5g，芒硝0.5g，莱菔子0.5g。

双涌泉　黄连0.5g，冰片0.1g。

注意事项： 忌辛辣刺激性食物，忌酒，清淡饮食。

【二诊记录】

就诊日期： 2021年12月4日。

病情变化：患儿于今日复诊，体温正常，仍咳嗽、咳痰，听诊双肺呼吸音粗，肺底有轻微啰音。大便已解，稍干，饮食正常，患儿精神尚可。舌质红，舌中部苔已生，色薄白（图8-3-5）。

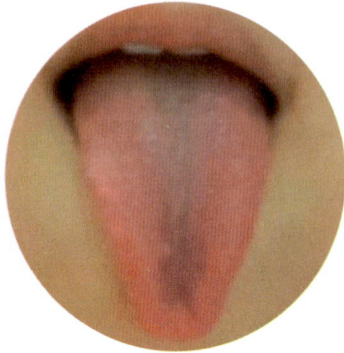

图 8-3-5

调治原则：清热宣肺，化痰定喘。

穴位贴敷：消肿止痛贴 0.4g×2mL×6 贴 ×2 天。

双肺俞　麻黄 0.5g，杏仁 0.5g，黄芩 0.5g。

双腋中线第 6 肋间　黄芩 0.5g，芒硝 0.5g。

神阙　大黄 0.5g，芒硝 0.5g，莱菔子 0.5g。

膻中　紫苏子 0.5g，芒硝 0.3g，地龙 0.3g。

其他治疗：双肺俞、双腋中线第 6 肋间配合点刺。

注意事项：忌辛辣刺激性食物，忌酒，清淡饮食。

【三诊记录】

就诊日期：2021 年 12 月 6 日。

病情变化：患儿于今日复诊，体温正常，咳嗽明显减轻，无痰，双肺听诊正常，大小便正常，饮食可，精神状态好。舌红程度较二诊时减轻。

调治原则：清热宣肺，化痰定喘。

穴位贴敷：消肿止痛贴 0.4g×2mL×6 贴 ×3 天。

大椎　麻黄 0.5g，杏仁 0.5g，黄芩 0.5g。

天突　高良姜 0.5g，芒硝 0.5g。

神阙　焦山楂 0.5g，莱菔子 0.5g。

注意事项：忌辛辣刺激性食物，忌酒，清淡饮食。

【诊疗解析】

本案患儿高热不退，咳嗽，咳稠痰，流稠厚鼻涕，唇干，此乃外邪入里，邪热闭肺，热烁肺津，炼液成痰。饮食差、大便不畅等症，是因邪热侵扰脾胃，肺与大肠相表里，肺热郁闭，大肠传导失司所致。咽红，舌质红绛，舌面芒刺，乃邪热炽盛。本病的治疗以清热宣肺、化痰定喘为主。一诊予葛根、柴胡、黄芩湿贴大椎，以解肌清热、燥湿化痰；黄连、冰片湿贴双涌泉，以引热下行；麻黄、杏仁、黄芩湿贴双肺俞，以宣肺平喘止咳、清热燥湿化痰；大黄、芒硝、莱菔子湿贴神阙，以清热通腑、降气化痰。二诊症状较一诊减轻，体温恢复正常，进行药穴加减，去除大椎、双涌泉。患儿仍咳嗽、咳痰、肺部啰音，予黄芩、芒硝湿贴双腋中线第6肋间，以清热燥湿化痰，去除肺部啰音；紫苏子、芒硝、地龙贴敷膻中，以止咳化痰、清肺定喘；双肺俞、双腋中线第6肋间配合点刺，增加宣肺止嗽功效。三诊患儿症状已基本缓解，稍咳嗽，加减原方继续贴敷巩固疗效。麻黄、杏仁、黄芩湿贴大椎，以宣肺平喘止咳，清热燥湿化痰；高良姜、芒硝湿贴天突，以利咽止咳；焦山楂、莱菔子湿贴神阙，以和胃健脾、降气化痰。贴敷6日后，患儿体温正常，无咳嗽、咳痰，大小便正常，精神佳，已痊愈。

【辨治备要】

1. 辨证要点

肺炎喘嗽是小儿时期常见的肺系疾病之一，起病较急，常见发热、咳嗽、气促、痰鸣等症。本病多发生于冬、春季节，任何年龄均可发病，年龄越小，发病率越高，病情越重。本病辨证，首辨轻重，痰热闭肺证常见高热、咳嗽、咳黄稠痰、便秘等症，若治疗及时得当，一般预后良好。若发生变证则易产生危重病情，可见高热不退、喘促不安、烦躁不宁、面色苍白、四肢不温、口唇发绀、脉微细数，甚至昏迷抽搐等。

2. 鉴别要点

痰热肺闭时应辨清热重或痰重。热重者高热不退，咳嗽，喘憋，面红唇赤，烦渴引饮，鼻孔干燥，舌红而干苔黄燥，脉洪数；痰重者咳嗽喘促，气急鼻扇，喉间痰鸣，泛吐痰涎，舌质红苔黄腻，脉滑数。

3. 治疗须知

（1）密切观察患儿体温，若持续上升，谨防惊风等变证。

（2）注意保持呼吸道通畅，及时清除鼻咽分泌物，保证液体量的摄入有利于痰液排出。

宣肺止咳化痰、健脾祛湿治疗痰浊闭肺型肺炎

简要介绍： 本案例来自新疆维吾尔自治区。患者急性支气管炎输液治疗10天、扁桃体化脓输液治疗5天未转好，仍有咳嗽痰多、咽干、纳差、便稀等症状，拟诊为痰浊闭肺型肺炎，接受中医药穴位贴敷疗法治疗，治以宣肺止咳化痰、健脾祛湿，得到较好的疗效。

关键词： 痰浊闭肺；宣肺止咳化痰；健脾祛湿。

【首诊记录】

李某，女，29岁。就诊日期：2022年4月28日。

主诉： 咳嗽、痰多半个月。

简要病史： 患者因急性支气管炎输液治疗10天，口服药后仍伴有咳嗽、痰多，有痰咳不出，咽干，胸闷气短。近日又因双侧扁桃体化脓继续输液5天，未见好转，前来医院就诊。纳差，睡眠欠佳，小便正常，大便稀，每日2次。

查体： 咽部无充血，双侧扁桃体化脓。双肺呼吸音粗，可闻及痰鸣音及哮鸣音。

舌象表现： 舌体胖大，边有齿痕，舌尖及舌边有瘀点。舌质淡，苔白厚腻，黑色苔为染色（图8-3-6）。

辨证分析：

上　咳嗽、痰多，胸闷气短，双肺呼吸音粗，可闻及痰鸣音及哮鸣音：痰浊闭肺。

　　咽干：津不上承。

　　扁桃体化脓：外邪侵袭，湿热留恋。

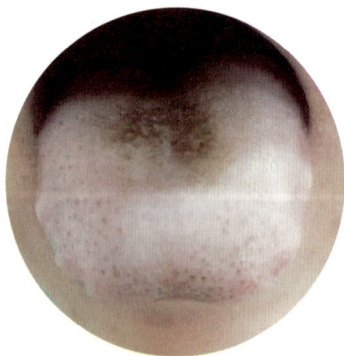

图 8-3-6

睡眠欠佳：邪扰。

舌体胖大、边有齿痕：主脾虚、主湿。

舌尖及舌边有瘀点：湿郁化热。

舌质淡：主虚。

苔白厚腻：主寒湿，主里。

中　纳差：主脾虚、湿浊。

下　大便稀：脾虚湿阻。

西医诊断：支气管肺炎。

中医诊断：咳嗽（痰浊闭肺）。

调治原则：宣肺止咳化痰，健脾祛湿。

穴位贴敷：消肿止痛贴 0.4g×2mL×5 贴 ×2 天。

大椎　细辛 0.3g，白芥子 0.1g，延胡索 0.5g。

天突　芒硝 0.3g，鱼石脂 0.3g，高良姜 0.5g。

膻中　麻黄 0.3g，杏仁 0.5g，地龙 0.5g。

中脘　山楂 0.5g，槟榔 0.5g，白芍 0.5g。

神阙　高良姜 0.5g，芒硝 0.5g，半夏 0.5g。

注意事项：忌辛辣刺激饮食，清淡饮食。

【二诊记录】

就诊日期：2022 年 4 月 30 日。

病情变化：患者咳嗽痰明显减少，喘鸣音消失，睡眠明显好转，无胸闷气短。舌象见图 8-3-7。治疗方案、注意事项同前。

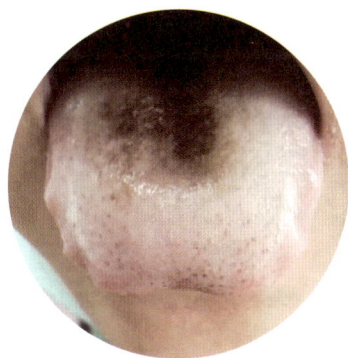

图 8-3-7

【三诊记录】

就诊日期: 2022 年 5 月 2 日。

病情变化: 患者晨起偶咳嗽,双肺痰鸣音哮鸣音基本消失。舌象见图 8-3-8。治疗方案、注意事项同前。

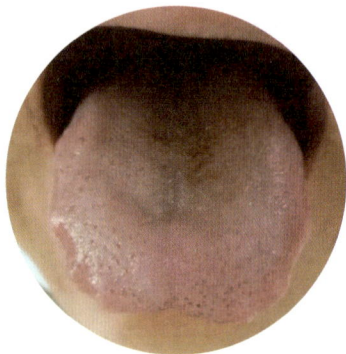

图 8-3-8

【诊疗解析】

本案患者病程较长、病情复杂,现症见咳嗽、痰多,胸闷气短,双肺呼吸音粗、可闻及痰鸣音及哮鸣音,乃外邪入里闭肺。患者输液日久,寒凉致脾运化失常,津液统摄无权,脾为生痰之源,肺为储痰之器,痰蕴于肺。脾不化津,则咽干;邪扰心神,则睡眠欠佳;余热未清、湿热留恋,则扁桃体化脓、舌边舌尖见点刺;脾胃虚弱,痰湿不化,则纳差、大便稀。舌体胖大、边有齿痕,舌质淡,苔白厚腻,此为脾虚湿盛之象。本病治以宣肺止咳化痰、健脾祛湿。局部治疗选择大椎、膻中、天突,整体调理选择中脘、神阙。大椎予以细辛、白芥子、延胡索温化痰饮;天突予以芒硝、鱼石脂、高良姜调节寒热;膻中予以麻黄、杏仁、地龙宣肺平喘止咳;中脘予以山楂、槟榔、白芍健脾开胃;神阙予以高良姜、芒硝、半夏温中健脾、燥湿化痰。患者二诊、三诊症状持续好转,固守原方,巩固疗效。治疗 5 天后,患者偶咳,余正常,收效明显。

【辨治备要】

1. 辨证要点

支气管肺炎常以发热、咳嗽、气促、痰鸣为主要临床特征。患者发病前常有感冒、咳嗽等症状，或扁桃体炎、麻疹、水痘等病史。本病的治疗要辨别邪实正虚。痰浊闭肺证常见咳嗽、痰多壅盛、痰色白而稀、喉间痰鸣、胸闷纳呆、困倦、舌淡、苔白腻、脉滑等。先天不足、后天失养者多属肺脾不足，感冒、肺炎喘嗽容易反复发生。此为正气虚弱，痰湿内阻，虚中夹实。

2. 鉴别要点

支气管肺炎需与支气管哮喘相鉴别。支气管肺炎常以咳嗽、气促、痰鸣为主症，常伴发热，肺部听诊可闻及较固定的中细湿啰音，常伴干啰音，如病灶融合，可闻及管状呼吸音。支气管哮喘以咳嗽气喘、喉闻痰鸣、呼气延长、反复发作为主症，常不发热，肺部听诊音哮鸣音为主。

3. 治疗须知

（1）患者忌食生冷、油腻之品，积极锻炼身体，预防感冒。

（2）医生应及时清除患者鼻咽分泌物，拍背排痰促进患者痰液引流，保持患者呼吸道通畅。

健脾益肺、化痰消食治疗肺脾气虚型肺炎合并食积

简要介绍： 本案例来自河北省保北市。患儿 1 个月前受凉后咳嗽、气喘，诊为肺炎、支原体感染，治疗效果差，现仍咳，伴纳差，经中医药穴位贴敷疗法治疗，疗效显著。

关键词： 肺脾气虚；健脾益肺；化痰消食。

【首诊记录】

周某，女，4 岁。就诊日期：2021 年 12 月 11 日。

主诉： 咳喘 1 个月。

简要病史： 患儿 1 个月前受凉后出现咳嗽、气喘症状，当地医院诊断为"小儿支气管肺炎，支原体感染"，在各大医院治疗效果不明显，输液 8 天效果不佳，后反复 1 个月余。现症见咳嗽剧烈，昼夜均咳，双肺满布湿啰音，纳差、腹胀，大便先干后溏。

查体： 一般情况尚可，精神状态欠佳，体温 36.5℃。双肺呼吸音增粗，可闻及细湿啰音，颈部淋巴结不肿大，腹部稍胀，叩诊鼓音，无压痛。

舌象表现： 舌色淡，苔白厚，中后部浮黄（图 8-3-9）。

辨证分析：

上　咳喘日久：肺气虚。

　　双肺布满湿啰音：痰湿壅肺。

　　精神状态欠佳：肺脾气虚。

　　舌色淡：主脾虚。

　　苔白厚，中后部浮黄：食积，有化
　　热趋势。

中　纳差、腹胀：脾虚食积，纳运失司。

下　大便先干后溏：脾虚。

西医诊断： 小儿支气管肺炎。

中医诊断： 咳嗽（肺脾气虚）。

调治原则： 健脾益肺，化痰消食。

穴位贴敷： 消肿止痛贴 0.4g×2mL×6 贴。

双肺俞　白芥子 0.1g，细辛 0.1g。（贴敷时间：20 分钟）

双腋中线第 6 肋间　芒硝 0.3g，鱼石脂 0.3g。

中脘　山楂 0.3g，槟榔 0.3g。

神阙　高良姜 0.3g，芒硝 0.3g。

其他治疗：

双肺俞、双腋中线第 6 肋间、膻中配合点刺，扎四缝。

竹叶饮、轻燕饮：早晚各 1 支，温水冲服。

注意事项： 忌食生冷、油腻、辛辣刺激食物。

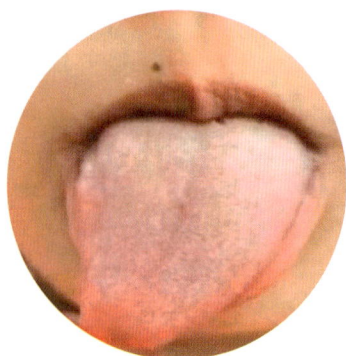
图 8-3-9

【二诊记录】

就诊日期： 2021 年 12 月 12 日。

病情变化： 患儿咳喘明显减轻，大便成形。舌象见图 8-3-10。嘱后期调理 1 个月。

调治原则： 健脾益肺，化痰消食。

穴位贴敷： 消肿止痛贴 0.4g×2mL×2 贴×28 天。

神阙　高良姜 0.3g，芒硝 0.3g。

大椎、肺俞、脾俞、足三里、三阴交
白芥子 0.1g，细辛 0.1g。（每日 2 穴，轮贴

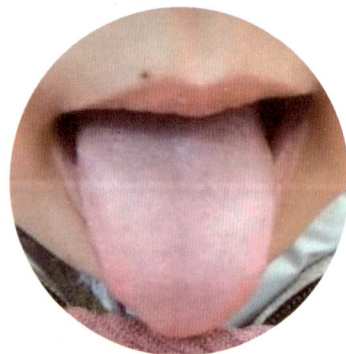
图 8-3-10

28 天）

其他治疗：

轻燕饮：早晚各 1 支，温水冲服。

注意事项：忌食生冷、油腻、辛辣刺激食物。

【诊疗解析】

本案患儿 1 个月前受凉后出现咳嗽、气喘症状，症状反复，病程日久。现症见咳嗽剧烈，昼夜均咳，双肺满布湿啰音，伤于肺气而不清，动于脾湿而成痰，脾为生痰之源，肺为储痰之器是也。患儿纳差、腹胀，是为脾胃纳运失健，食积内停；大便先干后溏，是为脾虚无力运化水湿；患儿精神状态欠佳，是为肺脾气虚，气血生化乏源；舌淡主虚，苔白厚，夹杂黄苔，是为食积化热。本病治以健脾益肺、化痰消食，取白芥子、细辛各贴敷双肺俞；芒硝、鱼石脂贴敷双腋中线第 6 肋间，以温肺祛湿化痰；山楂、槟榔贴敷中脘，以健脾消食；高良姜、芒硝贴敷神阙，以调理脾胃、健脾消食。双肺俞、双腋中线第 6 肋间、膻中点刺，恢复肺之宣发肃降，进而缓解咳嗽、痰多、气短、肺部啰音等症状；扎四缝，消除食积。竹叶饮清热利湿，轻燕饮健脾利湿，化痰泄浊，治养结合，疗效颇佳。二诊症状减轻，继续取高良姜、芒硝贴敷神阙，以健脾消食，予白芥子、细辛常规调理，刺激经络，增强免疫力，补益肺脾；配合轻燕饮健脾消积。

【辨治备要】

1. 辨证要点

支气管肺炎是小儿时期常见的肺系疾病之一，常见咳嗽、咳痰等症，肺部听诊可闻及较固定的湿啰音。本病初起以表证为主，与感冒相似，但很快入里。本病治疗时当辨别表里虚实，肺脾气虚证常表现为病程迁延、咳嗽、纳差、便溏、神疲乏力，此乃正气虚弱，痰湿内阻，虚中夹实。其兼证食积是由于小儿喂养不当，或素体脾虚，内伤乳食，停滞胃肠，脾胃失运所引起的一种小儿常见的脾胃病证，常以纳差、腹胀为主要临床表现。

2. 鉴别要点

本病应鉴别证候的表里虚实，初起多为表证，以风热、风寒为主，一般均属邪实，风寒者多恶寒无汗、痰多清稀，风热者则为发热咽痛、痰稠色黄。病邪很快入里，其中痰湿、痰热多为邪实正虚。痰湿者多痰黏稠厚、胸闷气憋；痰热者痰黄黏稠、高热不退、烦渴引饮。肺脾气虚者属正虚，或虚中夹实，常见病程迁延、咳嗽、纳差、便溏、神疲乏力。

食积当辨虚实，鉴别乳食内积或脾虚夹积。乳食内积以实证表现为主，多因饮食不当引起，常见厌食、脘腹胀满、嗳腐吞酸、大便酸臭等；脾虚夹积者平素体质较弱，稍稍进食就可引起消化不良，常可见四肢倦怠、疲劳乏力、大便溏结不调等一派虚弱之象。

3. 治疗须知

（1）注意气候变化，防止受凉感冒致病，如遇感冒及时治疗。

（2）进行适合的体育运动，提高机体卫外功能，增强皮毛腠理适应气候变化的能力。

第四节　哮喘

温肺散寒、化痰平喘治疗寒性哮喘

简要介绍：本案例来自贵州省。患儿既往有哮喘病史，因进食冷饮致疾病发作，为寒性哮喘，病邪欲入里化热，经中医药穴位贴敷疗法积极治疗后，病情迅速得到控制。

关键词：寒性哮喘；急性发作期；温肺散寒；化痰平喘。

【首诊记录】

杨某，男，8岁。就诊日期：2022年7月27日。

主诉：流涕、咳喘2天。

简要病史：2天前患儿因食冷饮后开始出现流清涕，咳喘，咳白痰，白天咳甚，无发热、心慌，就诊于其他诊所，予口服药物治疗，症状无明显缓解，今遂就诊，饮食睡眠可，二便正常。患儿平素喜食冷饮，有"哮喘"病史。

查体：扁桃体肥大。喉间痰鸣，肺部哮鸣音。

舌象表现：舌淡红，舌体胖大，舌中部苔厚腻微黄。舌象和扁桃体情况见图 8-4-1 ～图 8-4-3。

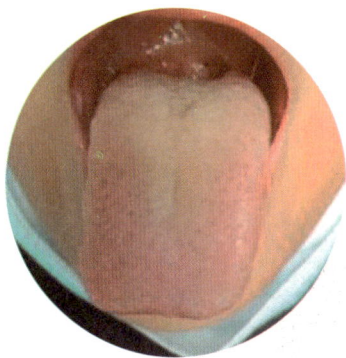

图 8-4-1

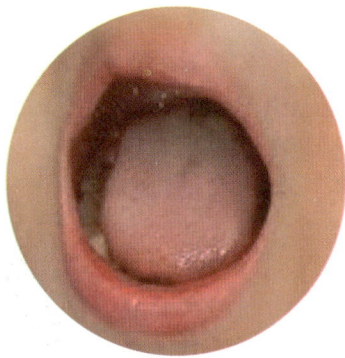

图 8-4-2

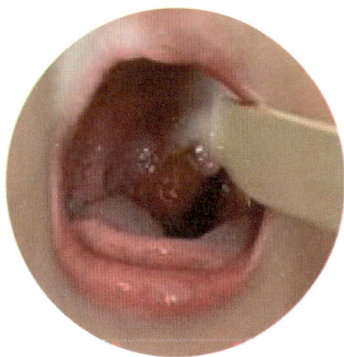

图 8-4-3

辨证分析：

上　流清涕，咳喘，咳白痰，喉间痰鸣，肺部哮鸣音：主寒、湿。

　　扁桃体肥大：外邪侵袭肺卫。

　　舌淡红：主寒。

　　苔腻：主湿。

　　苔厚微黄：主寒湿郁久，欲入里化热。

中　平素喜食冷饮，舌体胖大，舌中部苔厚腻：寒凉伤中，脾虚食积。

下　二便正常：正常。

西医诊断： 支气管哮喘（急性发作期）。

中医诊断： 哮病（寒性哮喘）。

调治原则： 温肺散寒，化痰平喘。

穴位贴敷： 消肿止痛贴 0.4g×2mL×5 贴。

双肺俞 麻黄 0.5g，杏仁 0.5g，僵蚕 0.5g。

膻中 芒硝 0.5g，细辛 0.5g，半夏 0.5g。

神阙 干姜 0.5g，细辛 0.3g，半夏 0.5g。

中脘 干姜 0.5g，细辛 0.3g，半夏 0.5g。

其他治疗：

香苏饮、佛手饮、轻燕饮：早晚各 2 支，温水冲服。

注意事项： 忌食生冷之品，畅情志，避风寒。

【二诊记录】

就诊日期： 2022 年 7 月 28 日。

病情变化： 患儿咳嗽频次减少，喉间痰鸣，肺部少许哮鸣音，大便未解。舌象见图 8-4-4。

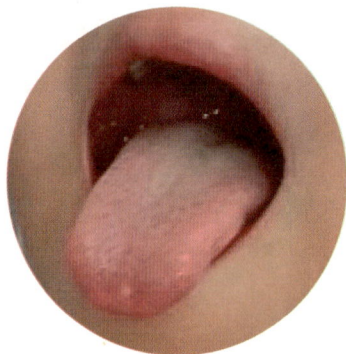

图 8-4-4

调治原则： 温肺平喘，行气通便。

穴位贴敷： 消肿止痛贴 0.4g×2mL×5 贴。

双肺俞　麻黄 0.5g，杏仁 0.5g，僵蚕 0.5g。

膻中　芒硝 0.5g，细辛 0.5g，半夏 0.5g。

神阙　大黄 0.5g，槟榔 0.3g，厚朴 0.5g。

中脘　大黄 0.5g，槟榔 0.3g，厚朴 0.5g。

其他治疗：

香苏饮、佛手饮、轻燕饮：早晚各 2 支，温水冲服。

注意事项： 忌食生冷之品，畅情志，避风寒。

【三诊记录】

就诊日期： 2022 年 7 月 29 日。

病情变化： 患儿偶有咳嗽，无喉间痰鸣，肺部未闻及哮鸣音，大便已解。舌象见图 8-4-5。

调治原则： 温肺散寒，化痰平喘。

穴位贴敷： 消肿止痛贴 0.4g×2mL×5 贴。

双肺俞　麻黄 0.5g，杏仁 0.5g，僵蚕 0.5g。

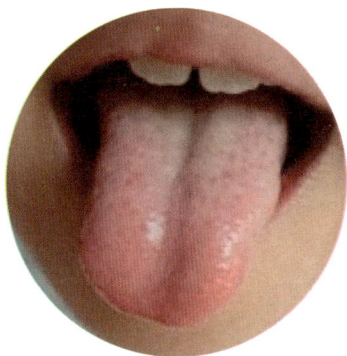

图 8-4-5

膻中 芒硝 0.5g，细辛 0.5g，半夏 0.5g。

神阙 干姜 0.5g，细辛 0.3g，半夏 0.5g。

中脘 干姜 0.5g，细辛 0.3g，半夏 0.5g。

其他治疗：香苏饮、佛手饮、轻燕饮：早晚各 2 支，温水冲服。

注意事项：忌食生冷之品，畅情志，避风寒。

【诊疗解析】

哮喘是一种发作性的痰鸣气喘疾患，发作时常见喘息，可闻及哮鸣声。本案患儿既往有哮喘病史，因进食冷饮后出现咳喘、咳白痰、喉间痰鸣、肺部哮鸣音，属于哮喘急性发作期。对其进一步分析，患儿流清涕乃因外寒之邪从口而入，寒邪侵袭，卫气不得宣发；咽喉乃肺系门户，外邪侵袭肺系，故见扁桃体肥大；寒邪袭肺，引触伏痰，肺气上逆而咳喘、肺部哮鸣；寒邪束肺，肺不行津，津液凝聚为痰，故咳白痰；舌质淡红，主寒；寒湿郁久，欲入里化热，则舌苔腻主湿、苔厚微黄。本病治以温肺散寒、化痰平喘，选穴为主治肺系疾病的肺俞、膻中，加神阙、中脘培土生金。处方上，双肺俞予麻黄、杏仁、僵蚕解表散寒，宣肺平喘；膻中予芒硝、细辛、半夏温肺化痰；中脘予干姜、细辛、半夏助肺温化寒痰，助卫表散寒湿。二诊中患儿症状减轻，但大便不出，故改大黄、槟榔、厚朴贴敷中脘，助行气通便。三诊患儿症状继续减轻，大便已解，故续用一诊处方温肺散寒，化痰平喘。本病治疗全程配合香苏饮、佛手饮、轻燕饮，以散寒祛湿。本案患儿外感寒湿明确，治疗上以温肺散寒、化痰平喘为治疗原则。三诊治疗后患儿症状、体征好转，病情得到控制。

【辨治备要】

1. 辨证要点

哮喘是一种发作性的痰鸣气喘疾患，发作时喉中有哮鸣声，呼吸气促困难，甚则喘息不能平卧。寒性哮喘是哮喘发作期常见的一种证型，其以喘息、咳嗽、咳白痰、流清涕、苔白等症为主要表现，根据疾病进程的转归不同，可有不同临床表现。若疾病进一步发展可寒热转化、表里转化，由寒转热可表现为痰色由白变为黄稠痰、舌苔可见黄腻苔等；由表转里则为表证渐渐消失，出现便秘、舌苔厚腻等里证之症。

2. 鉴别要点

哮喘发时以邪实为主，一般多见寒、热、外寒内热等，当进行鉴别。寒性哮喘常见痰白清稀，多伴流清涕等风寒表证之症，且舌苔白。若痰质黄稠难咳出，伴心烦、面赤唇红、黄苔者，多属热性哮喘。外寒内热证常可见外有恶寒、打喷嚏、流清涕等风寒表证之症，内有咳痰黏稠色黄等痰热之象。

3. 治疗须知

（1）患者忌食生冷之品，注意保暖，防治感冒，避免因饮食冷饮或被寒冷空气刺激而诱发哮喘。

（2）患者应适当进行体育锻炼，增强体质，提高抗病能力。

肺脾同调治疗肺脾气虚型哮喘

简要介绍：本案例来自四川省。患者有哮喘病史 10 余年，证属肺脾气虚，病证典型，接受中医药穴位贴敷三伏调理，肺脾同治，病情得到有效缓解。

关键词：肺脾气虚；肺脾同治。

【首诊记录】

万某，女，53 岁。就诊日期：2022 年 7 月 17 日。

主诉：咳嗽 10 余年，加重 1 周。

简要病史：患者于 10 年前由于感冒而出现咳嗽，导致支气管哮喘，经过输液、吃药、打针不见好转。患者断断续续咳嗽 10 年左右，于 1 周前咽喉部发痒加重，前来诊所就诊。

查体：一般情况尚可，精神状态欠佳，体温 36.5℃。双肺呼吸音增粗，可闻及细湿啰音。颈部淋巴结不肿大，腹部稍胀，叩诊鼓音，未闻及金属音及气过水声，无压痛。

舌象表现：舌质淡，苔白厚（图 8-4-6～图 8-4-7）。

辨证分析：

上　咽喉部发痒：邪犯肺卫。

　　断断续续咳嗽 10 年：主虚。

　　精神状态欠佳：主虚。

　　双肺呼吸音粗，闻及细湿啰音：主痰湿。

　　舌质淡：主虚。

　　苔白厚：主寒湿内蕴。

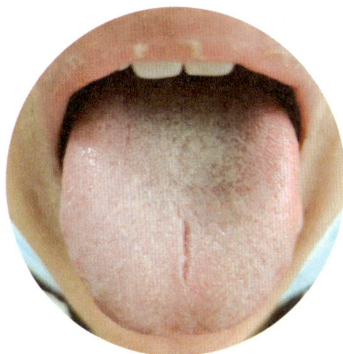　　　　　　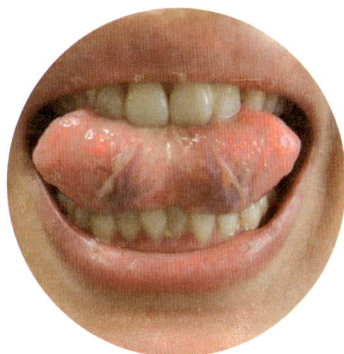

图 8-4-6　　　　　　　　　　　　　　图 8-4-7

中　腹部稍胀：主脾气虚。

下　无特殊辨证。

西医诊断：支气管哮喘。

中医诊断：咳嗽、哮病（肺脾气虚）。

调治原则：补肺健脾，化痰平喘。

穴位贴敷：消肿止痛贴 0.4g×2mL×4 贴。

大椎　细辛 0.2g，白芥子 0.2g。

膻中　细辛 0.2g，白芥子 0.2g。

神阙　麻黄 0.5g，附子 0.5g，细辛 0.1g。

关元　附子 0.5g，肉桂 0.5g，干姜 0.5g。

其他治疗：

竹叶饮、轻燕饮：早晚各 2 支，温水冲服。

注意事项： 饮食清淡，忌食生冷、辛辣之品，保持情志愉悦。

【二诊记录】

就诊日期： 2022 年 7 月 26 日。

病情变化： 患者咳嗽、咽痒等症较前减轻。

调治原则： 补肺健脾，化痰平喘。

穴位贴敷： 消肿止痛贴 0.4g×2mL×4 贴。

双肺俞 细辛 0.2g，白芥子 0.2g。

神阙 麻黄 0.5g，附子 0.5g，细辛 0.1g。

命门 附子 0.5g，肉桂 0.5g，干姜 0.5g。

其他治疗：

竹叶饮、轻燕饮：早晚各 2 支，温水冲服。

注意事项： 饮食清淡，忌食生冷、辛辣之品，保持情志愉悦。

【三诊记录】

就诊日期： 2022 年 8 月 15 日。

病情变化： 患者贴敷 3 次咳嗽症状明显减轻，咽痒消失。舌象见图 8-4-8。治疗方案、注意事项同前。

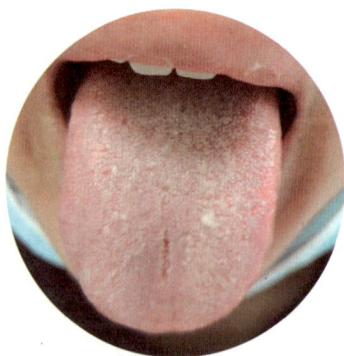

图 8-4-8

【诊疗解析】

本案患者哮喘病史 10 余年，病程缠绵，日久正气耗伤，肺脾气虚，伤于肺气而不清，动于脾湿而成痰。肺气损，气机失调，上逆作咳、咽痒；脾气无力化生水谷精微充养全身，则致精神欠佳；脾为生痰之源，肺为储痰之器是也，肺脾气虚，故双肺呼吸音粗，可闻及细湿啰音；脾虚失运，则腹部稍胀。舌质淡主虚，舌苔白厚主寒湿。本病宜肺脾同治。局部治疗选择大椎、膻中、肺俞，整体调治选择神阙、关元、命门。一诊时，大椎、膻中予以细辛、白芥子，以温肺散寒、化痰平喘；神阙予以麻黄、附子、细辛，以温阳散寒、健脾祛湿；关元予以附子、肉桂、干姜，以补脾益肺、温阳补气。二诊患者症状减轻，改大椎、膻中为双肺俞，以温肺化痰；改关元为命门，增强培补元气之力。三诊症状基本缓解，继续守方，巩固治疗。全程配以竹叶饮清热利湿，轻燕饮健脾利湿，化痰泄浊，治养结合，疗效颇佳。

【辨治备要】

1. 辨证要点

哮喘是一种反复发作的哮鸣气喘性肺系疾病，总属邪实正虚之证，发时以邪实为主，未发时主要以肺、脾、肾三脏之亏虚为主。久发正虚者，每多虚实错杂，当按病程新久及全身症状辨别其主次。若反复感冒、咳嗽、痰多、精神欠佳、舌淡、苔白厚等，属肺脾气虚；若容易感冒、喘咳、动则气短、面色㿠白、形寒肢冷、食少便溏，则属于肺（脾）肾阳虚。

2. 鉴别要点

哮喘临床阶段分为发作期、缓解期。发时以邪实为主，一般多见寒、热、外寒内热等，未发时主要为肺、脾、肾三脏之亏虚。发作时哮吼痰鸣、喘急倚息，以邪实为主。咳喘痰黄、身热面赤、口干舌红为热性哮喘；咳喘畏寒、痰多清稀、舌苔白滑为寒性哮喘。病程较长、反复发作者，属虚证，多为肺脾不足；气短多汗，易感冒的，多为气虚；形寒肢冷、面色㿠白，多为阳虚。缓解期哮喘虽已平，无明显症状，但仍需考虑存在肺、脾、肾三脏不足。

3. 治疗须知

（1）患者忌食生冷或肥甘油腻之品，避免生痰生湿、损伤脾气。

（2）患者应注意保暖，防止感冒，适当进行体育锻炼，增强体质，提高抗病能力。

温化宣肺、健脾益肾治疗肺肾阳虚型哮喘

简要介绍： 本案例来自河北省。患者过敏性哮喘病史 2 年，证属肺肾阳虚，采用中医药穴位贴敷治疗，药穴相得，经治疗后病症缓解。

关键词： 过敏性哮喘；肺肾阳虚；温化宣肺；健脾益肾。

【首诊记录】

曹某，女，40 岁。就诊日期：2022 年 4 月 20 日。

主诉： 过敏性哮喘间断性发作 2 年余。

简要病史： 患者自述过敏性哮喘间断发作 2 年余，尤以夜间症状明显，每日凌晨咳醒，喉间有痰鸣音，服用抗过敏药物（具体不详）等治疗，症状有所缓解，但停药即发作。平素饮食可，大便正常。

查体： 体形匀称，面色正常，性格安静。咽部无异常。心肺听诊无异常。腹部叩诊无异常。

舌象表现： 舌淡，苔白，舌面水滑，舌中有裂纹，边有齿痕（图 8-4-9～图 8-4-10）。

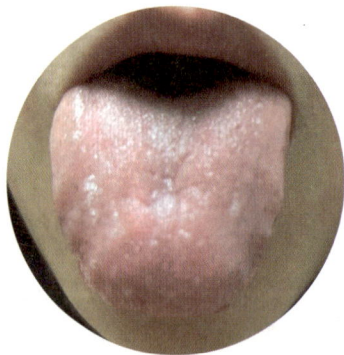 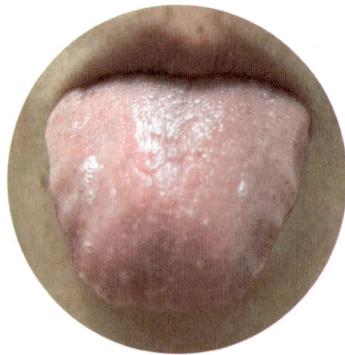

图 8-4-9　　　　　　　　　　　　　图 8-4-10

辨证分析：

上　哮喘间断发作，夜间症状明显，凌晨咳醒：主虚、主寒。

喉间痰鸣：主湿。

舌淡：主虚。

苔白：主寒。

舌面水滑，舌中有裂纹，边有齿痕：主湿。

中　饮食可：正常。

下　大便正常：正常。

西医诊断： 过敏性哮喘。

中医诊断： 哮病（肺肾阳虚）。

调治原则： 温化宣肺，健脾益肾。

穴位贴敷： 消肿止痛贴 0.4g×2mL×4 贴 ×10 天。

双肺俞，双脾俞，双肾俞，双足三里　细辛 0.25g，白芥子 0.25g。（每日 2 穴，轮换贴敷，贴敷时间：30 分钟）

注意事项： 饮食宜清淡，以粥、馒头、炒菜为主，忌食辛辣、生冷、油腻食物，每日饮水（温水）2000mL 左右，适量运动，保持心情舒畅。

【二诊记录】

就诊日期： 2022 年 4 月 30 日。

病情变化： 患者喉间痰鸣音消失，哮喘症状明显好转。舌象见图 8-4-11。治疗方案、注意事项同前。

【三诊记录】

就诊日期： 2022 年 5 月 10 日。

病情变化： 患者夜间无哮喘症状发作，精神状况明显改善。舌象见图 8-4-12。治疗方案、注意事项同前。

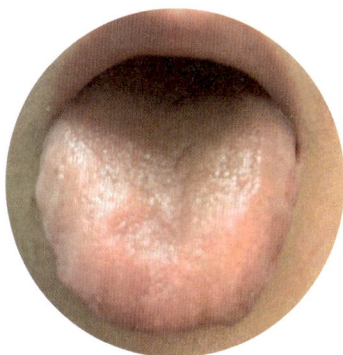

图 8-4-11

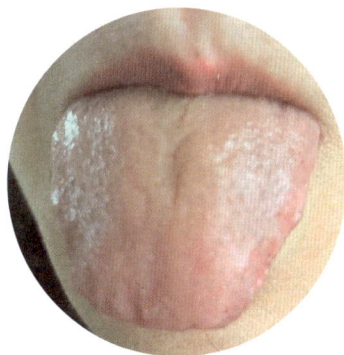

图 8-4-12

【诊疗解析】

哮喘是一种反复发作的哮鸣气喘性肺系疾病，包括了西医学所称的支气管哮喘。过敏性哮喘为哮喘最常见的类型，患者常表现为反复发作的喘息、气急、胸闷或咳嗽等症状。本案患者明确被诊断为过敏性哮喘，以夜间症状明显，每日凌晨咳醒，喉间有痰鸣音，舌淡，苔白，舌面水滑，舌中有裂纹，边有齿痕。本病平时病位主要在肺，关系到脾肾。肺为气之主，肾为气之根，哮病日久，肺虚不能主气，卫外不固，肾虚不纳，肺虚及肾，摄纳失常，致使患者过敏性哮喘反复发作。日久脾肾阳虚，则见夜间症状明显，每日凌晨咳醒；肺虚则气不化津，脾虚失运则积湿生痰，肾阳虚则水泛为痰湿，故喉间有痰鸣音，舌淡苔白，舌面水滑且舌体胖大有齿痕，辨证为肺肾阳虚。本病治以温化宣肺、健脾益肾。细辛、白芥子助阳升发，补益正气，温化宣肺，药简力专。治疗时选取双肺俞、双脾俞、双肾俞、双足三里，每日 2 穴，轮换贴敷，肺脾肾同调。选穴精准、简便，症状持续好转，守原方治疗，患者哮喘症状消失，夜间病情不再发作，喉鸣音消失，舌边齿痕、睡眠情况有明显好转。

【辨治备要】

1. 辨证要点

过敏性哮喘患者有反复发作的喘息、咳嗽，多于夜间及清晨发作，常与接触变应原、冷空气、理化刺激、病毒或进行运动有关。症状可经治疗缓解或自行缓解。

过敏性哮喘在缓解期需要辨别脏腑主次、病情轻浅。缓解期主要涉及肺、脾、肾三脏，肺虚见咳嗽、咳痰，容易感冒；脾虚见痰多、乏力、纳差；肾虚见久咳、夜咳、喘息等症。三脏交互影响，可致合病、同病，当辨别主次。此外，过敏性哮喘在缓解期又需根据病情深浅辨别气虚、阳虚。气虚进一步进展为阳虚，出现寒证，阳虚常有气虚。本案患者容易感冒、痰多，为肺脾气虚；喘息、咳嗽日久，夜间、凌晨为甚，属脾肾阳虚。

2. 治疗须知

（1）患者应避免食用海腥发物，避免接触有害气体和刺激性气体，如烟草、花粉、尘埃、冷空气、油烟等。

（2）患者应适度运动，避免过度换气，逐渐进行锻炼，提高抗病能力。

第五节　慢性支气管炎

温肺散寒、补益肾气治疗肺气虚弱型慢性支气管炎

简要介绍：本案例患者因咳嗽、气喘反复 10 余年，接受中医药穴位三伏贴疗法调治，调治后咳喘明显减轻。遴选本案例旨在说明三伏贴调理素体肺气虚弱的贴敷临床思路。

关键词：慢性支气管炎；肺气虚弱；三伏贴；咳喘。

【首诊记录】

唐某，男，54 岁。就诊日期：2022 年 7 月 16 日。

主诉：反复咳嗽、气喘 10 余年，加重 2 天。

简要病史：患者素来体弱，喘促日久，动则喘甚，张口抬肩，呼多吸少，神疲乏力，夜间不能平卧，眠差，发作时汗如雨下，冬季遇冷或四时感冒皆可诱发，换季时加重，大便难下，甚至 4～5 天 1 次，常须臀部坐浴温化方能排出。近日患者自觉症状稍重，适逢三伏夏日，要求进行三伏贴调理治疗，现下见脉沉细弱。

舌象表现：舌体胖大有齿痕、色紫发绀，苔白厚腻（图 8-5-1）。

辨证分析：

上　舌体胖大：主脾虚有湿。

　　苔白厚腻：厚主里证，腻主湿，白主寒。

　　舌体色紫发绀：主久病有寒。

　　脉沉细弱：沉主里主寒，细弱主虚。

　　素来体弱，喘促日久：久病阳虚。

　　喘息明显，张口抬肩，呼多吸少：肺肾两虚。

　　神疲乏力：气虚。

中　无特殊辨证。

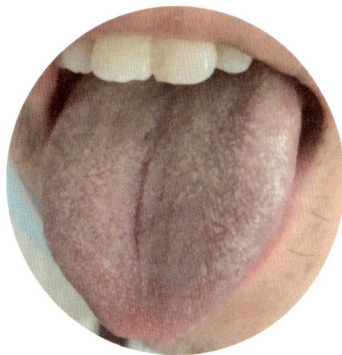

图 8-5-1

下 大便难下，需温化：阳虚。

西医诊断： 慢性支气管炎。

中医诊断： 喘证（肺气虚弱，肾气不足，阳气亏虚）。

调治原则： 温肺散寒，补益肾气，温通祛湿。

穴位贴敷： 消肿止痛贴 0.4g×2mL×7 贴 ×3 天。

大椎（配合点刺） 白芥子 0.01g，细辛 0.1g。

膻中 白芥子 0.01g，细辛 0.1g。

肺俞 白芥子 0.01g，细辛 0.1g。

命门 肉桂 0.3g，附子 0.3g，干姜 0.3g。

双涌泉 细辛 0.1g，吴茱萸 0.3g。

神阙 大黄 0.3g，附子 0.3g，细辛 0.1g。

注意事项： 避免滋腻、寒凉饮食，注意防寒保暖，调畅情志。

【二诊记录】

就诊日期： 2022 年 7 月 26 日。

病情变化： 患者咳喘减轻，精神好转，食欲好转，自觉发作时出汗状况减轻，夜晚稍能平卧，大便稍易解，舌色渐复，苔白腻稍减（图 8-5-2）。治疗方案加舌下点刺，余同前。

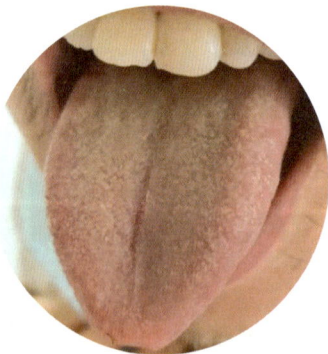

图 8-5-2

【三诊记录】

就诊日期： 2022 年 8 月 14 日。

病情变化： 患者咳喘改善，精神转好，舌体渐薄，苔腻大减（图 8-5-3），脉象平和，喘息状况明显好转，大便正常。末伏治疗方案同前，巩固治疗 3 天。

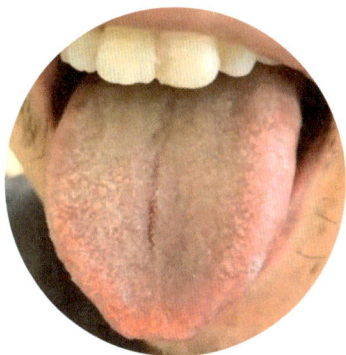

图 8-5-3

【诊疗解析】

本案患者 52 岁，咳喘 10 余年。喘息日久，出现阳虚，肺病久必及肾，"肺为气之主，肾为气之根"，所以患者出现动则喘甚、张口抬肩、呼多吸少、神疲乏力等气虚之象。大便难解，需温化方可通下，说明患者阳气亏虚，肺气不足。肺与大肠相表里，肺气不足，大肠传导失司，故出现便秘，温化坐浴方解。久病阳虚，遇寒即加重，所以冬季遇冷或四时感冒皆可诱发咳喘，换季时加重。因此本案患者治疗时湿贴白芥子、细辛常规调理，选取大椎、膻中、肺俞，以温肺散寒，温补心肺之阳气，助正祛邪。大黄、附子、细辛湿贴神阙，附子、细辛性温，大黄寒凉同下，三者同用可达"去性存用"之功，起到温通的作用。肺病久必及肾，"肺为气之主，肾为气之根"，《针灸大成》提及涌泉可以治疗喘证，"（涌泉）主喜喘……喘逆"。本案患者整体表现为阳虚、肺肾气虚，细辛、吴茱萸等温补之品湿贴双涌泉，意为引火归元，防止补益的阳气虚浮于外，起到引经的作用，肉桂、附子、干姜湿贴命门，以温补肾阳。本案的治疗借助伏天阳盛的特点，温肾阳、补肺气，才能使患者病情好转明显。本案患者夜不能卧，咳喘明显，虚寒之象典型，故在治疗时需嘱咐患者注意饮食，避免进食寒凉食物，适当地进行活动，避免症状加重。

【辨治备要】

本案例为典型的阳虚、肺肾气虚，兼有寒湿的案例。此类案例的辨证，先了解病程，病久者必虚，再辨何虚。肺虚者，劳作后气短，喘息轻，面色㿠白；肾虚者，静息即喘，动则加重，伴怕冷、腰膝酸软等；心气虚者，喘息不已，伴心悸、浮肿等。"虚喘者，气短而不续"，虚喘责之肺肾两脏，阳气不足，温煦功能不够，寒痰不化，阻于肺就出现咳痰、咳喘，肺气不足，难以固表，感寒即病。此类患者临床常见喘促短气，喘促日久，呼多吸少，神疲乏力，自汗畏风，痰白而黏，脉多软弱或细数，舌则多表现为质淡红或淡白、苔白等。

第六节　疱疹性咽峡炎

疏风散火、清热解毒、通腑泄热治疗风热乘脾型疱疹性咽峡炎

简要介绍：本案例来自云南省红河西地区。患儿咽部可见红色疱疹，以咽痛为主诉，经贴敷治疗后痊愈。遴选本案例旨在为辨别及治疗风热乘脾型疱疹性咽峡炎提供临床思路。

关键词：疱疹性咽峡炎；咽痛；口疮；风热乘脾。

【首诊记录】

李某，女，4岁。就诊日期：2022年5月16日。

主诉：发热伴咽痛2天。

简要病史：患儿家长诉，患儿无明显诱因反复发热2天，最高体温39℃，刻下体温38.5℃，咽红，咽后壁及软腭有红色疱疹。患儿诉咽痛，纳眠差，精神欠佳，大便干、酸臭，小便偏黄。

舌象表现：舌质红，中后部苔厚腻浮黄（图8-6-1）。

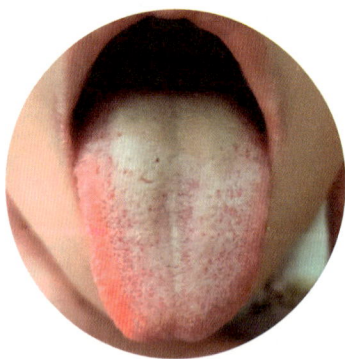

图 8-6-1

辨证分析：

上　舌质红：主热。

　　苔厚腻浮黄：主湿热。

　　舌中后部苔厚腻：主食积、湿郁

化热。

咽后壁及软腭有红色疱疹：外感风热邪毒。

中 纳差、舌苔厚腻浮黄：食积。

下 小便偏黄：主热。

大便干、味酸臭：内有食积，食积化热。

西医诊断：疱疹性咽峡炎。

中医诊断：急性乳蛾（风热乘脾）。

调治原则：疏风散火，清热解毒，通腑泄热。

穴位贴敷：消肿止痛贴 0.4g×2mL×5 贴。

大椎 柴胡 0.5g，葛根 0.3g，连翘 0.3g。

廉泉 芒硝 0.5g，大黄 0.5g，冰片 0.1g。

神阙 大黄 0.5g，枳实 0.5g，厚朴 0.5g。

双涌泉 大黄 0.3g，黄连 0.3g，冰片 0.01g。

其他治疗：

双耳尖点刺放血。

竹叶饮：1 日 2 次，1 次 2 支，温水冲服。

注意事项：忌食生冷、辛辣、油腻食物。

【二诊记录】

就诊日期：2022 年 5 月 17 日。

病情变化：患儿未继续发热，体温正常，咽痛好转，舌象见图 8-6-2，其余情况尚可，守方继观。

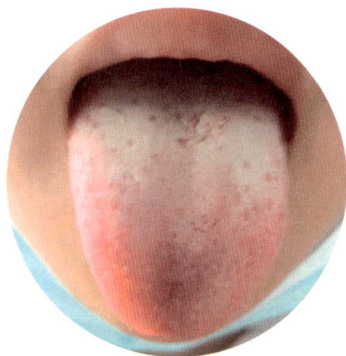

图 8-6-2

【三诊记录】

就诊日期： 2022 年 5 月 18 日。

病情变化： 患儿未继续发热，体温正常，无咽痛，舌象见图 8-6-3，其余情况尚可，守方继观。

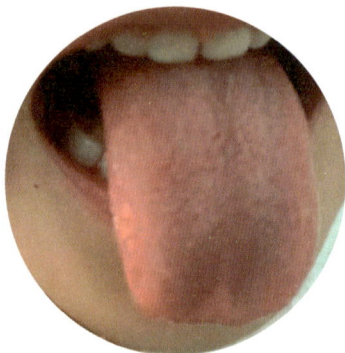

图 8-6-3

随访： 电话回访，患儿基本好转，体温正常，二便调。

【诊疗解析】

本案患儿 4 岁，外感风热邪毒，内应脾胃，上熏咽喉，发为疱疹，火热熏蒸，故灼热疼痛、拒食、疱疹鲜红。患儿热灼肠胃，津液耗伤，故小便黄、大便干，且舌苔中后部厚腻，表面浮黄，其根部仍可见白厚腻苔，说明本有食积，内有湿邪聚于中焦，又感受风热，兼生内热。治疗时当以疏风散火、清热解毒、通腑泄热为原则，柴胡、葛根、连翘湿贴大椎，柴胡、葛根、连翘均为辛凉之品，有疏风退热、清热解毒之效；廉泉位于颈前区，喉结上方，本就有清咽利喉、疏风清热的功效，大黄、芒硝、冰片湿贴，旨在处理局部问题，以清热利咽解毒；大黄、枳实、厚朴湿贴神阙，以通腑泄热；大黄、黄连、冰片湿贴以双涌泉，以引热下行。四穴同用，兼顾表里，给邪以出路。全方清热解毒、利咽通腑，故首贴后患儿未再发热，咽痛好转，舌苔明显改善，厚腻苔大减，舌质也逐渐转为淡红，舌尖稍红。守方再贴，三诊时患儿无咽痛，舌苔恢复正常，疗效显著。

【辨治备要】

1. 辨证要点

疱疹性咽峡炎任何季节均可发病，主要表现为发热、咽痛、口腔疼痛，小儿主要表现为哭闹、流口水。本病具有传染性，发病流行期需警惕本类疾病，以防漏诊误诊。

2. 鉴别要点

本病应与急性化脓性扁桃体炎相鉴别。疱疹性咽峡炎以口腔、腭部等处可见疱疹，伴有咽痛发热等症；急性化脓性扁桃体炎亦可见发热、咽痛等症，但可见单侧或双侧扁桃体脓性分泌物或脓点。

清热解毒、通腑泄热治疗脾胃积热型疱疹性咽峡炎

简要介绍： 本案例来自湖南省。患儿进食烧烤后出现高热、大便未解、口中异味、咽部疱疹等症，经贴敷治疗后痊愈。遴选本案例旨在为辨别及治疗疱疹性咽峡炎脾胃积热证提供临床思路。

关键词： 疱疹性咽峡炎；咽痛；口疮；脾胃积热；便秘。

【首诊记录】

赖某，女，3岁。就诊日期：2022年8月31日。

主诉： 发热伴咽痛1天。

简要病史： 患儿2天前进食烧烤，昨日出现发热，反复发作，最高体温38.5℃，今早在家服用退热药后来就诊。患儿刻下无流涕、鼻塞、咳嗽，大便2日未解。

查体： 咽门左右两边各见一个黄豆大小的溃疡点。

舌象表现： 舌尖红，舌中后部苔黄厚腻（图8-6-4）。

辨证分析：

上　舌尖红：主心热。

　　舌苔黄厚腻：主脾胃湿热。

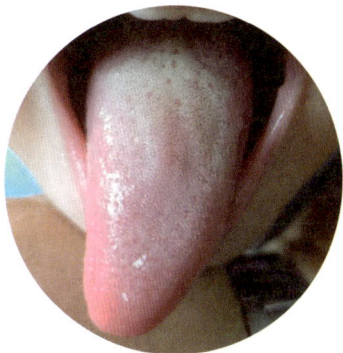

图 8-6-4

咽门疱疹：热邪上攻，熏蒸咽喉。

中　舌中后部苔厚腻：食积。

下　大便 2 日未解：里热甚，腑气不通。

西医诊断：疱疹性咽峡炎。

中医诊断：口疮（脾胃积热）。

调治原则：清热解毒，通腑泄热。

穴位贴敷：消肿止痛贴 0.4g×2mL×6 贴。

双颌下　大黄 0.5g，芒硝 0.5g，连翘 0.5g。

中脘　山楂 0.3g，槟榔 0.5g，黄连 0.5g。

神阙　大黄 0.5g，厚朴 0.5g，石膏 0.5g。

双涌泉　黄连 0.5g，栀子 0.5g，冰片 0.1g。

注意事项：忌食生冷、辛辣、油腻、煎炸食物，多喝水，多休息。

【二诊记录】

就诊日期：2022 年 9 月 1 日。

病情变化：患儿未继续发热，昨天大便 3 次，大便软，咽门、软腭左右两边溃疡点边缘红肿减轻，舌象见图 8-6-5。注意事项同前，方案调整。

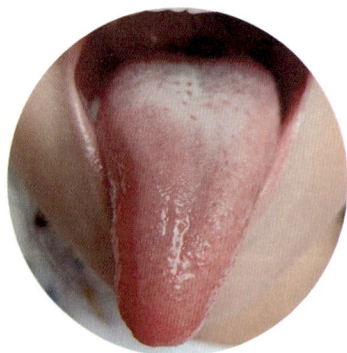

图 8-6-5

调治原则：清热解毒，通腑泄热。

穴位贴敷：消肿止痛贴 0.4g×2mL×5 贴。

双颌下　大黄 0.5g，芒硝 0.5g，连翘 0.5g。

神阙　大黄 0.5g，厚朴 0.5g，知母 0.5g。

双涌泉　黄连 0.5g，栀子 0.5g，冰片 0.1g。

注意事项：忌食生冷、辛辣、油腻、煎炸食物，多喝水，多休息。

【三诊记录】

就诊日期： 2022 年 9 月 2 日。

病情变化： 患儿体温正常，大便正常，咽峡部溃疡缩小，舌象见图 8-6-6。方案调整。

调治原则： 清热解毒，消肿止痛。

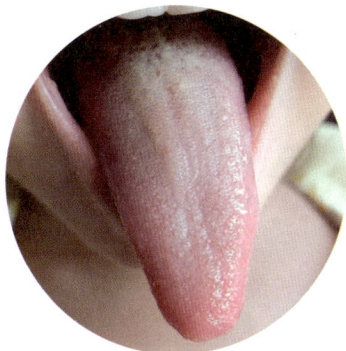

图 8-6-6

穴位贴敷： 消肿止痛贴 0.4g×2mL×3 贴。

双颌下　大黄 0.5g，芒硝 0.5g，连翘 0.5g。

天突　大黄 0.5g，芒硝 0.5g，连翘 0.5g。

注意事项： 忌食生冷、辛辣、油腻、煎炸食物，多喝水，多休息。

【四诊记录】

就诊日期： 2022 年 9 月 3 日。

病情变化： 患儿咽部已无疼痛，咽峡部溃疡点还有一点未愈合，舌象见图 8-6-7。治疗方案和注意事项同前。

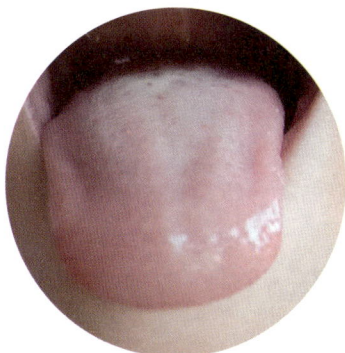

图 8-6-7

【诊疗解析】

本案患儿发病前进食烧烤，后出现反复发热。烧烤多为辛辣油腻之物，进食过多会伤及小儿脾胃，小儿脾常不足，难以消化，产生积滞，正值9月暑期，积而化热。脾开窍于口，脾胃积热，实火上攻，故咽门、软腭出现疱疹，疼痛拒食，火热伤津，大便秘结不下。患儿舌尖稍红，主有热，苔中后部黄厚，食积化热，脾胃积热，故发此病。本案治疗当以清热解毒、通腑泄热为原则。大黄、芒硝、连翘湿贴双颌下，局部选穴，以清热利咽解毒。根据患儿有饮食不节史，予以消积化滞之品，取山楂、槟榔、黄连湿贴中脘，以清热化积。大黄、厚朴、石膏湿贴神阙，一是通腑泄热，二是使用寒凉之品，防止热势再次升高。黄连、栀子、冰片湿贴双涌泉，以引热下、解毒退热。整体与局部相结合，首贴后患儿未再发热。二诊治疗时，改神阙之石膏为知母，防止石膏太过寒凉伤及小儿脾胃。三诊时患儿无其他不适，舌质逐渐转淡红，疱疹缩小。为进一步巩固治疗，针对局部疱疹，取大黄、芒硝、连翘湿贴双颌下及天突。后续此患儿可继续调理脾胃，从根本上治疗其脾胃问题。

【辨治备要】

诊断本病需明确其症状表现，辨证则需弄清虚实。起病急、病程短、疼痛重、疱疹黏膜红赤者，多为实证；起病缓、病程长、反复发作、黏膜淡红、疼痛轻者，多为虚证。辨明虚实后还需辨明脏腑，即热从何来。舌尖口疮、夜寐不安、尿赤者多属心；咽门、软腭、牙龈、口角溃烂，伴口臭、大便秘结、大便酸臭、进食不节者，多在脾胃。本病治疗，实证清热解毒、清心泻脾；虚证滋阴降火、引火归元。

消肿止痛、泻火解毒治疗心火上炎型疱疹性咽峡炎

简要介绍：本案例来自贵州省毕节市七星关区。患儿为4岁小儿，口腔及咽喉部散在疱疹，贴敷治疗3次痊愈。遴选本案例旨在为治疗心火上炎型疱疹性咽峡炎提供临床思路。

关键词：疱疹性咽峡炎；咽痛；口疮；心火上炎。

【首诊记录】

史某，女，4岁。就诊日期：2022年6月15日。

主诉： 咽部不适1天伴发热1小时。

简要病史： 患儿家属述，1天前患儿无明显诱因出现咽部疼痛，无发热，在家未做治疗，1小时前出现发热，遂来就诊。测体温39℃，患儿自诉口腔、咽部不适。患儿饮食欠佳，夜寐欠安，大便干，小便可。

查体： 流涎，口腔黏膜及咽喉部可见疱疹，色红。

舌象表现： 舌尖红，舌中后部苔厚腻、色白微黄（图8-6-8）。

辨证分析：

上　舌尖红：主心火。

　　舌苔厚腻、色白微黄：主内有湿热。

　　发热，咽峡疱疹：热邪泛于口腔、咽喉。

中　饮食欠佳，舌中后部苔厚腻：内有食积。

下　大便干：食积化热，腑气不通。

西医诊断： 疱疹性咽峡炎。

中医诊断： 口疮（心火上炎）。

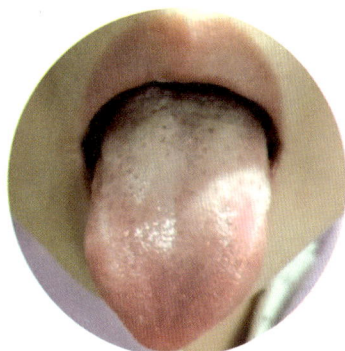

图8-6-8

调治原则： 疏散热邪，消肿止痛，泻火解毒。

穴位贴敷： 消肿止痛贴0.4g×2mL×4贴。

大椎　柴胡0.5g，黄芩0.5g，藿香0.5g。

天突　芒硝0.5g，大黄0.5g，射干0.5g。

双涌泉　大黄0.5g，黄连0.2g，冰片0.1g。

注意事项： 忌食生冷、辛辣、油腻、煎炸食物，多喝水，多休息。

【二诊记录】

就诊日期： 2022年6月16日。

病情变化： 患儿疱疹好转，较前有所消退，流涎减少，无发热，饮食、睡眠均可，大便干症状较前好转，小便正常。治疗方案及注意事项同前。

【三诊记录】

就诊日期: 2022 年 6 月 17 日。

病情变化: 患儿疱疹消失,无流涎,无发热,饮食、睡眠均可,二便正常,舌象见图 8-6-9。治疗方案及注意事项同前,巩固治疗。

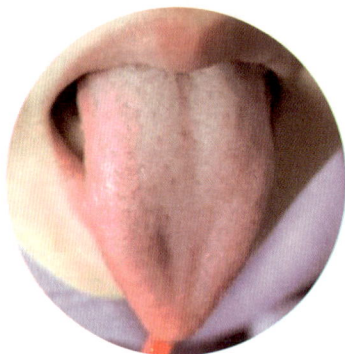

图 8-6-9

【诊疗解析】

本案患儿咽部不适 1 天后继而发热,查体可见咽喉及口腔红色疱疹,是为热邪上泛,热扰心神,则心烦不安,故患儿出现夜寐不安。心之窍为舌,舌尖为心,患儿舌尖红,舌苔中后部厚腻、浮黄,为心火内炽之证,同时兼有脾胃夹湿之表现,治疗以泻火解毒为主,兼以利湿。柴胡、黄芩、藿香湿贴大椎,以退热化湿,缓解患儿高热之症;大黄、芒硝、射干湿贴天突,以清热解毒、消肿止痛;大黄、黄连、冰片湿贴双涌泉,以引火下行。治疗整体以清热为主要方向,叮嘱患儿家长配合饮食调整,严格忌食生冷、辛辣、油腻、煎炸食物,多喝水,多休息。首诊后患儿无发热,大便及睡眠均改善,舌尖红好转,厚腻苔减少,故守方继贴,三诊时基本痊愈,巩固治疗 1 天。

【辨治备要】

1. 辨证要点

治疗本病应当注意,脾胃为先天之本,小儿脾常不足,喂养不当则易出现食积,中焦聚湿,进而化热。因此无论是心火上炎,抑或风热乘脾,治疗时都需兼顾脾胃，根据其中焦有无湿邪、有无食积、有无脾胃亏虚，进行相关处理。

2. 治疗须知

（1）患者应保持口腔清洁，注意饮食卫生，餐具应经常消毒。

（2）食物宜新鲜、清洁，不宜过食辛辣及肥甘厚腻之品。

（3）婴幼儿口腔黏膜娇嫩，清洁口腔时，不应用粗硬布帛拭口，动作要轻，以免损伤口腔黏膜。

第七节 流行性腮腺炎

清热解毒、通腑泄热治疗热毒壅盛型流行性腮腺炎

简要介绍： 本案例来自新疆维吾尔自治区奎屯市。患儿急性起病，右侧颌下肿1天，发热、纳差，曾有惊厥史，拟诊为急性腮腺炎，接受中医药穴位贴敷疗法治疗，得到较好的疗效。

关键词： 急性腮腺炎；痄腮；热毒壅盛；通腑泄热；健脾化湿。

【首诊记录】

王某，男，4岁。就诊日期：2022年7月21日。

主诉： 右侧颌下肿1天。

简要病史： 患儿就诊前1天，无明显诱因突然出现发热，半夜发热38.5℃，口服布洛芬1次，未退热，今日来诊。刻下见患儿右侧颌下肿大，精神尚可，纳差。患儿既往有惊厥史。

查体： 体温39℃，咽部红。

舌象表现： 舌质红，苔白厚腻浮黄（图8-7-1）。

辨证分析：

上 右侧颌下肿大、发热：热毒壅盛。

　　咽部红：热毒上乘咽部。

　　舌质红：主热。

舌苔白厚浮黄：里实壅盛，有化热
趋势。

中　纳差，苔厚腻：食积胃脘。

下　无特殊辨证。

西医诊断：急性腮腺炎。

中医诊断：痄腮（热毒壅盛）。

调治原则：清热解毒，通腑泄热。

穴位贴敷：消肿止痛贴 0.4g×2mL×5 贴。

大椎　柴胡 0.5g，葛根 0.5g，黄芩 0.5g。

右颌下　大黄 0.5g，芒硝 0.5g，青黛 0.5g。

神阙　大黄 0.5g，芒硝 0.5g，知母 0.5g。

双涌泉　黄连 0.5g，栀子 0.5g，冰片 0.01g。

其他治疗：

竹叶饮：早午各 2 支，温水冲服。

佛手饮：晚上 3 支，温水冲服。

注意事项：清淡饮食。

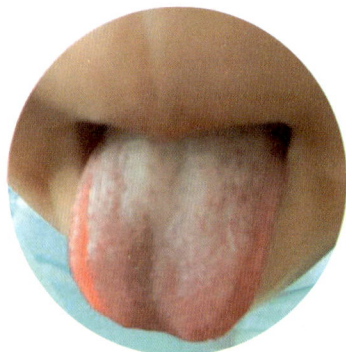

图 8-7-1

【二诊记录】

就诊日期：2022 年 7 月 22 日。

病情变化：患儿昨夜每隔 6 个小时发热 1 次，口服布洛芬可退热，大便
未解，右侧腮腺部位比昨日就诊时肿得更大，舌象见图 8-7-2。就诊时首先
给予患儿开塞露通便，大便较粗、颜色黑。余治疗方案、注意事项同前。下
午回访，贴敷 2 个小时以后退热。

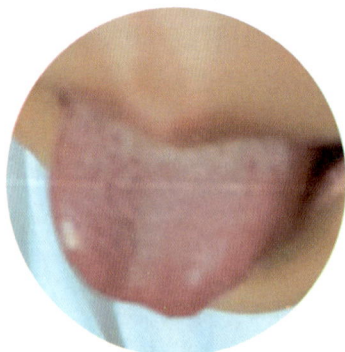

图 8-7-2

【三诊记录】

就诊日期： 2022 年 7 月 23 日。

病情变化： 患儿发热较前减轻，最高不超过 38.3℃，没有口服退热药，喝水后体温自行下降。右侧颌下用药改青黛为连翘，其余同前。

【四诊记录】

就诊日期： 2022 年 7 月 24 日。

病情变化： 患儿发热继续好转，最高 37.3℃，仍以喝水退热为主。患儿可以自行排便，舌象见图 8-7-3。治疗方案、注意事项同前。

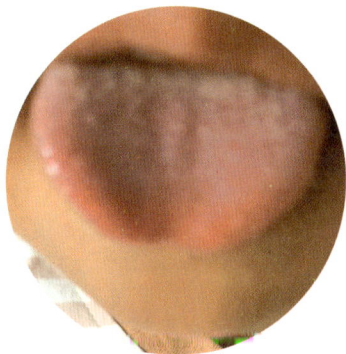

图 8-7-3

【诊疗解析】

本案患儿急性起病，发热，高热不退，乃邪毒炽盛。右颌下肿大，是热毒壅盛于少阳经脉，气血凝滞不通所致；咽红，乃热邪上乘；纳差，为食积胃脘，里实壅盛；舌质红，主热，舌苔白厚浮黄，里实壅盛，有化热趋势。治以通腑泄热，清热解毒。柴胡、葛根、黄芩贴敷大椎，以解肌退热；大黄、芒硝、青黛贴敷右颌下，以清热解毒消肿；大黄、芒硝、知母贴敷神阙，以通腑泄热；黄连、栀子、冰片贴敷双涌泉，以引热下行。二诊患儿大便未解，颌下肿大，仍持续发热，加用开塞露通便后继续原治疗方案。三诊患儿症状减轻，予以大黄、芒硝、连翘贴敷右颌下，增强清热解毒消肿之力，余治疗不变。四诊患儿症状明显减轻，效不更方，继续原治疗方案。后随访患儿，肿痛消失，饮食、二便逐渐转为正常。

【辨治备要】

1. 辨证要点

本病以经络辨证为主，同时辨常证、重证、变证。根据全身及局部症状，凡发热、耳下腮肿，但无神志障碍、无抽搐、无睾丸肿痛或少腹疼痛者为常证；若高热不退、神志不清、反复抽搐，或睾丸肿痛、少腹疼痛者为变证。热毒壅盛证为重证，以高热不退、耳下腮部肿痛为主症，易发生变证，应及早识别并祛除在里的结热。

2. 鉴别要点

本病应与化脓性腮腺炎相鉴别。化脓性腮腺炎，中医名发颐，腮腺肿大多为一侧，表皮泛红、疼痛剧烈、拒按，按压腮部可见口腔内腮腺管口有脓液溢出，无传染性，血液白细胞总数及中性粒细胞数增高。流行性腮腺炎，中医学称之为痄腮，以发热、耳下腮部肿胀疼痛为主要特征，是由腮腺炎病毒引起的一种急性传染病。

3. 治疗须知

（1）患儿发病期间应隔离治疗，直至腮部肿胀完全消退。

（2）患儿的衣被、用具等物品均应煮沸消毒。

（3）患儿的饮食应以易消化、清淡的流质食物或软食为宜，忌酸、硬、辣等食物。

（4）患儿每餐后用生理盐水或4%硼酸溶液漱口或清洗口腔，以保持口腔清洁。

（5）高热者应密切观察病情，及时给予必要的处置。

第八节　急性扁桃体炎

清热消肿、通腑泄热治疗外寒里热型急性扁桃体炎

简要介绍：本案例来自广东省。患儿初感风寒，不得宣解，入里化热，

胶着于喉，而出现乳蛾的一系列症状。经过清热通腑等对症处理后患儿明显好转。遴选本案例旨在为外感寒邪，入侵化热的病证提供穴位贴敷理论依据。

关键词： 急性扁桃体炎；风寒袭肺证；大椎、天突；柴胡、葛根、石膏；芒硝、大黄、枳实。

【首诊记录】

曹某，女，4 岁。就诊日期：2022 年 7 月 23 日。

主诉： 发热、咽痛 2 天。

简要病史： 据家长描述，患儿昨日夜间因吹空调着凉后，开始出现咽部疼痛伴发热，无明显汗出，体温 38.1℃，自行口服小儿氨酚黄那敏颗粒 1 袋，2 小时后复测体温 37.8℃，咽痛未见缓解，情绪不宁，易哭闹。患儿今来门诊就诊，现症见体温 39℃，鼻流清涕，拒食，精神欠佳，大便干，2 日未解，小便色黄。

查体： 体温 39℃，咽部红肿，Ⅰ度扁桃体肥大，表面可见白色小脓点 2 个。心肺部听诊未见异常。腹软。

舌象表现： 舌质红，苔黄厚腻（图 8-8-1）。

辨证分析：

上　夜间因吹空调着凉后，出现咽部疼痛伴发热，现症见鼻流清涕：肺卫感受风寒之邪，郁遏阳气。

　　舌质红：主热。

　　苔黄厚腻：主痰热、湿热内蕴。

中　无特殊辨证。

下　大便干，2 日未解，小便色黄：风寒之邪郁闭肺卫，肺气不得宣降，而致大肠传导失司，寒邪郁闭于内，津液不得布散，郁而化火。

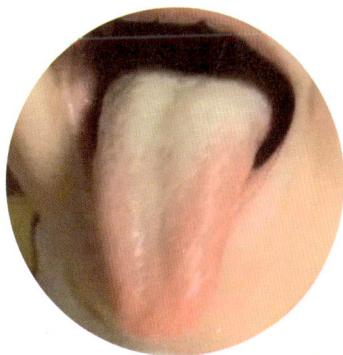

图 8-8-1

西医诊断： 急性扁桃体炎。

中医诊断： 乳蛾（风寒外袭，入里化热）。

调治原则： 清热消肿，通腑泄热。

穴位贴敷： 消肿止痛贴 0.4g×2mL×5 贴。

大椎　柴胡 0.5g，葛根 0.5g，石膏 0.5g。

天突 大黄 0.5g，芒硝 0.5g，连翘 0.5g。

神阙 大黄 0.5g，芒硝 0.5g，枳实 0.5g。

双涌泉 大黄 0.3g，黄连 0.5g，冰片 0.1g。

注意事项： 清淡饮食，避免再次受凉，多饮温水，禁食肉蛋奶，可食用小米粥、素菜、馒头。

【二诊记录】

就诊日期： 2022 年 7 月 24 日。

病情变化： 患儿体温 37.6℃，无鼻流清涕，扁桃体脓点消失。患儿昨日排大便，大便头干，小便颜色仍稍黄。舌质红，舌苔薄黄腻（图 8-8-2）。

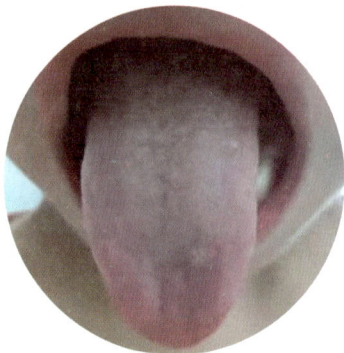

图 8-8-2

调治原则： 清热消肿，通腑泄热。

穴位贴敷： 消肿止痛贴 0.4g×2mL×3 贴。

大椎 柴胡 0.5g，葛根 0.5g，黄芩 0.5g。

天突 大黄 0.5g，芒硝 0.5g，连翘 0.5g。

神阙 大黄 0.5g，芒硝 0.5g，枳实 0.5g。

注意事项： 清淡饮食，避免再次受凉，多饮温水，禁食肉蛋奶，可食用小米粥、素菜、馒头。

【三诊记录】

就诊日期： 2022 年 7 月 25 日。

病情变化： 患儿体温 36.5℃，扁桃体肥大减轻，咽部稍红。舌象变化见图 8-8-3。

调治原则： 清热消肿，通腑泄热。

穴位贴敷：消肿止痛贴 0.4g×2mL×3 贴。

天突　大黄 0.5g，芒硝 0.5g，连翘 0.5g。

中脘　香薷 0.5g，厚朴 0.5g，连翘 0.5g。

神阙　大黄 0.5g，芒硝 0.5g，枳实 0.5g。

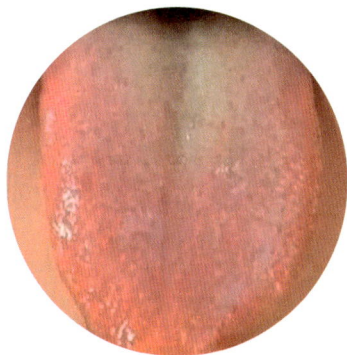

图 8-8-3

注意事项：清淡饮食，避免再次受凉，多饮温水，禁食肉蛋奶，可食用小米粥、素菜、馒头。

【诊疗解析】

患儿 4 岁，主要症状为咽部红肿、扁桃体肥大并有白色小脓点，根据临床症状可将本病归属于中医学"乳蛾"范畴，西医学称之为"急性扁桃体炎"。乳蛾可因外感风邪，引动肺经之火，邪毒循经上犯，结聚于咽喉所致，或因风寒所致，或因先感风寒，郁而化火，病连数经所致。本案患儿因夜间吹空调而受寒邪，寒邪郁遏肺卫，肺气不宣，邪毒上攻于喉，出现咽部疼痛。寒邪闭塞于内，不得外出，与体内卫阳斗争，患儿出现发热，而无明显汗出。寒邪袭表，患儿出现鼻流清涕。肺气不宣，大肠传导失司，患儿出现大便干结。寒邪入侵后，结合患儿舌象（舌质红，舌苔黄厚腻），可知有化热之象，大肠运化失常，糟粕不得下，热邪烧灼津液，津液少，不得润肠，故患儿出现大便干结、小便色黄。中焦失司，患儿出现纳呆、精神欠佳。

本病病位在肺胃，病性为风寒之邪入里化热，治疗上应以清热消肿、通腑泄热为主要原则。本案采用穴位敷贴方案，选用柴胡、葛根、石膏湿贴大椎。大椎为诸阳之会，是督脉与手足三阳经相交会的位置。柴胡发散退热、解表，葛根外解肌表之邪、内清阳明之火，并可升津透邪，石膏清热泻火，泻肺胃实热证，三药合用可清泻少阳、阳明之热。大黄、芒硝、连翘湿贴天突，以开痰利窍、解毒利咽，天突位于胸骨上窝中央，局部对症。针对大便干结之症，选取大黄、芒硝、枳实湿贴神阙，以泻下攻积。大黄、黄连、冰片湿贴双涌泉，以引热下行。嘱咐患儿清淡饮食，注意避寒。经过治疗后，患儿扁桃体明显减小，热证消除。

【辨治备要】

乳蛾是以咽部喉核（腭扁桃体）肥大或红肿疼痛甚至溃烂为主症的疾病，相当于西医的扁桃体炎。本病起病急，有畏寒、高热、头痛、食欲下降、疲乏无力、周身不适等表现，小儿有时可因高热而引起抽搐、呕吐及昏睡等。中医认为小儿乳蛾的基本病机包括实证和本虚标实。实证多为外邪侵袭，火热邪毒搏结喉核；本虚标实为病久体弱，脏腑功能失调，咽喉失养，无力托毒，邪毒久滞喉核而发。本病基本病因包括外感风热、饮食不节、情志失调、久病体虚。

清宣肺热、通腑泄热治疗风热犯肺型急性扁桃体炎

简要介绍： 本案例来自云南省昭通市。本案例属典型食积与外邪夹击上结于喉而发乳蛾，采用泄肺热、通肠腑等药物贴敷选穴治疗后，病情好转。遴选本案例旨在为中医穴位贴敷临床用药提供参考。

关键词： 急性扁桃体炎；风热外感证；廉泉、神阙、膻中、涌泉；芒硝、大黄、藿香；桔梗、杏仁、青黛。

【首诊记录】

蒋某，男，4岁。就诊日期：2022年4月10日。

主诉： 咽痛3天，咳嗽2天，大便4天未解，扁桃体炎输液治疗3天。

简要病史： 患儿父亲代诉，患儿平素易感冒，3天前进食蛋糕过量，次日咽痛不进食，遂到当地医院就诊。确诊扁桃体炎后输液治疗3天，咽痛症状未缓解，后出现咳嗽、发热等症状，遂进行诊疗。现症见患儿精神不佳，嘴唇干裂，咽红，咽痛，偶有咳嗽，大便4天未解。

查体： 体温39.8℃。双侧扁桃体Ⅱ度红肿。腹部叩诊鼓音，听诊肠鸣音4～5次/分。双肺呼吸音粗，未闻及湿啰音。

舌象表现：舌质红，舌尖红，苔白腻，舌中部苔厚腻浮黄（图 8-8-4）。

辨证分析：

上 舌质红，舌尖红：主热，主心火热盛。

苔白腻：白主寒，腻主痰湿。

发热：肺卫失司。

咽痛：热毒之邪上攻于喉。

偶见咳嗽：肺失宣降。

中 舌中部苔厚腻浮黄：食积化热。

下 腹部叩诊鼓音，大便 4 天未解：食积胃肠。

西医诊断：急性扁桃体炎。

中医诊断：乳蛾（风热犯肺）。

调治原则：清热解毒，利咽消肿，通腑泄热，消食导滞。

穴位贴敷：消肿止痛贴 0.4g×2mL×5 贴。

廉泉 大黄 0.5g，芒硝 0.5g，青黛 0.5g。

膻中 桔梗 0.5g，芒硝 0.5g，杏仁 0.5g。

神阙 大黄 0.5g，芒硝 0.5g，藿香 0.5g。

双涌泉 黄芩 0.3g，黄连 0.3g，冰片 0.1g。

注意事项：清淡饮食，避免再次受凉，多饮温水，禁食肉蛋奶，可食用小米粥、素菜、馒头。

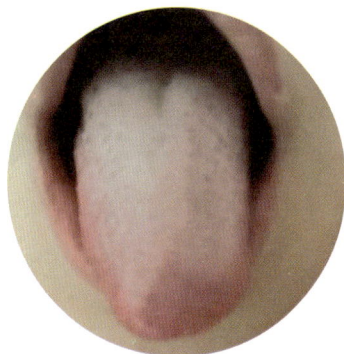

图 8-8-4

【二诊记录】

就诊日期：2022 年 4 月 11 日。

病情变化：患儿较一诊时好，咳嗽缓解，体温正常，仍有嘴唇干裂，咽痛，大便仍未解。舌质红，苔白腻（图 8-8-5）。查体见患儿体温 36.8℃；双侧扁桃体Ⅰ度红肿；腹部叩诊鼓音，听诊肠鸣音 4～5 次/分；双肺呼吸音稍粗，未闻及湿啰音。

调治原则：清热解毒，利咽消肿，通腑泄热，消食导滞。

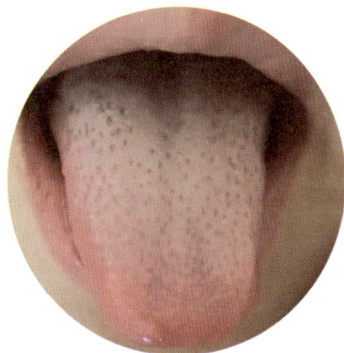

图 8-8-5

穴位贴敷： 消肿止痛贴 0.4g × 2mL × 4 贴。

廉泉 大黄 0.5g，芒硝 0.5g，青黛 0.5g。

膻中 桔梗 0.5g，芒硝 0.5g，杏仁 0.5g。

神阙 大黄 0.5g，芒硝 0.5g，藿香 0.5g。

中脘 焦山楂 0.5g，焦麦芽 0.5g，焦神曲 0.5g。

注意事项： 清淡饮食，避免再次受凉，多饮温水，禁食肉蛋奶，可食用小米粥、素菜、馒头。

随访： 患儿二诊治疗后当天排便，其余症状均缓解。2022 年 4 月 13 日电话随访，患儿已痊愈，嘱患儿家属注意喂养情况，不适随诊。

【诊疗解析】

小儿脾常不足，脏腑娇嫩，容易形成积滞体质。肺脾相生，本病患儿在进食蛋糕后，饮食物积聚于内，不得消化，食积化热上攻于喉，沿经而出现咽痛症状。经当地医院治疗后未见好转，病情延误，肺胃不降，出现咳嗽、发热、大便不通畅。结合其舌象，舌质红、苔白腻可知饮食停聚于内，与外邪相交结，其病位在肺胃，病性属热证。治疗应以清宣肺热、通腑泄热为主，采用穴位贴敷的方案。大黄、芒硝、青黛湿贴廉泉，廉泉位于颈部正中线与喉结正上方横皱纹交叉处，该处为局部选穴，大黄、芒硝、青黛可清热解毒泻火。桔梗、芒硝、杏仁湿贴膻中，膻中在胸中，位于两乳头之间，为气会，本病病位在肺胃，桔梗、杏仁入肺经，可宣肺载药上行，杏仁在降气止咳的同时又润肠通便，芒硝助通腑之功。大黄、芒硝、藿香湿贴神阙，患儿因外感和食积之邪而发乳蛾，又致大便不通，藿香归肺脾胃经，可和中化湿，助大黄、芒硝泻下之功，以促大肠传导。黄芩、黄连、冰片湿贴双涌泉，食积易致脾胃运化失常，津液代谢失衡，出现痰湿之证，日久化热，故选用黄芩、黄连、冰片，以清热燥湿，涌泉为肾经之井穴，可引火下行。家长应注意喂养，固护脾胃，清淡饮食，只有脾胃健运，水谷精微才能输布全身，强健身体，避免感冒。

【辨治备要】

1. 辨证要点

食积、脾虚是儿科门诊常见的病证，饮食不节，甜食、油腻、生冷进食无度，轻则食积化热，重则脾胃损伤，体质下降，卫外不固，易感外邪。因此，临床诊疗要注重体质状态的辨别，这样才有利于有效治疗。

2. 治疗须知

治疗期间，患者应加强饮食调理，凡属不易消化食物，如甜食、生冷、油腻、肉蛋奶等，皆属禁忌，下午 5 点以后尽量不再进食，避免加重食积。

清热消肿、通腑泄热治疗肺胃热盛型急性扁桃体炎

简要介绍：本案例来自河北省。小儿有特殊的病理及生理特点，饮食调养不当，常易导致疾病的发生。患儿脾胃不足，中焦热盛上结于喉，致乳蛾发生，通过中医辨证论治和精准用药，药到病除。

关键词：急性扁桃体炎；肺胃热盛；小儿积滞体质；神阙；高良姜、芒硝；大黄、芒硝。

【首诊记录】

肖某，女，5 岁。就诊日期：2022 年 6 月 8 日。

主诉：咽痛伴反复发热 2 天。

简要病史：患儿咽痛伴反复发热 2 天，体温最高达 38.3℃，咽部红肿，扁桃体脓点明显，精神状态可，家长给予布洛芬、头孢等药物口服，治疗效果不明显，仍有反复发热，最近几天不思饮食，3 天未解大便。患儿形体消瘦，面色萎黄，平素好动，爱吃冰淇淋、水果、酸奶等寒凉食物，每天吃肉，大便干，2 日 1 次。

查体：形体消瘦、面色萎黄，咽部红肿，扁桃体散在脓点，心肺听诊无干湿啰音。腹部胀满。

舌象表现：舌质红，舌尖红，苔白腻（图 8-8-6）。

辨证分析：

上　舌质红，舌尖红：主热，心火热盛。

　　苔白腻：主湿困于脾，痰伏于内。

　　形体消瘦，面色萎黄：主脾胃虚弱，

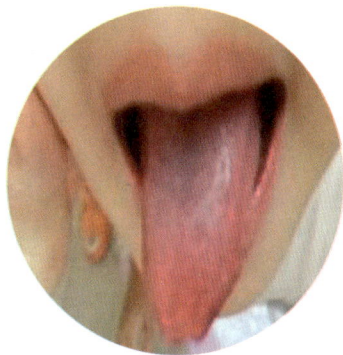

图 8-8-6

气血生化无源，气血不足。

咽部红肿，扁桃体散在脓点，舌红，苔白腻：邪盛入里，或素有肺经积热，邪热互结，气血受阻，壅至咽喉而为乳蛾。

中　爱吃寒凉食品及肉，腹部胀满：寒凉之品易损伤脾阳，脾阳不足，与脾阴不能相互协调，易致纳运失常。

下　腹部胀满，大便干，2日1次：脾胃运化失常，病邪积聚于内，阻滞肠道，而出现便秘。

西医诊断：急性化脓性扁桃体炎。

中医诊断：乳蛾（肺胃热盛）。

调治原则：清热消肿，通腑泄热。

穴位贴敷：消肿止痛贴 0.4g×2mL×3 贴。

双颌下　芒硝 0.25g，高良姜 0.25g。

神阙　芒硝 0.25g，大黄 0.25g。

其他治疗：

竹叶饮：每次 5g，每日 3 次，温水冲服。

注意事项：清淡饮食，忌辛辣、油腻，保证大便通畅，建议每日饮水 1200mL。

【二诊记录】

就诊日期：2022 年 6 月 9 日。

病情变化：患儿发热缓解，大便 2 次，色深，扁桃体脓点减少，咽部红肿减轻。治疗方案和注意事项同前。

【三诊记录】

就诊日期：2022 年 6 月 10 日。

病情变化：未发热，大便 2 次，颜色基本正常，扁桃体脓点消失，咽部红肿消退。舌象见图 8-8-7。治疗方案和注意事项同前。

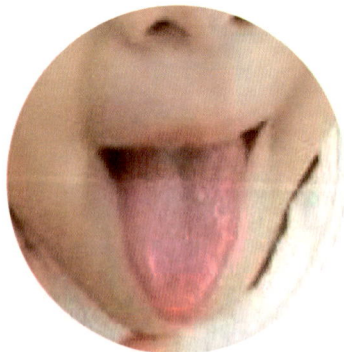

图 8-8-7

【诊疗解析】

本案患儿平素喜食寒凉食品，多食肉类，小儿脾胃功能本薄弱，水谷不化易于停聚，积于中焦易于热化。观察患儿整体情况，患儿面色萎黄，形体消瘦，可知患儿脾胃不足，元气虚弱，形气俱损，无阳以护其营卫，故常易感受外邪。扁桃体位于口咽部，中医学认为其连属肺系，饮食不节、积滞热甚可引起乳蛾。本案患儿病位在肺胃，肺胃蕴积热毒上乘，壅滞于咽喉，致使肌膜灼腐成脓，出现咽痛、发热。且患儿脾阳不足，又爱吃肉类，肠道运化无力，积聚于内，故出现腹部胀满、3天未解大便、大便质干等情况。脾胃纳运失调，升降失常，则易出现纳差、腹胀。患儿舌质红、苔白腻，主内有痰湿之邪，蕴积而化热，又素体脾胃虚弱，内邪易瘀滞于内，属虚实夹杂之证。小儿脾胃功能薄弱，反复应用抗生素或苦寒中药，更伤脾胃，耗伤气阴，以致阴阳失衡，故不见疗效。因此结合其体质及症状表现，治疗原则应以清热消肿、通腑泄热为主，采用中药粉加穴位贴敷的治疗方案。芒硝、高良姜湿贴双颌下局部，芒硝可清热解毒消肿，高良姜性热，可消芒硝之过寒。芒硝、大黄湿贴神阙，神阙位于脐中央，可和胃理肠，患儿热邪积聚于肠道使大便难以排出，故取芒硝、大黄以泄热通腑，使热去结开，肠腑通畅。通过辨证与局部用药处理2天，患儿发热、咽痛及便秘症状得到明显缓解。

【辨治备要】

1. 辨证要点

小儿常易见积滞体质，与"脾常不足""纯阳"之体密切相关，与小儿饥饱不知自节、监护人追求高脂高蛋白饮食喂养有关联性。本案患儿脾胃功能薄弱，脾阳虚，饮食积滞，蕴而化热，热邪循经上炎结于咽喉，致乳蛾发生。患儿以咽痛、发热为主症，查体见咽部红肿，扁桃体散在脓点，可知其西医诊断属急性化脓性扁桃体炎，中医诊断属"乳蛾""烂乳蛾"范畴。其病位在肺胃，病性属本虚标实。

2. 鉴别要点

本病应与烂喉丹痧（猩红热）及喉关痈相鉴别。

烂喉丹痧是以咽喉红肿、疼痛、糜烂，皮肤出现红色痧疹为特征的时行疫病，又称"疫喉痧"。该病常见于冬春季，以10岁以内的小儿为多见。其主要症状有发热，咽喉红肿及腐烂肌膜（多先见于喉核），口唇周围有苍白圈，全身发痧，呈弥漫红色皮疹，常伴有恶寒、高热、恶心、呕吐等全身症状。该病初起即有吞咽疼痛，甚则不能下咽，咽部及喉核红肿，或有白色渗出物，红肿常扩张到腭舌弓、软腭、悬雍垂等处，有时该处出现瘀点。

喉关痈指发于喉关处的痈，又称"骑关痈"，因其常见于喉关一侧，又名"单喉痈"，相当于扁桃体周围脓肿。其病初起，咽痛偏于一侧，并逐渐增剧，影响纳食，痰涎外流，说话时口如含物，言语含糊不清。该病患者多因颈部肿痛，不敢伸直颈部而倾向病侧，甚则牙关紧急。检查见咽喉红肿，痈肿位于一侧，喉关附近尤为明显，喉核后上方肿胀隆起，红肿光亮，悬雍垂被推向对侧，重者耳根腮下俱肿。

3. 治疗须知

（1）居处宜通风光亮、湿度适宜，衣着应冷暖适中，谨防感冒。

（2）患者应积极锻炼身体，增强体质，提高机体抵抗力。

（3）患者应注意口腔卫生，积极治疗邻近组织疾病，有助于减少本病的发生。

（4）对患者尽可能隔离，特别避免食具、用具混用，以免传播病原。

（5）患者应卧床休息，多饮水，保持大便通畅。

温阳健脾、泻下消积治疗脾虚食积型急性扁桃体炎

简要介绍： 本案例来自河北省。小儿乳蛾常以饮食不节，过食炙煿，肺胃蕴热，火热上炎，熏灼喉核，化为火毒而致病，加之小儿有特殊的病理及生理特点，因此调理脾胃是喂养小儿的重中之重。本案例是典型的脾胃积滞之乳蛾病例，针对虚、积等病理因素，通过分析中医贴敷疗法治疗乳蛾的优势，为中医临床实践提供借鉴思路。

关键词： 急性扁桃体炎；脾胃积滞；小儿食积脾虚伴有肝郁体质。

【首诊记录】

沈某，男，9岁。就诊日期：2022年6月6日。

主诉： 反复扁桃体肥大。

简要病史： 患儿反复扁桃体肥大，平素挑食，喜欢肉类，蔬菜吃得少，爱发脾气，脾气急躁，睡眠尚可，大便2～3日1次。

查体：精神面貌尚可。咽部扁桃体肥大。心肺听诊无异常。腹胀，腹部叩诊呈鼓音。

舌象表现：舌淡红，舌中凹陷，舌苔厚腻浮黄（图8-8-8）。

辨证分析：

上　反复扁桃体肥大：食积化热，壅滞局部。

　　舌淡红：正常。

　　舌苔厚腻浮黄：食积化热。

　　舌中凹陷：脾胃虚弱。

中　脾气暴躁，舌苔黄厚腻：脾胃运化失常，脾土虚易致肝木相乘。

　　喜食肉类，蔬菜吃得少，腹胀：饮食不节，损伤脾胃，脾胃虚弱，纳运失司。

下　大便2～3日1次：脾虚食积。

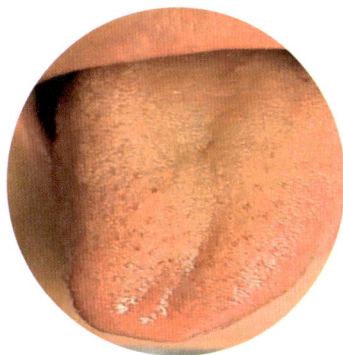

图8-8-8

西医诊断：急性扁桃体炎。

中医诊断：乳蛾（脾胃虚弱，食积化热）。

调治原则：温阳健脾，泻下消积。

穴位贴敷：消肿止痛贴0.4g×2mL×4贴×5天。

神阙、中脘　高良姜0.25g，芒硝0.25g。

双肺俞　白芥子0.125g，细辛0.125g。

其他治疗：

竹叶饮：每日2次，每次10g，服5日，早午温水冲服。

佛手饮：每日1次，每次10g，服5日，晚上温水冲服。

注意事项：清淡饮食，以粥、青菜为主，不吃寒冷食物，忌食肉蛋奶等食物，多饮水，作息规律。

【二诊记录】

就诊日期：2022年6月11日。

病情变化：患儿扁桃体肥大减轻，舌苔由厚转薄，由黄转淡（图8-8-9）。家长述患儿脾气有所缓和，大便1天1次，偶尔2天1次。

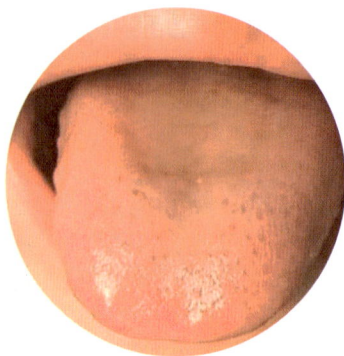
图 8-8-9

调治原则： 温阳健脾，泻下消积。

穴位贴敷： 消肿止痛贴 0.4g×2mL×4 贴 ×4 天。

神阙、中脘 高良姜 0.25g，芒硝 0.25g。

双足三里 白芥子 0.125g，细辛 0.125g。

注意事项： 清淡饮食，以粥、青菜为主，不吃寒冷食物，忌食肉蛋奶等食物，多饮水，作息规律。

【三诊记录】

就诊日期： 2022 年 6 月 15 日。

病情变化： 患儿大便正常，精神可，脾气有所缓和。舌象见图 8-8-10。

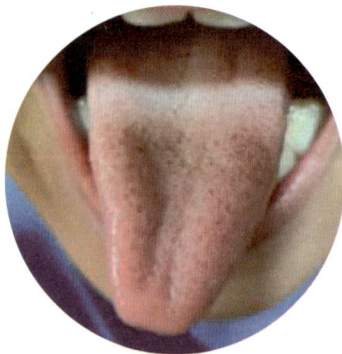
与 8-8-10

调治原则： 调补正气，增加免疫力。

穴位贴敷： 消肿止痛贴 0.4g×2mL×2 贴 ×5 天。

双脾俞 白芥子 0.125g，细辛 0.125g。

其他治疗：

轻燕饮：每日 1 次，每次 10g，服 5 日，早上温水冲服。

佛手饮：每日 1 次，每次 10g，服 5 日，晚上温水冲服。

注意事项：清淡饮食，以粥、青菜为主，不吃寒冷食物，忌食肉蛋奶等食物，多饮水，作息规律。

【诊疗解析】

患儿 9 岁，平素爱挑食，喜食肉类，胃主受纳，腐熟水谷，以降为顺，肉类食物不易消化，停聚于内，加之小儿脾常不足，胃肠功能异常，不利于肺气的肃降。咽喉乃肺胃之气出入之通道，积食日久化热，扁桃体则易反复肥大。舌象见舌尖红，舌苔黄厚腻，有芒刺，可知中焦热盛，食积于内而有热变。脾胃纳运失常，清气不得升发，脑神失养，进而使患儿注意力不集中、脾气暴躁，亦有脾土虚则易致肝木相乘，肝主气，不得疏泄则脾气急躁。本病病位在肺胃，因脾胃积滞日久，上扰于喉，导致扁桃体反复肥大，涉及脏腑有脾、胃、肝，病性以实证为主。因此脾胃健运，脏腑才能和顺协调，元气才能充沛，故治疗上以温阳健脾、泻下消积为主，采用穴位贴敷的方案。高良姜、芒硝湿贴神阙、中脘，神阙、中脘均是任脉腧穴，神阙位于脐中，中脘位于上腹部，属胃之募穴、八会穴之腑会，两穴均能健脾和胃，消积化滞。高良姜性温以健脾温阳，助脾胃运化，芒硝性寒以消陈积，润燥软坚，清火通便。白芥子、细辛湿贴双肺俞，肺俞属肺之背俞穴。本案患儿病位在肺、胃，白芥子、细辛性温以通阳，胃肠功能正常有赖于肺气的通降，而肺气功能的正常运行有赖于肺阳发挥正常功能。同时家长应注意患儿的喂养，生病期间尽量清淡饮食，不要大鱼大肉，忌食肉蛋奶等食物，不进食冰冷食物，"胃喜暖而恶寒"，多饮水，作息规律。通过辨证处理，患儿经过 3 次治疗，食积症状好转，脾胃功能恢复，扁桃体肥大消失，效果立竿见影。

【辨治备要】

1. 辨证要点

生活因素是导致婴幼儿疾病发生的主要因素，偏食、挑食、饮食不节者易出现食积，食积化热又可以导致热毒壅结局部，引发本证。食积日久则可以导致脾胃虚弱，正气不足，卫外不固，出现体虚、易感的情况。脾虚则容易肝郁，脏腑功能不协调，肝郁与脾虚常伴随而出，本例患儿的脾气异常即是明证。因此，临证要辨别脏腑的主要功能，尤其是可以相互影响的脏腑。

2. 鉴别要点

食积患者主要有饮食不节病史，以口臭、腹胀、腹痛、便秘为主要表现，舌苔中部厚腻。脾虚者，表现为食后腹胀，大便干结与便溏交替，舌体胖大、中部凹陷；肝郁者，主要表现为情绪异常，注意力不集中，爱哭闹，不爱交流，舌形尖。

3. 治疗须知

治疗期间，患者禁食甜食及油腻、生冷之品，饮食以素食为主，每餐七分饱，细嚼慢咽，坚持运动。

清热解毒、利咽消肿治疗湿热蕴结型急性扁桃体炎

简要介绍：湿热蕴结证之乳蛾与小儿脾胃、肺卫有关，在治疗中不可一味地清热解毒，而忽视了本证湿热内蕴的症结所在。患儿易感外邪，脾胃又易积滞，经消食化积、健运脾胃、清热解毒等药物治疗后，气机宣展，阳气通达，湿热自去。遴选本案例旨在为临床穴位贴敷用药提供新的思路。

关键词：急性扁桃体炎；湿热蕴结；中脘、神阙；柴胡、黄芩、石膏。

【首诊记录】

李某，女，3岁4个月。就诊日期：2022年4月7日。

主诉：发热2天。

简要病史：患儿2天前玩耍后出现发热，最高39℃，其间服用退热药，体温仍然反复。患儿不流涕，精神差，饮食减少，大便2日未解，发热时有微汗出，手足温。

查体：扁桃体化脓。

舌象表现：舌淡红，舌苔白厚腻，舌中部苔黄（图8-8-11）。

辨证分析：

上　发热，微汗：表卫失和。

　　扁桃体化脓：邪毒壅滞。

舌质淡：主虚。

舌苔白厚腻，舌中部苔黄：食积湿
阻，停滞中焦，郁而化热。

中　饮食减少：伤及中焦。

下　大便 2 日未解：食积不去，大肠传
导失司。

西医诊断：急性化脓性扁桃体炎。

中医诊断：乳蛾（湿热蕴结）。

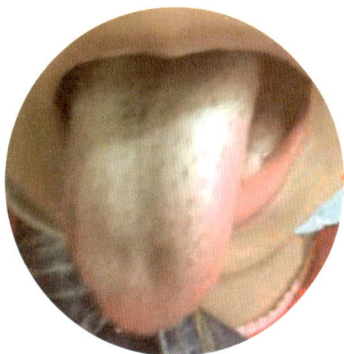

图 8-8-11

调治原则：清热解毒，利咽消肿，通腑
泄热，消食导滞。

穴位贴敷：消肿止痛贴 0.4g×2mL×8 贴。

大椎　柴胡 0.25g，黄芩 0.25g，石膏 0.25g。

膻中　大黄 0.25g，芒硝 0.25g。

双颌下　大黄 0.25g，芒硝 0.25g。

中脘　山楂 0.25g，槟榔 0.25g。

神阙　大黄 0.25g，芒硝 0.25g，枳实 0.25g。

双涌泉　黄芩 0.25g，冰片 0.01g。

其他治疗：

大椎、耳尖、涌泉、四缝点刺。

竹叶饮：3 支，早午晚各 1 支，温水冲服。

注意事项：清淡饮食，忌零食、饮料、水果、牛奶。

【二诊记录】

就诊日期：2022 年 4 月 8 日。

病情变化：治疗后，患儿半夜发热 1
次，体温 38℃，喂水，物理降温后自行退
热，今晨有低热。查见扁桃体脓点，咽红。
舌红苔黄腻（图 8-8-12）。治疗方案和注意
事项同前。

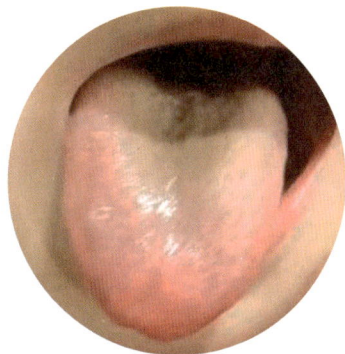

【三诊记录】

就诊日期：2022 年 4 月 9 日。

图 8-8-12

病情变化： 未再发热，大便稀。精神好转。

调治原则： 清热解毒，利咽消肿，通腑泄热，消食导滞。

穴位贴敷： 消肿止痛贴 0.4g×2mL×6 贴。

双颌下　大黄 0.25g，芒硝 0.25g。

中脘　山楂 0.25g，槟榔 0.25g。

神阙　大黄 0.25g，芒硝 0.25g。

双涌泉　黄芩 0.25g，冰片 0.01g。

其他治疗：

竹叶饮： 每次 2 支，早晚各 1 次，温水冲服。

注意事项： 清淡饮食，忌零食、饮料、水果、牛奶。

【四诊记录】

就诊日期： 2022 年 4 月 10 日。

病情变化： 患儿未发热，舌淡红，苔薄黄腻（图 8-8-13），扁桃体脓点减少，咽稍红。继续治疗，方案同前。

【五诊记录】

就诊日期： 2022 年 4 月 11 日。

病情变化： 患儿未发热，舌淡红，苔薄黄腻（图 8-8-14），扁桃体脓点减少，咽稍红。继续治疗，方案同前。

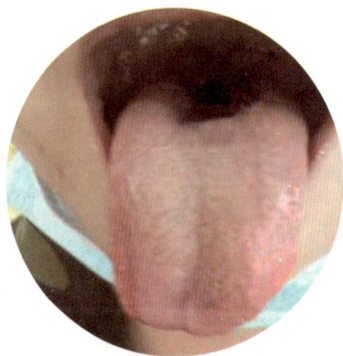　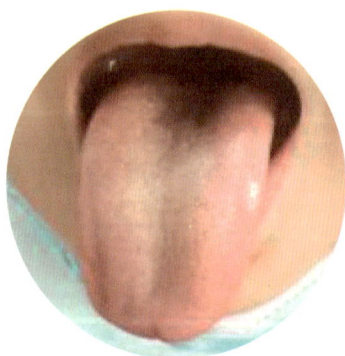

图 8-8-13　　　　　　　　　　　　　图 8-8-14

【诊疗解析】

本例患儿外出玩耍后出现高热，扁桃体化脓，而发乳蛾，考虑表卫失和，邪正交争。舌苔白厚腻，舌中部苔黄，可知中焦湿热蕴结，故饮食减少。肠道传导失司，大便难以解出。综合判断，本案患儿病位在肺胃，脾胃湿热，气机不畅，阳气不通，肺卫郁阻，邪不外透，困阻喉核而发为本病。故治疗上应以清热解毒、利湿化浊为主要原则，采用穴位贴敷方案，选取山楂、槟榔湿贴中脘，中脘为腑会，山楂善消肉食之积，同时行气散瘀，槟榔行气利水通便，助脾胃运化。大黄、芒硝、枳实湿贴神阙，以泻下攻积。柴胡、黄芩、石膏湿贴大椎，大椎通阳解肌，柴胡、黄芩疏解在表之邪，石膏清里热。大黄、芒硝湿贴膻中，以清热。大黄、芒硝湿贴双颌下局部，以清热解毒。全方热去结开，有行气利水、解表、泻下之功，清热化湿，解除湿热之邪，使得气机宣展，阳气通达，邪气外透，则湿、热自去，诸症自除。

【辨治备要】

1. 辨证要点

寒邪自外而来，侵袭人体，寒邪束表，毛窍收缩，经脉挛急，肺失宣降，津气不布，出现寒热身痛、鼻塞、咽痛、失音等。热证多由气郁而来，外因可以引起气郁化热，呈现发热、口渴、便秘之象，内因也可以引起热证，食积化热常见口臭、便秘、舌红苔黄。本案患儿全身与局部症状均可见，求其病因，在内为脾虚之体，食积化热，在表疑似感受外邪，两者相合，虚实夹杂，以实热证为主，临证宜把握其三焦、寒热、虚实的辨证要点。

2. 治疗须知

治疗期间，患者饮食需注意减量，每餐以素食为主，细嚼慢咽，减少甜食及生冷、油腻之物。

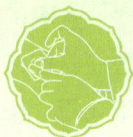

第九章
创伤病证案例

第一节　开放性创伤

消肿止痛贴干贴治疗术后伤口感染

简要介绍： 本案例来自黑龙江省。患者因粉瘤切除术后切口感染，导致切口崩开，难以愈合，接受中医药穴位贴敷疗法治疗，局部予消肿止痛贴干贴治疗 33 天，感染切口愈合。遴选本案例旨在说明消肿止痛贴干贴治疗术后伤口感染的贴敷临床思路。

关键词： 消肿止痛贴干贴；切口感染；清热解毒；提脓拔毒。

【首诊记录】

李某，男，42 岁。就诊日期：2022 年 6 月 6 日。

主诉： 粉瘤切除术后切口感染。

简要病史： 患者因粉瘤切除术后长时间工作，导致切口感染，继而切口崩开。纳可，二便调。

查体： 切口淡红，有少量渗血，切口周围稍水肿，有少量脓液，切口情况见图 9-1-1。体温无升高。舌象无。

辨证分析：

上　无特殊辨证。

中　无特殊辨证。

下　切口淡红：邪毒蕴结在局部。

　　脓液：热盛肉腐而成脓。

西医诊断： 局部感染。

中医诊断： 疮疡（邪毒蕴结，热盛肉腐）。

调治原则： 局部清热解毒，提脓拔毒，去腐生肌。

穴位贴敷： 消肿止痛贴 0.4g×2mL×1 贴 ×2 天（干贴）。

局部　消肿止痛贴干贴。

注意事项： 禁食生冷、腥、辣等发物。

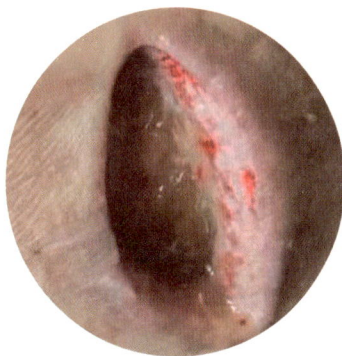

图 9-1-1

【二诊记录】

就诊日期： 2022 年 6 月 8 日。

病情变化： 因未清创干净，患者感染依然存在，有脓性分泌物（图 9-1-2）。治疗方案和注意事项同前。

【三诊记录】

就诊日期： 2022 年 6 月 12 日。

病情变化： 创面稍有愈合，有新肉芽生成（图 9-1-3）。治疗方案和注意事项同前。

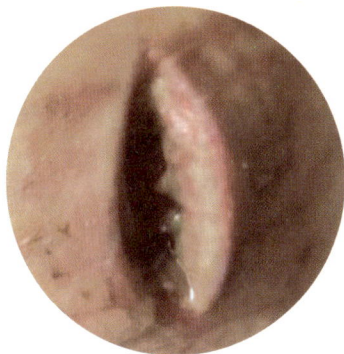

图 9-1-2

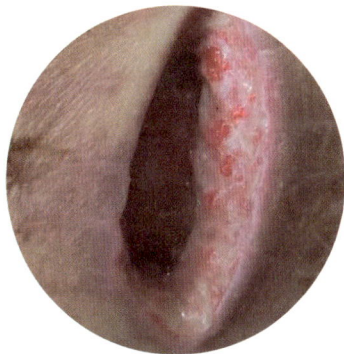

图 9-1-3

【四诊记录】

就诊日期： 2022 年 6 月 15 日。

病情变化： 切口较前干燥，伤口愈合明显（图 9-1-4）。治疗方案和注意事项同前。

【**五诊记录**】

就诊日期： 2022 年 6 月 16 日。

病情变化： 切口稍有愈合，有新肉芽生成，但创面依然很深（图 9-1-5）。治疗方案和注意事项同前。

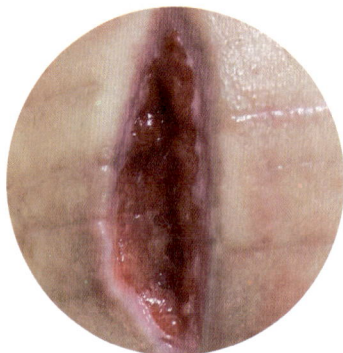 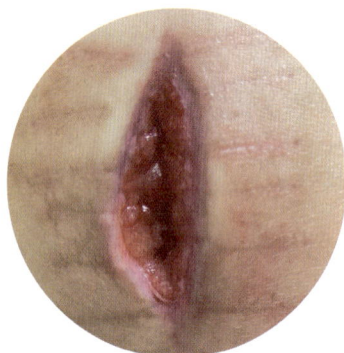

图 9-1-4 图 9-1-5

【**六诊记录**】

就诊日期： 2022 年 7 月 8 日。

病情变化： 切口基本愈合，局部无水肿（图 9-1-6）。治疗方案和注意事项同前。

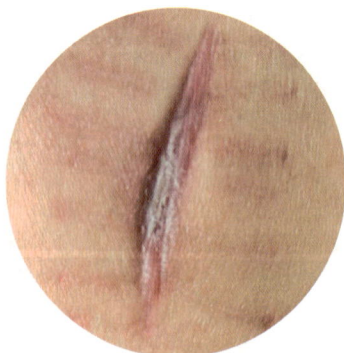

图 9-1-6

【诊疗解析】

本案例致病因素主要是外来邪毒，而外来邪毒引起的疮疡又以"热毒""火毒"最为多见。术后切口感染化脓，脓乃皮肉之间热盛肉腐蒸酿而成，疮疡出脓是正气载毒外出的现象，故此案例根本病机为局部火热邪毒燔盛。消肿止痛贴干贴为沙蒿子所制成，沙蒿子具有清热解毒、提脓拔毒、去腐生肌的功效，不仅可以清热解毒，解除病因，还能去除蓄积的脓毒，使腐肉迅速脱落，清除病理产物，以促进创面的愈合。本案患者经过33天的连续诊治后，切口感染得到控制，创面基本愈合，消肿止痛贴干贴（沙蒿子）治疗疮疡效果卓著。

【辨治备要】

1. 辨证要点

疮疡是指各种致病因素侵袭人体后引起的一切体表化脓感染性疾病的总称，疮疡的致病因素有外感（外感六淫邪毒、感受特殊之毒、外来伤害等）和内伤（情志内伤、饮食不节、房室损伤等）两大类。外邪引起的疮疡以"热毒""火毒"最为多见，这类疮疡一般都具有阳证疮疡的特点。内伤引起的疮疡，大多因虚致病，且多属于慢性，如肾虚络空，易为风寒痰浊侵袭而成流痰；肺肾阴亏，虚火上炎，灼津为痰而成瘰疬，这类疮疡的初期、中期多具有阴证疮疡的特点。

2. 鉴别要点

本病要与痈相鉴别。痈是多个相邻毛囊及其周围组织同时发生的急性化脓性炎症，或由多个相邻疖融合而成。痈初为弥漫性浸润性紫红斑，表面紧张发亮、触痛明显，未成脓时不属于疮疡，形成脓头后，出现组织坏死、溃疡，则成疮疡。

3. 治疗须知

（1）对于外伤、压疮、术后创面感染，治疗时使用干贴贴敷即可，但清创时一定要清理干净，最好不要用酒精、碘伏等刺激性清创常用液，可直接使用生理盐水清创。换药后应嘱患者不要剧烈运动，防止创面再次崩开。

（2）患者饮食以清淡、营养丰富为主，多饮水，少吃甜食及油腻、辛辣刺激性食品，忌烟与烈酒，忌食发物。

第二节　烧烫伤

局部清热解毒、提脓拔毒治疗烧烫伤

简要介绍：本案例来自内蒙古自治区。患者左足背被开水烫伤，接受中医药穴位贴敷疗法治疗，局部予消肿止痛贴干贴治疗14天，创面愈合良好，坏死皮肤脱落，新皮肤组织生成，皮肤颜色基本正常。遴选本案例旨在说明消肿止痛贴干贴治疗烧烫伤的贴敷临床思路。

关键词：烧烫伤；局部清热解毒；提脓拔毒；消肿止痛贴干贴。

【首诊记录】

高某，女，49岁。就诊日期：2022年4月16日。

主诉：左足背部烫伤5天。

简要病史：患者5天前不慎被开水烫伤左足背部，在某医疗机构治疗5日后，今日到本诊所就诊，现下左足背部疼痛剧烈。

查体：左侧足背部大面积二度烧伤，皮肤肿胀，部分颜色灰白，皮下组织红肿，烧伤处有大小不等的水疱，部分皮肤脱落，创面处大量渗出，创面肌底红白相间，损伤情况见图9-2-1。舌象无。

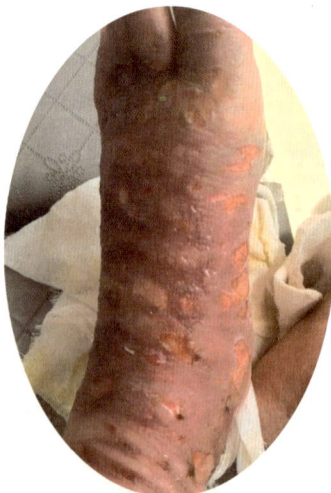

辨证分析：

上　无特殊辨证。

中　无特殊辨证。

下　烧烫伤后皮肤脱落及皮下组织红肿：外来火热毒邪损伤皮肤，热毒残留局部组织。

　　大量渗出液：热邪迫津外出。

　　疼痛剧烈：局部气血瘀滞。

图9-2-1

西医诊断：烧烫伤。

中医诊断：火烧疮（邪毒蕴结，热盛肉腐）。

调治原则：局部清热解毒，提脓拔毒，去腐生肌。

穴位贴敷：消肿止痛贴 0.4g×2mL×1 贴 ×4 天（干贴）。

局部 消肿止痛贴干贴。

注意事项：禁食生冷、油腻、辛辣之品，忌烟酒，避免碰水，避免剧烈运动。

【二诊记录】

就诊日期：2022 年 4 月 19 日。

病情变化：患足肿胀较前减轻，部分皮肤颜色较前变淡，创面无化脓等症状，局部有少量渗出（图 9-2-2）。治疗方案和注意事项同前。

【三诊记录】

就诊日期：2022 年 4 月 21 日。

病情变化：患足肿胀较前明显减轻，患者自诉疼痛缓解，水疱破溃面积明显减小，破溃局部可见鲜红色新生肉芽组织（图 9-2-3）。患者无发热等症状，创面向愈，继续治疗。治疗方案和注意事项同前。

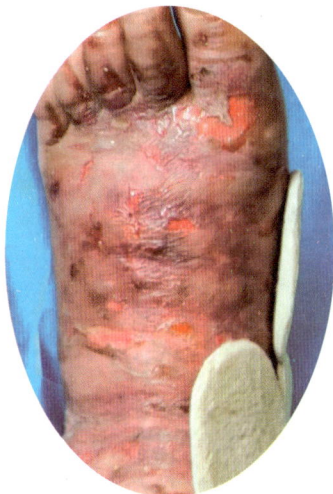
图 9-2-2

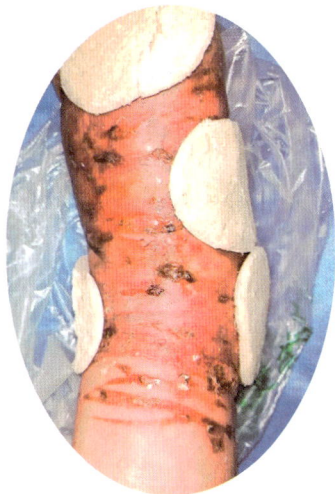
图 9-2-3

就诊日期： 2022 年 4 月 24 日。

病情变化： 患足肿胀较前减轻，患者自诉疼痛缓解，部分创面已形成新的皮肤组织，有结痂形成，其余创面减小，可见鲜红色新生肉芽组织，创面干燥，基本无渗出物（图 9-2-4）。治疗方案和注意事项同前。

【五诊记录】

就诊日期： 2022 年 4 月 26 日。

病情变化： 患足基本消肿，患者自诉疼痛缓解，多数创面已形成新的皮肤组织，部分创面愈合，其余创面减小，可见鲜红色新生肉芽组织，创面干燥，基本无渗出物，创面以外部分坏死皮肤组织脱落，新皮肤组织生成（图 9-2-5）。治疗方案和注意事项同前。

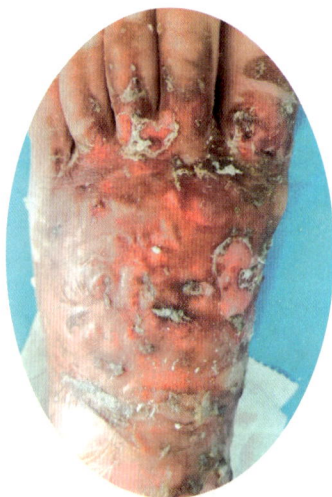 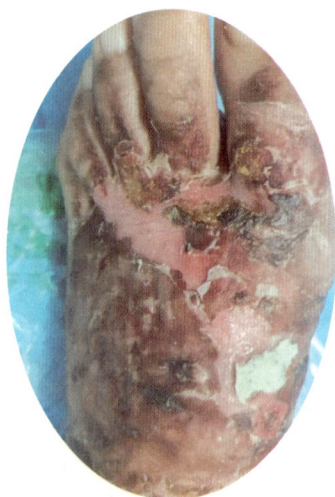

图 9-2-4 　　　　　　　　　　　图 9-2-5

【六诊记录】

就诊日期： 2022 年 4 月 29 日。

病情变化： 患足肿胀消失，疼痛消失，创面愈合良好，坏死皮肤脱落，新皮肤组织生成，皮肤颜色基本正常（图 9-2-6），皮肤温度正常。治疗方案和注意事项同前。

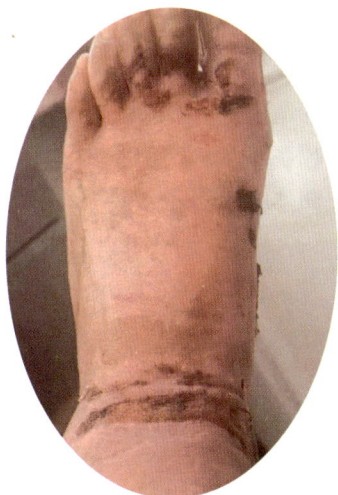

图 9-2-6

【诊疗解析】

本案患者由外来火热毒邪（烫水）损伤皮肤，局部皮肤脱落、皮下组织红肿说明火热邪毒未尽；大量渗液说明热邪迫津外出；疼痛剧烈说明热邪耗伤津液，影响局部气血运行，气血瘀滞，不通则痛，不荣则痛。本案治疗以清热解毒为根本人法，祛除病因，兼提脓拔毒，去腐生肌，腐去新生，疾病才能快速痊愈。本案例患者经过 14 天的连续诊治后，烫伤创面基本愈合，消肿止痛贴干贴（沙蒿子）治疗烧烫伤效果卓著。

【辨治备要】

1. 辨证要点

烧烫伤有轻重症之分。轻症者，仅在局部有表现，如出现红晕、起疱，一般不会影响内脏功能，病情相对较轻；而重症者，损害面积大且深，会出现火盛伤阴之象，热毒极为炽盛，大量耗损体内阴液；更为严重者，可能会热毒内攻，或者导致气血两虚等复杂情况，对身体危害极大。

2. 治疗须知

（1）不能采用冰敷的方式治疗烫伤，冰会损伤已经破损的皮肤导致伤口恶化。

（2）不要弄破水疱，弄破水疱后不仅会留下瘢痕，而且容易感染。

（3）如果伤口没有破皮，则在常温水中浸泡 10 分钟左右。如果伤口处已经破开，就不可再浸泡，以免感染。

（4）不随便将抗生素药膏或油脂涂抹在伤口处，若涂抹有可能造成感染。

（5）当烫伤处在有衣物覆盖的地方时，不要着急脱掉衣物，以免撕裂烫伤后的水疱，可先行用水冲洗降温，再小心地去掉衣物。

（6）患者禁食生冷、油腻、辛辣之品，忌烟酒，避免碰水，避免剧烈运动。

第三节　闭合性创伤

凉血散瘀、温经通络治疗外踝扭伤

简要介绍：本案例来自甘肃省。患者因下台阶不慎扭伤左足外踝关节，接受中医药穴位贴敷疗法治疗，局部先给予凉血散瘀之法，48 小时后再加温经通络药物，促进局部软组织恢复正常血液运行。经 3 天治疗，患者局部肿胀明显好转。遴选本案例旨在说明急性扭伤 48 小时急性期治疗和 48 小时急性期后治疗的贴敷临床思路。

关键词：扭伤；急性期；凉血散瘀；温经通络。

【首诊记录】

刘某，男，27 岁。就诊日期：2022 年 4 月 21 日。

主诉：左足外踝关节扭伤 1 天。

简要病史：患者今晨下台阶不慎扭伤左足外踝关节，局部疼痛，肿胀如馒头状，勉强能自主活动，大小便可。

查体：左足外踝关节肿胀如馒头状，皮色不变，皮温稍有升高，无皮下瘀斑瘀点，损伤情况见图 9-3-1。舌象无。

辨证分析：

上　无特殊辨证。

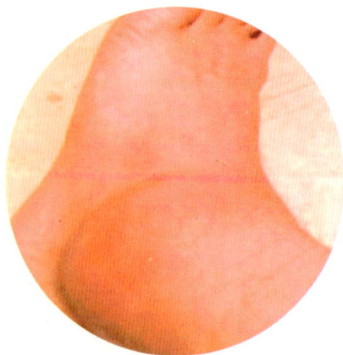

图 9-3-1

中　无特殊辨证。

下　扭伤后，左足外踝关节肿胀、疼痛、无法行走：局部瘀阻。

　　皮温升高：在损伤急性期，损伤局部有急性炎症，属于局部热证。

西医诊断：急性扭伤。

中医诊断：局部损伤（瘀热互结）。

调治原则：局部清热凉血消肿，整体活血散瘀止痛。

穴位贴敷：消肿止痛贴 0.4g×2mL×2 贴。

外踝局部　芒硝 0.3g，栀子 0.5g。

神阙　川牛膝 0.3g，三七 0.5g。

其他治疗：

桃红饮：每日 2 次，每次 3 支，服 2 日，早晚温水冲服。

注意事项：禁食油腻、辛辣、生冷之品。受损侧踝关节制动，抬高患肢。

【二诊记录】

就诊日期：2022 年 4 月 22 日。

病情变化：脚踝局部肿胀明显消退，疼痛大减。守方治疗。

【三诊记录】

就诊日期：2022 年 4 月 23 日。

病情变化：左下肢肿胀、疼痛基本消失（图 9-3-2）。考虑患者已过扭伤 48 小时急性期，调整处方治疗。

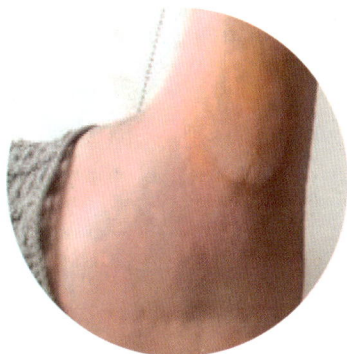

图 9-3-2

调治原则：局部清热凉血消肿兼温经通络，整体活血散瘀止痛。

穴位贴敷：消肿止痛贴 0.4g×2mL×2 贴。

外踝局部　芒硝 0.3g，栀子 0.5g，桂枝 0.5g。

神阙　川牛膝 0.3g，三七 0.5g。

其他治疗：

桃红饮：每日 2 次，每次 3 支，服 2 日，早晚温水冲服。

注意事项：禁食油腻、辛辣、生冷之品。受损侧踝关节制动，抬高患肢。

【诊疗解析】

伤科理论认为，凡新伤患者，局部必有程度不同的红肿、灼热、疼痛，并出现张力性水肿，治疗以清热凉血消肿、阻止局部瘀肿加重为宜。本案患者扭伤后及时就诊，病程短，局部疼痛、肿胀、活动受限，属于新伤，因此局部治则以减轻组织瘀肿为目的，采用芒硝、栀子局部湿贴，发挥清热凉血、消肿止痛的作用，阻止瘀肿进一步加重。桃红饮主要有活血化瘀的作用，和川牛膝、三七湿贴神阙一起使用，可以增强活血散瘀止痛作用，有利于局部瘀肿消散，瘀血去则新血生。在 48 小时之后，局部的急性炎症得到控制，如果继续只用清热凉血之法，由于寒性凝滞，反而不利于局部气血流动，瘀血消散速度减慢，因此稍加性味辛温的桂枝鼓动气血运行，加速瘀血的消散。经 3 次诊治后，患者局部肿胀疼痛明显消失。

【辨治备要】

1. 辨证要点

扭伤是指四肢关节或躯体部位的软组织（如肌肉、肌腱、韧带等）损伤，而无骨折、脱臼、皮肉破损等。扭伤临床主要表现为损伤部位疼痛、肿胀和关节活动受限，多发于腰、踝、膝、肩、腕、肘、髋等部位，在运动中较为常见。踝关节扭伤主要是外踝扭伤，内踝扭伤较为少见。在损伤的不同时期，扭伤采用的治法稍有不同。扭伤急性期 48 小时内宜冷敷，刺激血管收缩，减少肿胀，有效消炎止痛，中医治以清热凉血消肿为法；48 小时以后宜热敷，促进瘀血消散，加快扭伤修复，治以清热凉血消肿兼温经通络为法。

2. 鉴别要点

急性扭伤需要明确损伤程度，严重扭伤疑有韧带断裂或合并骨折脱位者，多疼痛难忍，丧失活动能力或可查及异常活动，难以短期恢复，应行 X 线检查。

3. 治疗须知

（1）受伤肢体进行必要的制动、休息，另外保持相对固定的姿势，使局部软组织不受力，减轻软组织的损伤。

（2）受损局部在受伤两天之内应该进行冷敷，让局部破裂的血管收缩，减少局部的出血或肿胀，忌手法按摩。受伤两天后受损局部可以进行热敷，加快局部的血液循环，帮助消除肿胀组织的瘀血，加快组织的修复。

（3）饮食以清淡、营养丰富为主，多饮水，应少吃甜食及油腻、辛辣刺激性食品，忌烟与烈酒。

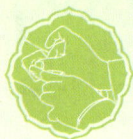

第十章
疼痛病证案例

第一节　腰椎间盘突出

疏通经络治疗经络瘀滞型腰椎间盘突出

简要介绍： 本案例来自河北省。患者5个月前无明显诱因出现腰痛伴右下肢活动障碍，肢体活动受限明显，就诊于当地医院行腰椎CT检查，提示第4、第5腰椎间盘突出伴椎管狭窄。患者后于多个医疗机构行穴位注射、针灸等治疗，效果不佳，现接受中医药穴位贴敷疗法治疗。局部给予疏通经络治疗，配合整体辨证湿贴改善脏腑功能，经50天治疗患者所有症状均明显减轻，可独立行动，活动轻微受限。遴选本案例旨在说明经络瘀滞型腰椎间盘突出治疗的贴敷临床思路。

关键词： 腰椎间盘突出；经络瘀滞；疏通经络。

【首诊记录】

武某，女，43岁。就诊日期：2022年2月19日。

主诉： 腰痛伴右下肢活动障碍5个月余。

简要病史： 患者5个月前无明显诱因出现腰痛伴右下肢活动障碍，肢体活动受限明显，就诊于当地医院，行腰椎CT检查，提示第4、第5腰椎间盘突出伴椎管狭窄（未见报告单）。患者后于多个医疗机构（医院、诊所等）行穴位注射、针灸等治疗，效果不佳，欲于医院行手术治疗时，经朋友介绍来本诊所就诊。患者平素食欲差，二便正常，睡眠尚可。

查体： 第4、第5腰椎压痛，腰痛可向臀部及右下肢沿坐骨神经分布区域放射。直腿抬高试验、4字试验阳性。

舌象表现： 舌质淡白，苔白厚腻浮黄，边有齿痕（图 10-1-1）。

辨证分析：

上　舌质淡白：主虚，主寒。

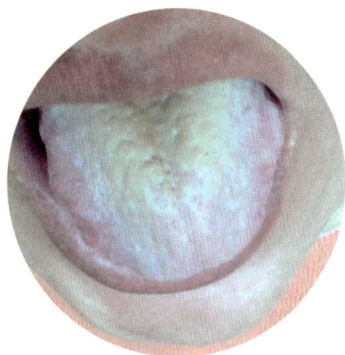

苔白厚腻浮黄：寒湿弥漫三焦，寒湿蕴久化热。

边有齿痕：主痰湿。

中　食欲差：脾胃虚弱，寒湿阻滞脾胃，阳气不足。

腰椎压痛：局部气滞血瘀，经络不通则痛。

图 10-1-1

下　腰痛可向臀部及右下肢沿坐骨神经分布区域放射，直腿抬高试验、4字试验阳性：腰椎间盘突出压迫神经所致。

西医诊断： 腰椎间盘突出。

中医诊断： 腰痛（经络瘀滞，寒湿蕴热）。

调治原则： 局部疏通经络；整体清热化湿养阴，健脾和胃理气。

穴位贴敷： 消肿止痛贴 0.4g×2mL×3 贴 ×3 天。

局部　高良姜 0.5g，芒硝 0.5g。（挑治后贴敷）

其他治疗：

挑治：第3腰椎棘突下、双膀胱俞。

砂连和胃胶囊：每次 4 粒，每日 3 次，饭前半小时口服。

注意事项： 禁食辛辣刺激、油腻肉食及生冷寒凉之品。注意保暖。规律睡眠，保持心情舒畅。避免久坐久站。

【二诊记录】

就诊日期： 2022 年 2 月 22 日。

病情变化： 患者所有症状均明显减轻，可独立行动。活动轻微受限。食欲好转。舌质淡白转红，苔厚腻变薄（图 10-1-2）。治疗方案和注意事项同前。

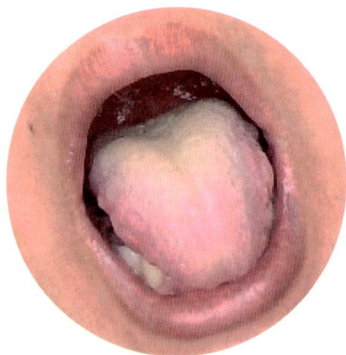

图 10-1-2

就诊日期：2022 年 2 月 28 日。

病情变化：患者所有症状均明显减轻，可独立行动。活动轻微受限。食欲恢复，但饮食未控制，偶有腹胀不适。舌质淡白转红，苔厚腻变薄，苔黄变少（图 10-1-3）。

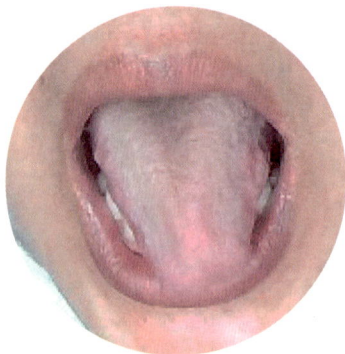

图 10-1-3

调治原则：局部疏通经络；整体清热化湿养阴，消痞和胃理气。

穴位贴敷：消肿止痛贴 0.4g×2mL×3 贴 ×3 天。

局部　高良姜 0.5g，芒硝 0.5g。

其他治疗：

挑治：第 3 腰椎棘突下、双膀胱俞。

砂连和胃胶囊：每次 4 粒，每日 3 次，饭前半小时口服。

消痞和胃胶囊：每次 4 粒，每日 3 次，饭前半小时口服。

注意事项： 禁食辛辣刺激、油腻肉食及生冷寒凉之品。注意保暖。规律睡眠，保持心情舒畅。避免久坐久站。

【四诊记录】

就诊日期： 2022 年 3 月 15 日。

病情变化： 患者所有症状均明显减轻，可独立行动，活动轻微受限，饮食可。舌质淡白转红，苔厚腻变薄，苔黄变少（图 10-1-4）。

调治原则： 局部疏通经络。

穴位贴敷： 消肿止痛贴 0.4g×2mL×3 贴 ×3 天。

局部 高良姜 0.5g，芒硝 0.5g。

注意事项： 禁食辛辣刺激、油腻肉食及生冷寒凉之品。注意保暖。规律睡眠，保持心情舒畅。避免久坐久站。

【五诊记录】

就诊日期： 2022 年 4 月 9 日。

病情变化： 患者所有症状均明显减轻，可独立行动，活动轻微受限，饮食可。舌质淡红，苔薄白（图 10-1-5）。

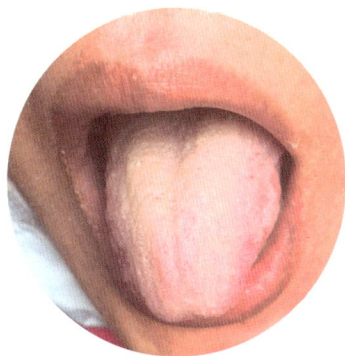
图 10-1-4

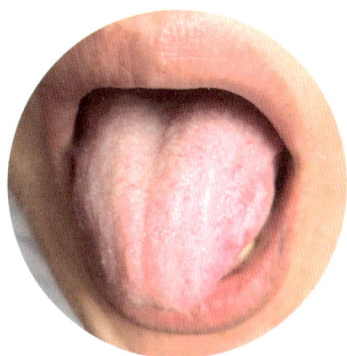
图 10-1-5

【诊疗解析】

本案患者影像学诊断为腰椎间盘突出，其伴有的第 4、第 5 腰椎压痛，腰痛可向臀部及右下肢沿坐骨神经分布区域放射，直腿抬高试验、4 字试验阳性，都是腰椎间盘突出典型症状及体征，诊断明确无疑。舌质淡白，苔白厚腻浮黄，边有齿痕，说明寒湿弥漫，脾胃阳气不足，寒湿郁久化热，出现白厚腻苔上有浮黄。患者食欲较差也是因为脾胃虚弱，加之寒湿压抑脾胃阳气，脾胃受纳腐熟、健运水谷的功能减弱，则出现食欲差。患者局部腰痛，通过整体辨证论治主要考虑为寒湿弥漫，阻滞腰部局部经络，导致气血运行不畅，气血瘀滞，经络失养而发为疼痛。

本案病情复杂，但主要病机为脾胃虚弱，寒湿弥漫，从而导致寒湿蕴久化热，阻滞经络导致疼痛等症，故整体上通过砂连和胃胶囊清热化湿养阴、健脾和胃理气的作用，调节脾胃寒湿郁热。砂连和胃胶囊的药物成分主要包括紫萁贯众（麸炒）、黄连（酒炙）、砂仁、北沙参、陈皮、土木香等。其中贯众、黄连清热燥湿，砂仁醒脾开胃。因郁热久在，易伤阴津，故用北沙参预护其阴，又防诸药过燥伤及胃阴。寒湿久郁必然导致气机的瘀滞，气滞、湿阻、血瘀三者常相兼为病，气行则湿行，气滞则湿留，故加入陈皮、土木香理气健脾。诸药合用从根本上消除病因。

下极俞出自《备急千金要方》，又称为十五椎，位置在第3腰椎棘突下，是人体的经外奇穴，也是强腰健肾的重要穴位，临床当中多用于治疗小便不利、肾炎、遗尿、腰痛等病症，同时对于腹痛、腹泻、下肢麻木酸痛等症都具有极好的治疗效果。膀胱俞是足太阳膀胱经的常用腧穴之一，常用于治疗坐骨神经痛，具有利膀胱、强腰脊的作用。挑治是对经络疏通的一个强刺激，选择第3腰椎棘突下、双膀胱俞挑治，会加强局部腧穴强腰脊的作用。腰为肾之府，腰部久痛必及肾，通过对此穴位的刺激，可以同时补肾强腰。高良姜、芒硝合用具有辛开苦降的作用，在挑治后局部使用高良姜、芒硝进行贴敷，辛能散能行，苦能降能泄，一宣一降，一行一泄，一寒一热，将聚集的腰部的寒湿宣散开，从而达到通畅气血、疏通经络的目的。诸药诸法同用，整体上清热化湿养阴、健脾和胃理气，以化寒湿郁热，局部挑治配合高良姜、芒硝湿贴疏通经络，标本兼治，正本清源，诸症均得到缓解。

三诊患者因饮食未控制，偶有腹胀不适，加入消痞和胃胶囊（主要包括刺梨叶、杨柳枝、三七、隔山消等）加强健脾消食散瘀的作用。因患者胃脘部不适时间较长，久病入络、久病必虚，故加用消痞和胃胶囊攻补兼施，化痞消积，散瘀活血。三诊治疗后患者腹胀不适明显减轻。四诊患者饮食尚可，脾胃功能恢复，故去消痞和胃胶囊、砂连和胃胶囊，仅局部治疗五诊可见患者逐渐转愈。

【辨治备要】

1. 辨证要点

腰椎间盘突出是较为常见的疾患之一，主要是因为腰椎间盘各部分（髓核、纤维环及软骨板），尤其是髓核，有不同程度的退行性改变后，在外力因素的作用下，椎间盘的纤维环破裂，髓核组织从破裂之处突出（或脱出）于后方或椎管内，导致相邻脊神经根遭受刺激或压迫，从而产生腰部疼痛，一侧下肢或双下肢麻木、疼痛等一系列临床症状。腰椎间盘突出症以第 4 腰椎至第 5 腰椎间、第 5 腰椎至第 1 骶椎间发病率最高，约占 95%。

腰痛的治疗要重视虚证、寒证的辨识。腰部疼痛、酸软，日久不愈，时轻时重，劳累后疼痛加重、按后则舒，下肢无力，或有畏寒肢冷、遗精、舌淡苔白、脉沉者，属于肾阳不足，以虚为主；腰部疼痛、酸重，遇到阴雨或寒冷加重者，以寒为主。

2. 鉴别要点

本病应与慢性腰部劳损、急性腰扭伤及梨状肌综合征相鉴别。

慢性腰部劳损可由急性腰扭伤后未经及时合理治疗或长期积累性腰部组织损伤引起，常表现为腰骶部酸痛或钝痛，劳累后疼痛加重，休息、改变体位及局部捶打按摩后症状减轻，不能坚持弯腰工作，疼痛严重时可牵掣到臀部及大腿后侧。腰骶部竖脊肌附着点处是最常见的压痛点。直腿抬高加强试验阴性。

急性腰扭伤患者多数有急性腰扭伤史，可出现不同的症状和功能失调，以及突然发作的急性疼痛，身体常处于强迫体位，由于保护性肌紧张使脊柱强直或侧凸，疼痛可向臀部放射。屈髋屈膝时可引起腰部疼痛，直腿抬高试验可为阳性，但无坐骨神经牵拉痛，直腿抬高加强试验阴性。

梨状肌起自骨盆内面第 2～第 4 骶骨孔两侧，贴于骨盆内壁经坐骨大孔蒂系大转子。坐骨神经大多数从梨状肌下缘穿出，部分为胫神经或腓总神经，经梨状肌肌腹或其上下缘穿出。梨状肌综合征与腰椎间盘突出相比，需要鉴别以下几点：第一，梨状肌综合征压迫的是坐骨神经，压迫位置比较低；而腰椎间盘突出压迫的是腰椎神经根导致出现下肢的麻痛症状，压迫位置比较高。第二，梨状肌综合征是由臀部的梨状肌对于坐骨神经直接压迫导致的，腰椎间盘突出是因为突出的髓核对神经根产生刺激或者压迫而出现的症状，通过 MR、CT 可以检查出来。第三,二者可以通过一些体格检查进行鉴别，如直腿抬高试验，梨状肌综合征直腿抬高试验超过 60°以后疼痛一般会缓解，腰椎间盘突出的直腿抬高试验出现疼痛以后会越来越痛。

3. 治疗须知

（1）睡硬板床可以减少椎间盘承受的压力。

（2）患者要注意腰间保暖，尽量不要受寒，导致局部气血瘀滞加重。

（3）患者平时不要做弯腰用力动作，注意适当休息，不要过于劳累，以免加重疼痛。

（4）患者平时提重物时应该先蹲下拿到重物，然后慢慢起身，尽量做到不弯腰。

（5）患者要经常加强腰背肌的锻炼，增强腰部肌肉力量，以减少腰肌损伤机会。

（6）患者要养成良好的生活习惯。腰椎间盘突出症需在日常生活中减少腰部负重、长期劳累，避免扭伤，改善久坐、久站等一个姿势时间过长的生活习惯。

（7）患者禁食冷饮冷物及辛辣刺激食物，比如花椒、辣椒之类的食物，以免食用以后导致腰部以及脊髓神经根水肿加重，进而导致疼痛症状明显加重，不利于腰椎间盘突出症状的恢复。

第二节　风湿性关节炎

祛风散寒、温阳化湿治疗风邪偏盛型风湿性关节炎

简要介绍：本案例来自甘青宁三省（自治区）。患者全身游走性疼痛 2 年余。患者于 2 年前坐月子受凉后出现全身游走性疼痛，并伴有畏寒，四肢末端明显，近日受凉后左侧肩关节疼痛明显，现接受中医药穴位贴敷疗法治疗，以祛风散寒、温阳化湿法辨证湿贴治疗，经 4 天治疗肩关节疼痛消失，畏寒减轻。遴选本案例旨在说明风邪偏盛型风湿性关节炎治疗的贴敷临床思路。

关键词： 行痹；祛风散寒；温阳化湿。

【首诊记录】

陈某，女，26 岁。就诊日期：2022 年 9 月 23 日。

主诉： 全身游走性疼痛 2 年余。

简要病史： 患者于 2 年前坐月子受凉后出现全身游走性疼痛，并伴有畏寒，四肢末端明显，于多地行中西医结合治疗，效果时好时坏，近日受凉后左侧肩关节疼痛明显，为进一步诊治来我院就诊。症见左侧肩关节疼痛，局部无红肿，有压痛，畏寒，四肢末端明显，大小便正常。

舌象表现： 舌尖短平，舌体有纵沟，舌质淡红，苔薄白（图 10-2-1）。

辨证分析：

上　舌尖短平：主心肺阳气虚。

　　舌体有纵沟：脾胃虚弱，气血不足。

　　舌质淡红，苔薄白：病邪尚浅。

　　受凉后左侧肩关节疼痛，有压痛：风寒湿夹杂在局部，局部气血瘀滞，不通则痛。

中　无特殊辨证。

下　全身游走性疼痛：风寒湿夹杂，流注经络关节，风寒邪气偏盛。

　　畏寒，四肢末端明显：肾阳虚。

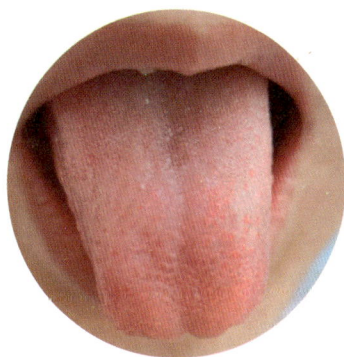

图 10-2-1

西医诊断： 风湿性关节炎。

中医诊断： 痹证（行痹）。

调治原则： 祛风散寒，温阳通痹。

穴位贴敷： 消肿止痛贴 0.4g×2mL×2 贴 ×4 天。

神阙　羌活 0.5g，独活 0.5g，川芎 0.5g。

命门　附子 0.5g，肉桂 0.5g，淫羊藿 0.5g。

其他治疗：

姜桂饮：每日 1 次，每次 2 袋，早上温水冲服。

注意事项： 清淡饮食，调情志，忌食生冷、辛辣、油腻食物，饮食宜清淡。规律生活作息。

就诊日期： 2022 年 9 月 26 日。

病情变化： 患者诉肩关节未见疼痛，畏寒较前减轻，舌尖短平明显改善，舌纵沟变浅（图 10-2-2）。

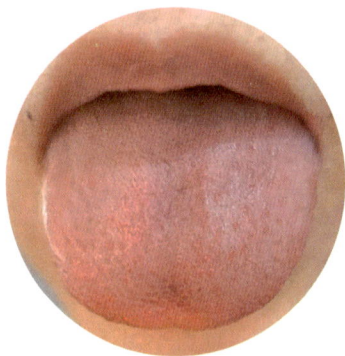

图 10-2-2

【诊疗解析】

《素问·痹论》曰："黄帝问曰：痹之安生？岐伯对曰：风寒湿三气杂至，合而为痹也。其风气胜者为行痹，寒气胜者为痛痹，湿气胜者为着痹也。"本案患者坐月子受凉后出现全身游走性疼痛，有压痛，并伴有畏寒，外感风寒病史明确，又因近日受凉后左侧肩关节疼痛明显，故痹证诊断明确，以风邪、寒邪偏盛为主。舌质淡红、苔薄白说明病邪尚浅，风寒湿邪在体表经络关节。而其舌尖短平为心肺阳气不足；舌体有纵沟，主要为脾胃虚弱、气血不足所致；畏寒肢冷提示肾阳不足，因此治疗要兼顾扶正祛邪。故在命门湿贴附子、肉桂、淫羊藿温补肾阳。神阙为调节全身气血阴阳的要穴，选用羌活、独活祛风散寒、化湿止痛，羌活主一身之上部风寒湿，独活主一身之下部风寒湿，两药合用，一身上下痹痛皆可祛除。川芎为血中之气药，具有行气活血之功，风寒湿流注经络气血，导致气血不通而疼痛，使用川芎行气活血则止痛效果更捷，不仅祛其风寒湿之本，还能解除气滞血瘀之标，诸药合用，风寒湿之邪消散，肾阳充足，心肺脾胃一身阳气亦盛，疼痛消失，畏寒减轻，诸症转愈。

【辨治备要】

1. 辨证要点

贴敷临床治疗本病注重寒热辨识，局部灼热红肿、痛不可触、得冷则舒属热，反之属寒。此外，又要考虑风寒湿偏重的不同，本案以游走性疼痛为主症，考虑行痹；如果痛处固定不移的，则考虑痛痹；如果疼痛以酸楚、沉重为主的，考虑着痹。治疗上祛风、散寒、除湿各有侧重。

2. 鉴别要点

本病需与类风湿关节炎进行鉴别。从发病情况来看，风湿性关节炎初发年龄以 9～17 岁多见，男女比例相当；类风湿关节炎以中年女性多见。从病因来看，风湿性关节炎是链球菌感染造成；而类风湿关节炎是多种原因引起的关节滑膜的问题。从慢性症状的不同来看，风湿性关节炎好发于膝、踝、肘、腕等大关节，呈多发性、对称性。病变关节红、肿、热、痛显著，并有游走性及反复发作的特点，急性期过后关节功能完全恢复，无关节畸形，用水杨酸制剂治疗有显效。检查见抗"O"（抗链球菌溶血素 O）多可增高，X 线仅显示关节软组织肿胀。类风湿关节炎多为多发性、对称性的指、掌指小关节炎，后期指间关节呈梭形肿大，关节强直或畸形，用水杨酸制剂治疗效果不固定，常为临时性缓解疼痛，并发心脏损害较少。检查见抗"O"多不增高，类风湿因子多为阳性，X 线显示关节面破坏，关节间隙变窄和骨质疏松，甚至关节畸形。

3. 治疗须知

（1）急性发作期患者应适当休息、减少运动、避免劳累，避免受到冷、热刺激或精神刺激，保证充足的饮食营养。

（2）稳定期患者应避风寒、适寒温、调情志，避免关节的损伤，如撞伤、扭伤等，还应预防呼吸道感染，如出现发热、咽痛时，要积极给予治疗，防止病情的复发。

（3）不论是急性发作期还是稳定期患者均忌烟酒，避免摄入咖啡、浓茶或辛辣油腻之品。

第三节　痛风

清热化湿、消肿止痛治疗湿热蕴脾型痛风急性发作

简要介绍：本案例来自河北省。患者因前 3 天喝啤酒、吃海鲜导致痛风发作，脚后跟疼痛，走路困难，现接受中医药穴位贴敷疗法治疗，以清热化湿、消肿止痛法辨证湿贴，症状好转。遴选本案例旨在说明湿热蕴脾型痛风急性发作治疗的贴敷临床思路。

关键词：痛风急性发作；湿热蕴脾；清热化湿；消肿止痛。

【首诊记录】

李某，男，35 岁。就诊日期：2022 年 4 月 8 日。

主诉：脚后跟疼痛 3 天。

简要病史：患者因前 3 天喝啤酒、吃海鲜导致痛风发作，脚后跟疼痛，走路困难，患者平素大便 2～3 天 1 次，爱喝啤酒，偏食肉类，无肉不欢，不爱喝水，自觉肢体沉重，既往痛风反复发作多次，此次最为严重。

舌象表现：舌质淡，苔薄黄腻，舌中间有裂纹、凹陷，舌边可见齿痕（图 10-3-1）。

辨证分析：

上　舌质淡：主虚。

　　苔薄黄腻：湿热。

　　舌中间有裂纹、凹陷：脾胃虚弱。

　　舌边可见齿痕：脾虚湿阻。

中　爱喝啤酒，偏食肉类：饮食不节，易伤脾胃。

　　不爱喝水，自觉肢体沉重：脾虚湿困。

下　脚后跟疼痛，走路困难：局部气滞血瘀，不通则痛。

西医诊断：痛风（急性发作期）。

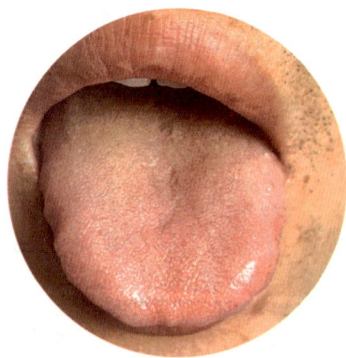

图 10-3-1

中医诊断：痹证（湿热蕴脾）。

调治原则：整体清热化湿，局部消肿止痛。

穴位贴敷：消肿止痛贴 0.4g×2mL×1 贴 ×9 天。

局部　鱼石脂 0.5g，芒硝 0.5g。

其他治疗：

轻燕饮：每日 1 次，每次 1 袋，中午温水冲服。

竹叶饮：每日 1 次，每次 1 袋，晚上温水冲服。

砂连和胃胶囊：每日 3 次，每次 4 粒，饭前半小时口服。

注意事项：清淡饮食，忌食冷饮、水果或油腻之品，只吃粥、馒头、蔬菜，每日饮水 3000mL。规律生活作息。

【二诊记录】

就诊日期：2022 年 4 月 16 日。

病情变化：患者脚后跟疼痛好转，大便 2 天 1 次，身体感觉轻松，无沉重感。舌象见图 10-3-2。治疗方案和注意事项同前。

【三诊记录】

就诊日期：2022 年 4 月 26 日。

病情变化：患者脚后跟疼痛感于 4 月 20 日左右消失，至今无复发疼痛。舌质红，苔薄白，舌中间有裂纹、凹陷，舌边可见齿痕（图 10-3-3）。

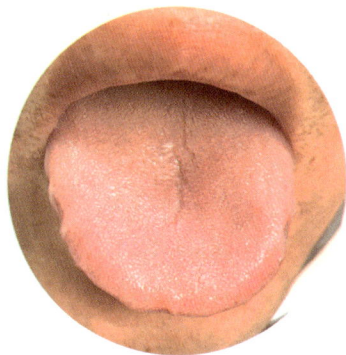　　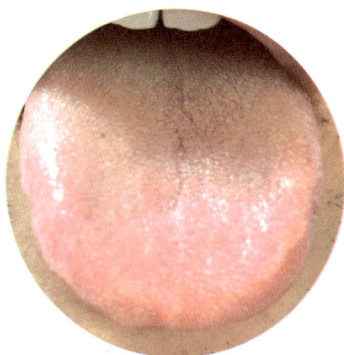

图 10-3-2　　　　　　　　　　　图 10-3-3

【诊疗解析】

本案患者既往有痛风病史，因喝啤酒、吃海鲜，饮食不节原因导致痛风急性发作。痛风多表现为关节的疼痛、肿胀，属于中医的痹证。该患者平素爱喝啤酒，偏食肉类，无肉不欢，因脾胃主收纳、腐熟水谷，脾胃过用而受损，表现为舌中间有裂纹、凹陷。脾胃虚弱，脾失健运，饮食不化，水湿不运，停聚中焦，而成痰湿食积，痰湿食积郁久化热，故舌苔薄黄腻，舌边可见齿痕。体内水湿太过，则不爱喝水。湿邪流注肌肉，湿性重浊，则感肢体沉重。脾主四肢肌肉，湿热蕴结在脾胃，湿热流注四肢关节经络，导致脚后跟疼痛，走路困难。治疗选用鱼石脂、芒硝贴敷局部，以清热消肿止痛，竹叶饮清热利湿、健脾和胃，轻燕饮清热利湿消食，砂连和胃胶囊健脾和胃理气，三者同用则脾胃健运，脾胃复健，食积、痰湿则去，热无所依，诸症皆去。

【辨治备要】

1. 辨证要点

痛风是一种常见且复杂的关节炎类型，各个年龄段均可能罹患本病，男性发病率高于女性。痛风患者经常会在夜晚出现突然性的关节疼痛，发病急，关节部位出现疼痛、水肿、红肿和炎症，疼痛感会慢慢减轻直至消失，持续几天或几周不等。贴敷临床治疗本证首辨寒热虚实，局部红肿热痛、病程短、急性发作的，属热属实，湿贴即可，配合芒硝、鱼石脂可以加速消退肿痛。

2. 治疗须知

（1）患者应减少摄入肉类、动物内脏、海鲜、含酵母食物和饮料等，限制饮酒。肉类、动物内脏及部分海鲜（如贝类）饮食中嘌呤含量过高，可被身体分解为尿酸，大量摄入导致血尿酸水平升高。酒精在发酵过程中会消耗人体大量水分并产生大量嘌呤，人体内嘌呤含量越多，代谢产生的尿酸就越多，同时酒精刺激肝脏也会产生尿酸，而这会增加痛风的发病率和痛风对人体的危害程度。啤酒中含有大量嘌呤成分，诱发痛风的风险最高。

（2）一些药物可影响肾脏的尿酸排泄能力，从而导致血尿酸水平增高，如噻嗪类利尿剂、环孢素、吡嗪酰胺、乙胺丁醇、烟酸、华法林、小剂量阿司匹林等。

（3）痛风患者要根据天气的变化及时添减衣物，防止受凉。受凉可能会促使机体的血管收缩，使机体当中的尿酸水平明显升高，导致痛风发作。建议患者养成多喝水、多排尿的习惯，这对尿酸排泄有很好的效果。

温阳益气、散寒化湿、散瘀止痛治疗阳虚寒湿型痛风急性发作

简要介绍： 本案例来自广西壮族自治区。患者无明显诱因出现左踝关节肿胀疼痛，局部红不甚，按之痛剧，活动不利，既往有痛风性关节炎病史，现接受中医药穴位贴敷疗法治疗，以温阳益气、化瘀散寒止痛法辨证湿贴，经 4 天治疗左踝关节疼痛消失。遴选本案例旨在说明阳虚寒湿型痛风急性发作治疗的贴敷临床思路。

关键词： 痛风急性发作；阳虚寒湿；温阳益气；散寒化湿；散瘀止痛。

【首诊记录】

罗某，女，69 岁。就诊日期：2021 年 12 月 27 日。

主诉： 左踝关节肿胀疼痛 3 天。

简要病史： 患者无明显诱因 3 天前出现左踝关节肿胀疼痛，局部红不甚，按之痛剧，活动不利，既往有痛风性关节炎病史。

查体： 左外踝局部肿胀，按之痛剧。

舌象表现： 舌质淡白，舌上裂纹明显，苔薄白腻（图 10-3-4）。

辨证分析：

上　舌质淡白：主虚寒。

　　苔薄白腻：主寒湿。

　　舌上裂纹明显：脾胃阳气虚，舌体失养。

中　无特殊辨证。

下　左踝关节肿胀疼痛，按之痛剧：局部气滞血瘀。

　　局部红不甚：病性以寒为主。

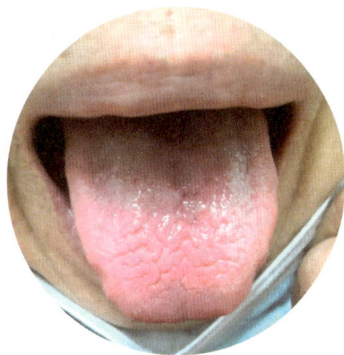

图 10-3-4

西医诊断： 痛风（急性发作期）。

中医诊断： 痹证（阳虚寒湿）。

调治原则： 整体温阳益气；局部散寒化湿，散瘀止痛。

穴位贴敷： 消肿止痛贴 0.4g×2mL×2 贴。

阿是穴 延胡索 0.5g，羌活 0.5g，细辛 0.5g。

神阙 附子 0.5g，干姜 0.5g，黄芪 0.5g。

其他治疗： 局部痛点刺血拔罐。

注意事项： 清淡饮食，忌食冷饮、水果及油腻之品，只吃粥、馒头、蔬菜，每日饮水 3000mL。规律生活作息，避免受寒。

【二诊记录】

就诊日期： 2021 年 12 月 28 日。
病情变化： 患者左踝疼痛缓解，继续当前治疗。治疗方案和注意事项同前。

【三诊记录】

就诊日期： 2021 年 12 月 29 日。
病情变化： 患者左踝疼痛消失。注意事项同前，治疗方案调整如下。
调治原则： 温补脾肾，散寒化湿。
穴位贴敷： 消肿止痛贴 0.4g×2mL×2 贴。
命门 附子 0.5g，干姜 0.5g，肉桂 0.5g。
神阙 半夏 0.5g，高良姜 0.5g，吴茱萸 0.5g。
注意事项： 清淡饮食，忌食冷饮、水果及油腻之品，只吃粥、馒头、蔬菜，每日饮水 3000mL。规律生活作息，避免受寒。

【四诊记录】

就诊日期： 2021 年 12 月 30 日。
病情变化： 患者左踝疼痛消失。舌质转红，舌中部左右舌苔白厚腻（图 10-3-5）。

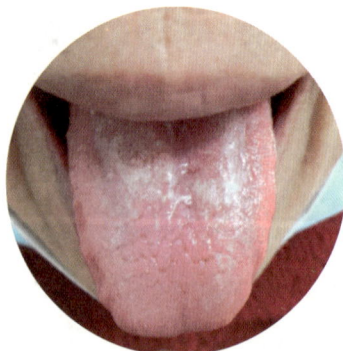

图 10-3-5

【诊疗解析】

本案患者既往有痛风病史，诊断明确。此次患者无明显诱因出现左踝关节肿胀疼痛，按之痛剧，活动不利，说明局部气血瘀滞，不通则痛。局部红不甚，说明局部热邪较轻，寒湿偏盛，寒性收引，导致气血凝滞。舌质淡白，舌苔薄白腻，说明患者素体偏虚偏寒，寒邪盛导致水津凝聚化为寒湿。舌上裂纹明显，说明脾胃虚弱，气血化生不足，舌体失养，而起裂纹，如久旱之田，失于水养，皲裂自生。患者整体体质为脾胃阳气虚弱，寒湿内盛，局部又有寒湿流注关节，寒湿阻络，气血瘀滞不行而疼痛。治疗上局部选用延胡索、羌活、细辛，散寒化湿，散瘀止痛，标本同治，又采用局部刺血拔罐，可以快速将瘀血排除，减轻局部血瘀，止痛效果更快。神阙位于中焦腹部，能调节全身气血寒热，故选用附子、干姜、黄芪湿贴，温补全身阳气。经治疗，局部疼痛消失，治疗重点转为调节全身阳虚寒湿的状况。命门可以温补肾阳，肾阳为全身阳气之根，故在命门选用附子、干姜、肉桂大补阳气，在神阙选用半夏、高良姜、吴茱萸散寒温中，化湿散结。经治疗，患者舌质由淡白转红，全身阳气渐盛，但仍有苔白腻的现象，考虑与贴敷时间较少相关。无形阳气可以速生，有形寒湿祛除难速，患者可以继续使用该方案贴敷，或者增强该方案的化湿作用，如在神阙选用苍术、陈皮、草果等药物。

【辨治备要】

1. 辨证要点

痛风贴敷治疗，临床首辨寒热虚实。老年痛风患者或痛风慢性病程、局部红肿热痛不明显的，首先考虑定性属寒属虚，反之则考虑定性属热属实。虚性病证，急性发作最难辨别，临床可以从上中下分别分析脏腑功能的虚实，从局部仔细观察，分析病性属寒属热，审证求因，审因论治，不可拘泥偏见。

2. 鉴别要点

痹证应和痿证相鉴别。虽然痹证患者肢体通常会有麻木不仁感，局部同时伴随有疼痛感，但是肢体是有力量的。而痿证患者通常会有肌肉萎缩，并伴随有四肢无力、运动困难及消瘦等症状。痿证主要病因是热伤肺津、脾胃受损或者肝肾亏损。痹证主要病因是肝肾亏虚、正气不足、卫外不固，使得风寒湿热等邪气侵入所致。

223

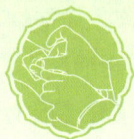

第十一章
脾胃病证案例

第一节　胃痛

祛风散寒、温中健脾治疗阳虚感寒型胃痛

简要介绍： 本案例来自新疆维吾尔自治区。患者素体阳虚，风寒邪气侵袭体表，不得外散，经三焦直中胃腑，寒凝气滞，胃肠挛急发为胃痛；脾运失司，升降失调故伴有反酸、呕吐、便溏等症状，在治疗时应以祛风散寒、温中健脾、和胃止痛为宜。遴选本案例旨在为阳虚感寒导致的胃痛辨证提供临床依据。

关键词： 胃痛；阳虚感寒。

【首诊记录】

张某，女，27岁。就诊日期：2022年4月17日。

主诉： 反复腹痛1年，加重1周。

简要病史： 患者1年前因饮食生冷后出现腹部疼痛，曾在医院治疗，检查显示无明确器质性病变，具体诊断不详，症状好转后出院。但此后患者每因受凉、饮食生冷后易反复发作。1周前患者外感风寒后腹痛加重，今来我诊所就诊。现症见腹部疼痛，以胃脘部疼痛明显，可放射至后背部，伴流清涕，夜眠一般，二便正常。

查体： 胃脘部压痛阳性，无反跳痛。

舌象表现：舌质淡，舌体胖大，舌中凹陷，舌边突出、有齿痕，苔白滑（图 11-1-1）。

辨证分析：

上　舌质淡：主虚。

　　舌体胖大，舌中凹陷，边有齿痕：主脾虚湿阻。

　　苔白滑：白主寒，滑为水湿。

　　舌边突出：肝郁。

　　流清涕：寒邪在表。

　　夜眠一般：气血不足，心神失养。

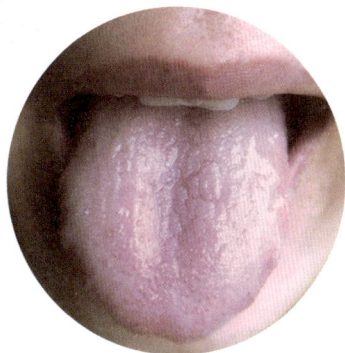

图 11-1-1

中　发病 1 年余，受寒加重或诱发：慢性病程，主虚。

　　受寒后胃脘痛，可放射至后背：阳虚之体，寒邪直中。

下　无特殊辨证。

西医诊断：慢性胃炎急性发作。

中医诊断：胃痛（阳虚感寒）。

调治原则：祛风散寒、温中散寒，疏肝健脾，理气止痛。

穴位贴敷：消肿止痛贴 0.4g×2mL×4 贴。

大椎　麻黄 0.5g，防风 0.5g，辛夷 0.5g。

中脘　柴胡 0.5g，白芍 0.5g，白术 0.5g。

神阙　芒硝 0.5g，高良姜 0.5g，延胡索 0.5g。

后背部疼痛局部　肉桂 0.5g，川芎 0.5g，延胡索 0.5g。

其他治疗：

消痞和胃胶囊：早上、中午、晚上各 4 粒。

注意事项：忌食油腻、辛辣、生冷食物，调节情志。

【二诊记录】

就诊日期：2022 年 4 月 19 日。

病情变化：胃脘部疼痛明显好转，无鼻涕，无后背放射痛。舌象见图 11-1-2。治疗方案和注意事项同前。

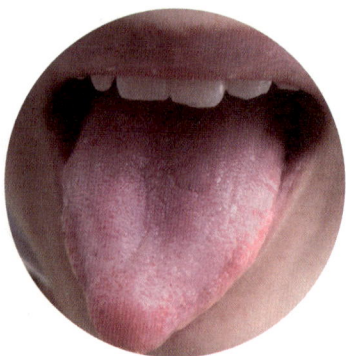

图 11-1-2

【诊疗解析】

患者临床症状以胃脘部疼痛为主，且每因受凉、饮食生冷后出现疼痛症状，属寒证，寒性凝滞，易致疼痛。本次发病因感寒而起，故病理因素要考虑风寒，鼻流清涕为寒邪侵犯肺卫之象，胃痛发作提示寒邪直中胃腑。患者舌象见舌质淡，边有齿痕，舌体胖大，水滑苔，可知素体脾肾阳虚，脾虚则肝郁。综合分析，患者病位在胃，涉及肝脾肾。治疗应以祛风散寒、温中散寒、疏肝健脾为主，采用穴位贴敷方案，选用麻黄、防风、辛夷湿贴大椎，大椎为诸阳之会，麻黄解表散寒，防风疏散风邪，辛夷散寒解表、宣通鼻窍。柴胡、白芍、白术湿贴中脘，中脘为胃之募穴，柴胡疏解少阳、疏肝解郁，白芍养血敛阴、柔肝缓急止痛，白术补中健脾祛湿。芒硝、高良姜、延胡索湿贴神阙，以温肾助阳止痛。肉桂、川芎、延胡索湿贴后背部局部，以温肾助阳、活血止痛。患者遵医嘱控制日常饮食，多食用一些温运脾阳、健脾和胃的食物，同时保持良好的心态，主动配合治疗，可有效促进疾病的早日康复。

【辨治备要】

1. 辨证要点

胃痛是常见的脾胃系疾病，又称胃脘痛，是以上腹胃脘部近心窝处疼痛为主症的病证，基本病机为胃气郁滞，胃失和降，不通则痛；胃失濡养，不荣则痛。病理因素以气滞为主，并见食积、寒凝、热郁、湿阻、血瘀，病位在胃，与肝脾有关。辨证当辨虚实、辨寒热、辨气滞血瘀、辨兼夹证。由于体质、病邪、病程之不同，而有偏寒、偏热之区分。胃痛者凡属暴痛，痛势剧烈，病而拒按，食后痛甚或痛而不移，病无休止者属实；若疼痛日久或反复发作，痛势绵绵，痛而喜按，得食痛减，或劳倦加重、休息后减轻者属虚。壮年、新病者多实；年高、久病者多虚。补而痛剧者为实；攻而痛甚者为虚。胃痛者还需辨在胃、在肝、在脾，在胃多属胃病初发，常因外感、伤食所引起，症见胃脘胀痛、闷痛、痛无休止，以及嗳气、大便不爽、脉滑等；在肝多属反复发作，每与情志不遂有关，症见胃脘胀痛连及胁肋、窜走不定、太息为快、脉弦等；在脾多属久病，症见胃中隐痛、饥时为甚、进食可缓、劳倦则重、休息则轻，以及面色萎黄、疲乏无力、大便溏薄、脉缓等。

2. 鉴别要点

胃痛应与心痛、胁痛、腹痛相鉴别。

真心痛是心经病变所引起的心痛证，多见于老年人。真心痛为当胸而痛，其多绞痛、闷痛，动辄加重，痛引肩背，常伴心悸气短、汗出肢冷，病情危急。而胃痛多表现为胀痛、刺痛、隐痛，有反复发作史，一般无放射痛，伴有嗳气、泛酸、嘈杂等脾胃证候。

胁痛以胁部疼痛为主症，可伴发热恶寒，或目黄肤黄，或胸闷太息，极少伴嘈杂泛酸、嗳气吞腐。肝气犯胃的胃痛有时亦可攻痛连胁，但仍以胃脘部疼痛为主症。

腹痛以胃脘部以下、耻骨毛际以上整个位置疼痛为主症；胃痛以上腹胃脘部近心窝处疼痛为主症。两者仅就疼痛部位来说，是有区别的。但胃处腹中，与肠相连，因而胃痛可以影响及腹，而腹痛亦可牵连于胃，这就要从其疼痛的主要部位和如何起病来加以辨别。

3. 治疗须知

（1）患者要养成良好的饮食规律和习惯，忌暴饮暴食、饥饱无常，忌长期饮食生冷、醇酒、炙煿等物，避免摄入浓茶、咖啡和辛辣食物。患病后饮食以清淡、易于消化之物为宜，少食多餐，必要时进食流质或半流质饮食。

（2）患者忌过用苦寒、燥热伤胃的药物。

（3）患者应保持精神愉快，性情开朗，避免忧思恼怒等情志内伤。

（4）患者要劳逸结合，起居有常，避免外邪内侵。

第二节　便秘

温下寒积、行气止痛治疗阳虚寒积型便秘

简要介绍: 本案例来自河南省濮阳市。患者素体阳虚,饮食不节制,致脾胃纳运失常,日久则气虚,导致大便多日未解。治疗重用大黄、附子、细辛,根据寒热的情况加以增减,收效倍增。遴选本案例旨在说明机体阳气对各脏腑功能的调整作用,为临床辨证论治的穴位贴敷提供重要的指导思路。

关键词: 阳虚寒积;便秘;消化不良;大黄、附子、细辛。

【首诊记录】

张某,女,28 岁。就诊日期:2022 年 4 月 16 日。

主诉: 腹胀、腹胀痛 2 年,大便秘结 10 天,加重 1 周。

简要病史: 患者自诉 2020 年以来饮食常不规律,逐渐出现腹胀、腹满、纳差,偶有呃逆、大便质干等现象,大便约每周 1 次。10 天前患者大便秘结,约 1 周未解,伴腹胀、左下腹痛等症状加重,腹痛症状便后缓解,疼痛无明显放射,无发热。

查体: 神志清、精神尚可。心肺听诊无异常。腹软,无腹肌紧张,无压痛、反跳痛。

舌象表现: 舌质淡紫,舌体水滑、边有齿痕,苔稍厚腻(图 11-2-1)。

辨证分析:

上　舌质淡紫:提示体内气血不畅,有瘀血,主虚,主寒,寒凝血瘀。

　　舌体水滑、边有齿痕:主脾胃虚弱、寒湿壅盛。

　　苔稍厚腻:主痰湿。

中　腹胀 2 年,伴左下腹胀痛:病程较长,致脏腑功能虚损,久病多虚,

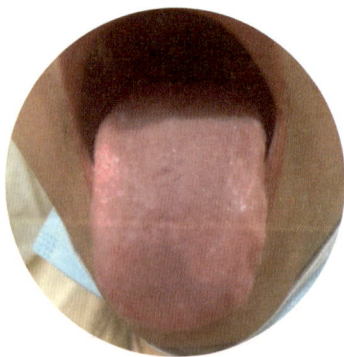

图 11-2-1

常属虚证。

饮食无规律，出现腹胀、腹满、纳差，偶有呃逆，舌体水滑、边有齿痕：机体脾胃功能失常，脾胃为气血生化之源，致正气不足，里气升降失调，涉及脾胃纳运及升降功能失常。

下 大便质干，伴左下腹胀痛，便后缓解，舌体水滑、边有齿痕：舌体边有齿痕，主脾肾阳虚，脾胃相表里，脾胃纳运失常，寒痰湿壅盛，阻滞肠道，加之脾肾阳虚推动无力，导致寒湿积滞，艰涩难下。

西医诊断：便秘。

中医诊断：便秘（阳虚寒积）。

调治原则：温下寒积，行气止痛。

穴位贴敷：消肿止痛贴 0.4g×2mL×3 贴。

神阙 大黄 0.4g，附子 0.8g，细辛 0.3g。

关元 附子 0.5g，肉桂 0.5g，延胡索 0.4g。

命门 附子 0.5g，肉桂 0.5g，淫羊藿 0.5g。

其他治疗：

消痞和胃胶囊：每次 4 粒，每日 3 次，饭前半小时服用。

注意事项：忌食油腻、寒凉，不熬夜，适量运动。

【二诊记录】

就诊日期：2022 年 4 月 18 日。

病情变化：患者食欲增加，大便解，左侧下腹部胀痛缓解不明显。舌象见图 11-2-2。

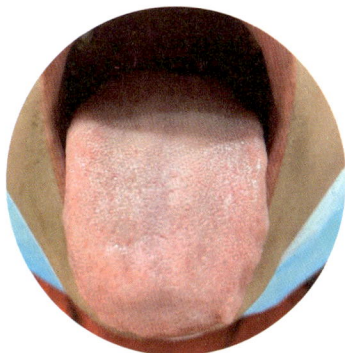

图 11-2-2

调治原则： 温下寒积，行气止痛。

穴位贴敷： 消肿止痛贴 0.4g×2mL×3 贴。

中脘　大黄 0.4g，附子 0.8g，细辛 0.3g。

神阙　大黄 0.4g，附子 0.8g，细辛 0.3g。

命门　附子 0.5g，肉桂 0.5g，淫羊藿 0.5g。

其他治疗：

消痞和胃胶囊：每次 4 粒，每日 3 次，饭前半小时服用。

注意事项： 忌食油腻、寒凉，不熬夜，适量运动。

【三诊记录】

就诊日期： 2022 年 4 月 20 日。

病情变化： 左下腹胀痛好转，少腹部无隆起，食欲正常，二便可。舌象见图 11-2-3。

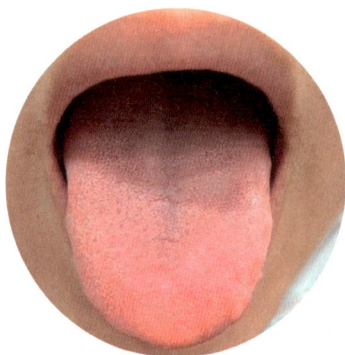

图 11-2-3

调治原则： 温下寒积，行气止痛。

穴位贴敷： 消肿止痛贴 0.4g×2mL×3 贴。

下结肠处　附子 0.5g，肉桂 0.5g，延胡索 0.4g。

神阙　大黄 0.4g，附子 0.8g，细辛 0.3g。

命门　附子 0.5g，肉桂 0.5g，淫羊藿 0.5g。

其他治疗：

消痞和胃胶囊：每次 4 粒，每日 3 次，饭前半小时服用，连服 6 日。

注意事项： 忌食油腻、寒凉，不熬夜，适量运动。

【诊疗解析】

患者大便秘结，排便困难，1周未解大便，根据其临床表现属中医学"便秘"范畴。舌象见舌体水滑、边有齿痕，主脾肾阳虚；舌质淡紫，主寒与瘀；舌苔稍厚腻，主中焦气化不利，水湿停聚，而成痰饮，上蒸于舌面，形成厚腻苔。结合临床表现，证属阳虚寒积之证。脾胃为后天之本，气血生化之源，胃为水谷之仓，患者平素饮食常不规律，久之可致脾胃功能受损，脾胃纳运、升降功能失调，清阳不升，浊阴不降，出现腹胀、腹满、呃逆等症状。患者病程2年，舌象见淡紫舌及齿痕，可知患者平素畏寒、怕凉。脾肾乃先后天之本。肾主管一身之阴阳，肾阳为全身诸阳之本，肾阳虚日久，可致各脏腑功能虚损。脾虚则气生化无源，气虚日久，推动无力，则致大肠传导失司，糟粕停聚于内，阻滞肠道，气不得通，则出现腹痛现象；糟粕难以下行，排出困难，则导致便秘。

患者因阳虚日久，致体内寒邪积聚于肠，无以运化糟粕将其排出体外，故治疗上予温下寒积、行气止痛、温阳散寒之法，采用中药粉加穴位贴敷治疗方案。大黄、附子、细辛湿贴神阙，剂量分别为0.4g、0.8g、0.3g，神阙位于脐中央，具有培元固本、回阳救逆、和胃理肠之功。本方在该穴重用附子，取其培元固本，助阳化气之效；细辛归心、肺、肾经，能散寒解表，助附子温阳之功；加大黄以泻下攻积，助大肠运化，荡涤肠胃，推陈致新。附子、肉桂、延胡索湿贴关元，附子、肉桂、淫羊藿湿贴命门。关元为小肠募穴，为任脉与足三阴经之交会穴；命门位于第2腰椎棘突下，为元气之根本，生命之门户，具有培元固本、温肾壮阳之功。而中药则选用性温药品如附子、肉桂、淫羊藿，以温肾壮阳，温煦生化培补少火，加延胡索以行气止痛，缓解腹痛之症。本方重在培补肾阳，温补阳气，重用附子，阳气足则生理之火能源源不断供给各脏腑，使脏腑各司其职，脾胃纳运协调、气机升降相因，大肠传导正常。同时，患者忌食油腻、寒凉等食物，不熬夜，作息正常，适量运动，多晒太阳。经3次治疗后，患者阳气补足，便秘症状得以解除，取得较好的疗效。

1. 辨证要点

患者以排便困难为主要症状，伴随症状为腹胀、腹痛、呃逆等，该病程已有两年余，结合患者呈现淡紫舌、边有齿痕等舌象，可诊断该患者属脾肾阳虚而致的阳虚寒积之证。中医学认为便秘与饮食不节、情志失调、年老体虚、感受外邪等有关，常见的临床表现为腹胀、腹痛、排便次数明显减少，2～3天1次或更长时间，无规律，粪便干燥，排出困难。西医学将其分为功能性便秘和器质性便秘两大类，中医学则认为根据便秘病因可分为实秘和虚秘。本病案病位在脾、肾、肠，主要责之肾，肾阳不足，气化无权，致各脏腑阳气不足，寒湿痰饮等有实之邪停聚，使脏腑不能各司其职，糟粕闭塞于内，发为便秘。其中脾肾阳虚为本，寒湿水饮等有实之邪为标，总属本虚标实之证。

2. 鉴别要点

便秘为临床常见之症，病因很多，病机不外虚实两类。虚则气血津液不足，或脾肾阳虚；实则多为实热或寒结等。本病案中便秘之证应与单纯的阳虚秘、气虚秘、冷秘相鉴别。

阳虚秘是以阳气不足而致大便艰涩、排出困难，面白，四肢不温，喜热怕冷，小便清长，或腹中冷痛、拘急拒按，或腰膝酸冷，舌淡、苔白或薄腻，脉沉迟或沉弦等为常见症的虚秘证候。在临床上治疗主要是温补阳气，亦根据各脏腑阳气虚损的不同，采用不同的方药治疗，如脾阳虚可用归脾汤、黄芪汤，肾阳虚可用金匮肾气丸、桂附地黄丸等药物。

气虚秘患者大便并不干燥，虽有便意，但是排出艰难，或是努力排便，但不能够排出，常出现汗出、短气、便后乏力的症状，舌象可见舌淡、苔薄白。气虚秘在临床上主要以益气润肠之法治疗，常常选择黄芪汤。

冷秘指便秘由寒气袭于肠道所致，临床表现有唇淡白、口淡、舌苔白滑、小便清，或有肠鸣、腹痛、手足冷、打嗝或恶心等，属实证，宜用温药而兼润燥之法，常选用理中汤加归芍进行治疗。

3. 治疗须知

（1）患者忌食油腻、寒凉等食物，不熬夜，作息正常，适量运动，多晒太阳，涵养阳气。

（2）便干量少者，适当多食富含纤维素的粗粮、蔬菜、水果。

（3）患者应增加体力活动，加强腹肌锻炼，避免久坐少动，可促进胃肠蠕动。

（4）患者应保持心情舒畅，戒忧思恼怒。

（5）患者应养成定时排便的习惯，如晨起排便等，可提高治疗本证型便秘的疗效。

祛寒温脾、健脾和胃治疗阳虚寒积便秘

简要介绍：本案例来自河北省廊坊市。患儿寒客胃肠，气机凝滞，无力推动肠内浊物下行，发为寒积便秘，又因此导致失眠，以祛寒温脾、健脾和胃之法治疗，寒去结开，诸症皆消。本案例为临床典型病例，为临床辨证论治提供重要的指导思路。

关键词：寒积便秘；消化不良；中脘、神阙、大椎；高良姜、芒硝；细辛、白芥子。

【首诊记录】

张某，女，2岁。就诊日期：2022年6月20日。

主诉：便秘1年。

简要病史：家长诉患儿便秘1年，大便质干，约3天1次，平素挑食，不喜蔬菜，喜肉类、零食等，晚上睡眠不安稳。

查体：神志清、精神尚可。心肺听诊无异常。腹胀，腹部叩诊呈鼓音，无腹肌紧张，无压痛、反跳痛。

舌象表现：舌质淡红偏暗，舌体瘦薄、凹陷，舌中部苔薄白，舌面水滑（图11-2-4）。

辨证分析：

上　舌质淡红偏暗，舌体瘦薄、凹陷：主虚、主寒。

　　舌中部苔薄白：白主寒，提示脾胃运化功能失常。

　　舌面水滑：体内有寒、有湿，多由

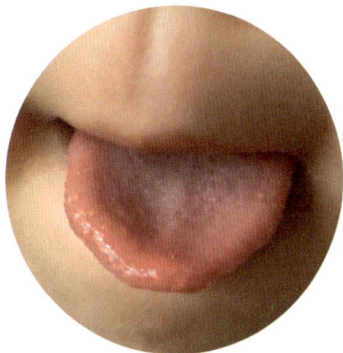

图 11-2-4

于寒湿侵袭，或者阳虚难以运化水湿。

中　平素挑食，不喜蔬菜，吃肉类、零食等：长期挑食易引起胃肠功能紊乱。

下　大便质干，约 3 天 1 次，舌中部苔薄白，舌面水滑：脾阳虚弱，失于温煦，另有寒积停滞，腑气不通，发为便秘。

西医诊断：便秘。

中医诊断：便秘（虚实夹杂，阳虚寒积）。

调治原则：祛寒温脾，健脾和胃。

穴位贴敷：消肿止痛贴 0.4g×2mL×3 贴 ×3 天。

大椎　细辛 0.12g，白芥子 0.12g。

中脘　高良姜 0.25g，半夏 0.25g。

神阙　大黄 0.25g，芒硝 0.25g。

注意事项：清淡饮食，以馒头、粥、青菜为主，忌零食及油腻等不易消化的食物。

【二诊记录】

就诊日期：2022 年 6 月 24 日。

病情变化：患儿晚上睡眠有改善，大便 2 天 1 次。

调治原则：祛寒温脾，健脾和胃。

穴位贴敷：消肿止痛贴 0.4g×2mL×3 贴 ×5 天。

大椎　细辛 0.12g，白芥子 0.12g。

中脘　高良姜 0.25g，芒硝 0.25g。

神阙　高良姜 0.25g，芒硝 0.25g。

注意事项：清淡饮食，以馒头、粥、青菜为主，忌零食及油腻等不易消化的食物。

【三诊记录】

就诊日期：2022 年 6 月 30 日。

病情变化：患儿晚上睡眠有所改善，大便情况 2 天 1 次。舌象见图 11-2-5。

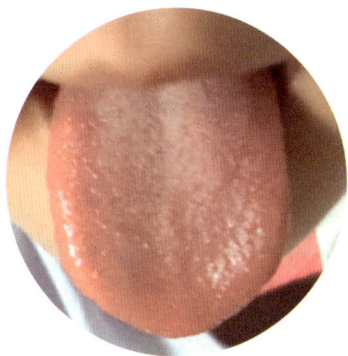

图 11-2-5

调治原则： 祛寒温脾，健脾和胃。

穴位贴敷： 消肿止痛贴 0.4g×2mL×1 贴 ×7 天。

大椎　细辛 0.12g，白芥子 0.12g。

注意事项： 清淡饮食，以馒头、粥、青菜为主，忌零食及油腻等不易消化的食物。

【诊疗解析】

中医学认为小儿为稚阴稚阳之体，脏腑娇弱，阴阳、气血相对不足。小儿饮食不知节制，生活条件提升，易食肥甘厚味、生冷之品，损伤脾胃，以致脾胃虚弱，运化不足，而生便秘。本病案患儿 2 岁，平素挑食，且爱食肉类、零食，不喜蔬菜，脾胃功能必然受损。本病病位在脾胃，患儿见舌中部苔薄白，白主寒，提示脾胃运化功能失常，脾阳受损，寒邪积聚；舌面水滑，提示体内有寒、有湿，多由寒湿侵袭，或者阳虚难以运化水湿导致；舌质暗红，舌体瘦薄，主气滞血瘀，津液亏损。由此可以看出患儿以脾阳虚损为主，脾运化功能失司，导致水湿停聚。又因患儿喂养不得当，感受寒邪，故当属阳虚寒积之证。其中里寒的形成有两个来源，一是外寒直中，二是虚寒内生。寒气客肠，其气与肠内糟粕胶结，气机凝滞，无力推动肠内浊物下行，发为寒积便秘。本病案当属虚实夹杂之证，脾阳虚为本，寒湿水饮为标。同时，胃不和则卧不安，故患儿睡眠亦不安稳。

本案在于调理患儿脾胃功能，同时温阳散寒，故治则以健脾和胃、祛寒温脾为主。在中脘湿贴高良姜、半夏，以温胃散寒、燥湿散痞，中脘为胃之募穴、八会穴之腑会，有疏利中焦气机之效，高良姜性热、味辛，能温胃散寒，半夏可燥湿消痞散结。在神阙湿贴大黄、芒硝，以泻下通便、润燥软坚，神阙乃元神之门户，又邻近胃与大小肠，在此湿贴大黄、芒硝是取其理肠通便之功。在大椎湿贴细辛、白芥子，以通阳散寒，白芥子可通皮里膜外之痰，加细辛温散寒湿之邪，大椎为诸阳之会，湿贴后振奋机体阳气，使邪气外出。经治疗后，患儿大便及睡眠状态均有改善，通过健脾阳、散寒邪，使寒去则结开，结开则可通泄，本病解除，则其他症状亦迎刃而解。另外，临床治疗小儿便秘应注意饮食结构，适时添加辅食，多吃蔬菜、水果，适当补充粗粮，使脾气健运，气血生化有源，机体生命活动正常，魄门亦能开合有节。

温里通下治疗阳虚寒积型便秘

简要介绍： 本案例来自黑龙江省。患儿素体脾胃虚弱，又因饮食不节，而致便秘。患儿接受中医药穴位贴敷疗法治疗，以温里散寒、通便止痛之法治疗，3 天后好转，大便通畅。遴选本案例旨在说明整体辨证与局部对症治疗的贴敷临床思路。

关键词： 寒积便秘；消化不良；中脘；神阙。

【首诊记录】

韩某，男，5 岁。就诊日期：2022 年 9 月 2 日。

主诉： 大便难解 2 ～ 3 天。

简要病史： 患儿近日大便难解，2 ～ 3 天 1 次，质干燥、量少，偶见腹痛。患儿平素偏食，饮食不规律，脾气较大，睡觉时易出汗。

查体： 体温 36.5℃，脉搏 98 次 / 分，呼吸频率 23 次 / 分。神志清、精神尚可。心肺听诊无异常。腹部平坦，腹软，无腹肌紧张，无压痛、反跳痛。

舌象表现： 舌形瘦长，舌质淡，舌体胖，舌中凹陷，苔白厚浮黄（图 11-2-6）。

辨证分析：

上　舌质淡，舌体胖，舌中凹陷：脾虚。
　　苔白厚浮黄：白主寒，厚主里有积滞，浮黄提示有化热倾向。

中　平素偏食，饮食不规律，舌中凹

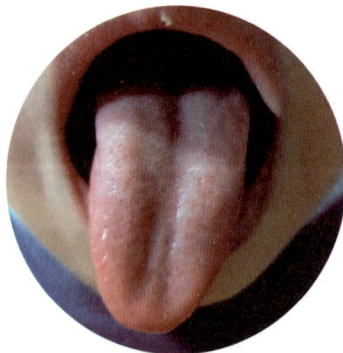

图 11-2-6

陷：脾虚。

脾气大，舌形瘦长：脾虚肝郁。

下 大便难，质干、量少：脾胃虚弱，传导失司。

西医诊断： 小儿便秘。

中医诊断： 便秘（阳虚寒积）。

调治原则： 温里散寒，通便止痛，消食健脾。

穴位贴敷： 消肿止痛贴 0.4g×2mL×2 贴。

中脘 山楂 0.3g，槟榔 0.3g，麦芽 0.3g。

神阙 大黄 0.3g，附子 0.3g，厚朴 0.3g。

其他治疗：

轻燕饮：每日 2 次，每次 2 袋，早晚冲服。

佛手饮：每日 1 次，每次 2 袋，晚上冲服。

注意事项： 按疗程进行调理，忌食寒凉、辛辣刺激食物，忌暴饮暴食。

【二诊记录】

就诊日期： 2022 年 9 月 3 日。

病情变化： 患儿症状没有明显改善。舌象见图 11-2-7。治疗方案和注意事项同前。

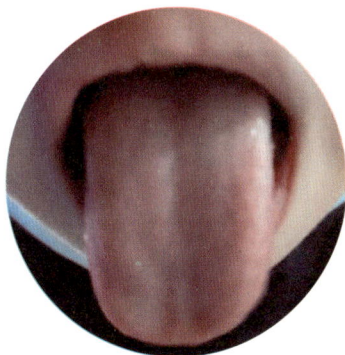

图 11-2-7

【三诊记录】

就诊日期： 2022 年 9 月 4 日。

病情变化： 患儿食欲增加，脾气明显改善，睡觉出汗症状减轻，大便已解。舌象见图 11-2-8。治疗方案和注意事项同前。

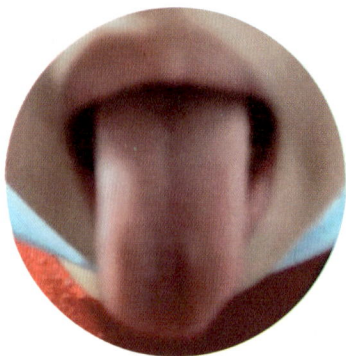

图 11-2-8

【诊疗解析】

便秘以大便量少、质硬、排出困难为主要临床表现，中医学认为其因大肠传导功能失司所致，与脾、胃、肝、肺、肾等脏腑功能失调息息相关。本案患儿素来脾胃功能虚弱，饮食常不节制，又因素体脾阳虚衰，易于感受寒邪，寒滞中焦，阻滞胃肠，而发便秘。肾主二窍、司二阴，又主五液，故津液盛则二便调和，肾实则津液足，而大便滋润；肾虚则津液竭，而大便燥结。患儿舌质淡，舌体胖，舌中凹陷考虑脾虚。苔白厚浮黄，白主寒，厚主里有积滞，浮黄提示有化热倾向，综合看来由阳虚寒积所致。本案采用温里散寒、通便止痛、消食健脾之法，在中脘用山楂、槟榔、麦芽，以消食健胃、化积导滞；神阙位于脐中央，为任脉之阳穴，常用于主治肠道疾病和虚性病证，在该穴用大黄、附子、厚朴，以温阳散寒、通下寒积，寒去则结开，结开则可通泄。通过辨证论治，经三诊治疗，患儿的病情明显缓解，疗效显著。

【辨治备要】

1. 辨证要点

便秘指排便次数明显减少、大便干燥、坚硬，秘结不通，排便时间间隔较久（＞2天）、无规律，或虽有便意而排不出大便，可分为功能性便秘和器质性便秘两大类。贴敷临床治疗便秘，常见类证为冷秘、热秘、气虚秘和阴虚秘。

2. 鉴别要点

寒结便秘（冷秘）特点是大便困难、腹痛伴抽掣感、腹胀、手足冷、打嗝或恶心；热结便秘（热秘）特点是大便干结、小便短赤、面红身热，或兼有腹胀、腹痛、口干、口臭；气虚便秘（气虚秘）特点是大便干结或不干结，虽有便意但排便乏力，且汗出气短、神疲乏力、肢倦懒言，阳虚者兼有四肢不温、腰背酸冷；阴虚便秘（阴虚秘）特点是大便干结、形体消瘦，或见颧红、眩晕耳鸣、腰膝酸软。

便秘还应与积聚鉴别。便秘与积聚均可出现腹部包块。便秘之包块常出现在小腹左侧，积聚之包块则在腹部各处均可出现。便秘多扪及索条状物，积聚则形状不定。便秘之包块为燥屎内结，通下排便后消失或减少，积聚之包块则与排便无关。

3. 治疗须知

（1）患者忌食辛辣刺激性食物，注意健康饮食，适当吃些粗粮，如燕麦、红薯，多吃新鲜的蔬菜和水果，补充纤维素，促进胃肠蠕动，预防和治疗便秘。

（2）熬夜、劳累、焦虑紧张及压力过大可能会引发胃肠功能紊乱，导致便秘。

温阳散寒、理气通便治疗阳虚便秘

简要介绍：本案例来自内蒙古自治区包头市。患者因素体脾肾阳虚，致肠道运化失司，通过中医药穴位贴敷结合辨证论治湿贴以改善脏腑功能，经3天治疗便秘症状得到有效缓解。本案例为阳虚秘的典型案例，为临床辨证论治进行穴位贴敷选穴用药提供重要的指导思路。

关键词：阳虚秘；消化不良；中脘、神阙、关元。

【首诊记录】

刘某，男，47岁。就诊日期：2022年3月29日。
主诉：便秘1个月余。
简要病史：患者1个月前无明显诱因逐渐出现大便难解，伴腹痛，无腹胀、反酸等症，手足部畏寒。

查体： 神志清、精神尚可。心肺听诊无异常。腹软，轻压痛，无腹肌紧张、反跳痛。脉细弱。

舌象表现： 舌质淡，边有齿痕，苔白略腻，舌中凹陷（图 11-2-9）。

辨证分析：

上　舌质淡，边有齿痕：主脾肾阳虚。

　　舌中凹陷：主脾虚。

　　苔白略腻：白主寒，腻主痰湿。

中　腹痛，轻压痛：阴寒内结阻滞肠道。

下　大便难解，舌质淡，边有齿痕：阳虚则肠道失于温煦，阴寒内结。

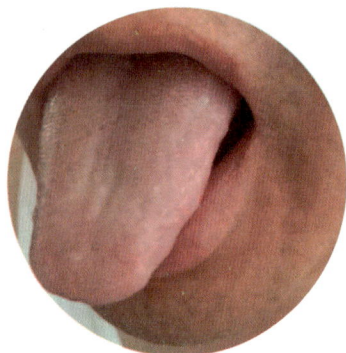

图 11-2-9

西医诊断： 便秘。

中医诊断： 便秘（阳虚秘）。

调治原则： 温阳散寒，理气通便。

穴位贴敷： 消肿止痛贴 0.4g×2mL×3 贴。

中脘　高良姜 0.3g，芒硝 0.3g，枳实 0.3g。

神阙　高良姜 0.3g，芒硝 0.3g，半夏 0.3g。

关元　高良姜 0.3g，芒硝 0.3g，附子 0.3g。

注意事项： 忌食生冷、辛辣刺激、油腻食物。

【二诊记录】

就诊日期： 2022 年 3 月 30 日。

病情变化： 腹中排气增多，大便 1 日 1 次，略干燥。舌淡苔白稍腻（图 11-2-10）。治疗方案和注意事项同前。

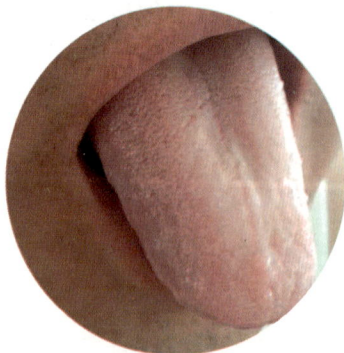

图 11-2-10

【三诊记录】

就诊日期： 2022 年 3 月 31 日。

病情变化： 大便正常，1 日 2 次，排气略多。舌质淡，舌苔白（图 11-2-11）。治疗方案和注意事项同前。

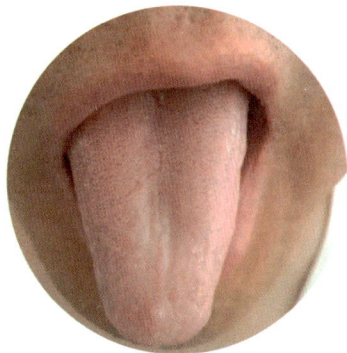

图 11-2-11

【诊疗解析】

患者 47 岁男性，出现以大便难解为主的临床症状。观其舌苔脉象，患者舌质淡，边有齿痕，舌苔白略腻，舌中凹陷，可知其以脾肾阳虚为主，该证当属阳虚便秘。结合舌苔脉象可知患者素来体质虚弱，故常感手足畏寒，易发阳虚秘，其脏腑主要责之脾肾，与肝密切相关。究其病机，肾藏元阳，脾阳需肾阳温煦，肾阳虚易导致脾阳虚，或者因脾阳虚日久，损耗肾阳，导致肾阳虚。阳虚则肠道失于温煦，阴寒内结，阳气无力推动，则便下无力，加之脾主运化水谷精微，脾阳虚则气血津液产生与输布不利，加上肝的疏泄功能失常，气血津液无法布达肠道，导致肠道津枯液少，粪便通行不畅，排便时间延长，形成便秘。又因阴阳互根，阳虚日久，阳损及阴则进一步加重肠道津液耗损，无水舟停，便秘更甚。故治疗应以温阳散寒、理气通便为主要原则，采用穴位敷贴方案，选用高良姜、芒硝、附子湿贴关元，温阳散寒，寒去则结开；高良姜、芒硝、枳实湿贴中脘，高良姜、芒硝、半夏湿贴神阙，破气消积、燥湿化痰，助肠道运化。纵观对本病立法论治，始终以温阳为本，荡涤积滞，中病即止，有开有合，有收有放，故疗效显著。

【辨治备要】

1. 辨证要点

患者以排便困难为主要症状，结合患者舌象，可诊断该患者属脾肾阳虚便秘。阳虚便秘临床主要表现为缺乏便意、排出困难、肛门坠胀，兼见腰膝酸冷、手足不温、面色㿠白或晦暗、口淡不渴或渴喜热饮、舌淡苔白、脉沉迟等。阳虚便秘病理因素多夹湿、夹痰、夹瘀。本证临床以中老年人居多。中青年者，特别是女性，或为工作、情感压力所迫，或滥服减肥之药，情绪紧张、焦虑，饮食、生活毫无规律，多为虚证或虚实夹杂型便秘。

2. 治疗须知

（1）患者饮食应忌性质寒凉、易伤阳气，或滋腻味厚、难以消化的食物，还需忌食收涩止泻、可加重便秘的食物，如莲子、石榴、芡实、乌梅、糯米、河虾等。

（2）患者应注意避风寒。

健脾补气、温中通便治疗气虚便秘

简要介绍： 本案例来自内蒙古自治区呼和浩特市。本案例以提壶揭盖法为主要治疗原则，辨证明确，用药与选穴精准得当，经 17 天治疗，患儿便秘症状明显改善。本案例为临床辨证论治进行穴位贴敷治疗提供重要的指导思路。

关键词： 气虚便秘；细辛、白芥子；提壶揭盖。

【首诊记录】

潘某，女，2 岁 6 个月。就诊日期：2022 年 8 月 16 日。

主诉： 习惯性便秘 2 年余。

简要病史： 患儿自 6 月龄添加辅食后出现便秘症状，逐渐加重。大便 3～4 日 1 次，干燥呈羊粪状，腹部胀气，无腹痛。

查体： 体温 36.3℃，神志清、精神尚可。心肺听诊无异常。腹胀，无腹肌紧张，无压痛、反跳痛。左侧下眼睑可见肿块，质地硬，不红，与皮肤组织无粘连，无压痛。

舌象表现：舌淡水滑，舌中凹陷，苔白腻（图 11-2-12）。

辨证分析：

上　舌淡水滑：淡主虚、主寒，滑主痰湿。

　　舌中凹陷：主脾虚。

　　苔白腻：白主寒，腻主痰湿。

中　腹部胀气，舌中凹陷：脾虚运化不足，大肠无法正常发挥推动下行的职能，无力传导。

下　大便干燥呈羊粪状：肠内津液不足。

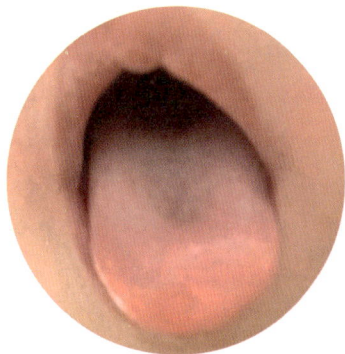

图 11-2-12

西医诊断：便秘。

中医诊断：便秘（气虚秘）。

调治原则：健脾补气，温中通便。

穴位贴敷：消肿止痛贴 0.4g×2mL×3 贴 ×17 天。

大椎、膻中、双肺俞、双脾俞、双足三里、双三阴交　细辛 0.1g，白芥子 0.1g。（每日 2 穴，贴敷时间：10 分钟）

神阙　丁香 0.25g，厚朴 0.25g，白术 0.25g。（贴敷时间：4 小时）

注意事项：忌食生冷食物及奶制品。

【 **二诊记录** 】

就诊日期：2022 年 9 月 11 日。

病情变化：患儿经过 17 天调理，基本情况良好，饮食佳，大便正常，1天 1 次，左侧下眼睑睑板腺囊肿消失，舌淡红苔薄白（图 11-2-13）。

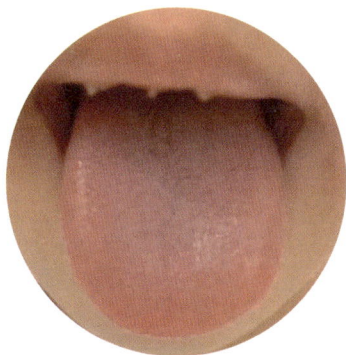

图 11-2-13

【诊疗解析】

小儿脏器轻灵，生理特点为脾常不足。患儿 6 月龄添加辅食后出现便秘症状，且逐渐加重，说明脾胃虚弱，运化失常，大肠传导失司，致糟粕内留，耗伤脾阴，使大肠津液亏虚，发为便秘。本病病位在大肠，与肺、脾密切相关，肺是气体运行的主要环节，主一身之气，如果肺气出现了亏虚，无力向下传送，排出大便则困难。结合舌象，舌淡主虚、主寒，舌滑主痰湿，舌中凹陷主脾虚，舌苔白腻主寒痰湿邪。患儿添加辅食后出现习惯性便秘，治疗上以健脾补气、温中通便为主要原则，脾胃调和则水谷易腐，采用穴位贴敷方案，选用白芥子、细辛湿贴大椎、膻中、双肺俞、双脾俞、双足三里、双三阴交等，以升发阳气、通经活络，调整全身脏腑经络之气，主要对肺脾肝进行调整，具有和中理肠、扶正固本的功效。丁香、厚朴、白术湿贴神阙，丁香温补脾肾，厚朴燥湿下痰、行气消积，白术健脾益气、燥湿利水。诸药联用，发挥健脾和胃、消食助运、通便的效果，与脾气虚型便秘辨证治疗原则相符。本选穴方案中选取大椎、膻中、双肺俞，肺与大肠相表里，大肠腑气不通，通过提壶揭盖之法，以宣肺通利大便，配合贴敷药物可刺激脾胃枢纽的恢复，使得肠腑通畅，消除积滞，便秘症状得到有效改善。

【辨治备要】

1. 辨证要点

便秘的病位在大肠，病机为大肠传导糟粕下行失常，与肺、脾、肝、肾等脏腑功能失调有关。小儿肺脾常不足，易形成便秘，常由添加辅食不当引起。气虚便秘主要症状为大便并不干硬，虽有便意，但排便困难，用力努挣则汗出短气，便后乏力，面白神疲，肢倦懒言，舌淡苔白，脉弱。现代人饮食无定时，不节制，损伤脾胃，生活压力大，晚上睡眠不足且工作时间长，易耗气，故便秘以气虚便秘常见。

2. 鉴别要点

气虚与阳虚皆为虚寒性疾患，两者在大便形态上皆可兼见干或不干，二者症状还包括大便排出困难、便后乏力、精神倦怠、怕风畏寒、舌淡苔白、脉细等，但气虚以乏力为主，可兼见微畏寒；而阳虚则为虚寒内起，不可温煦机体，畏寒症状表现明显。但临床上所见到的阳虚便秘不一定都有恶寒的表现，而是以乏力为主症的多见。虽然气虚便秘也可导致肢体无力、懒于动作、不耐劳作，但与阳虚便秘比较，以阳虚证乏力的表现更为明显，证情更加严重。

3. 治疗须知

（1）注意饮食。婴儿按时添加辅食，幼儿适量进食蔬菜水果，主食不要太精细，适当加入粗粮，平时多饮水。

（2）鼓励孩子积极参加体育锻炼，平时多跑跑、多跳跳，避免久坐。

（3）对于便秘的患儿，要进行排便训练，养成定时排便的习惯。

第三节　腹泻

疏风散寒、化湿止泻治疗风寒泻

简要介绍： 本案例来自山东省。患儿急性起病，受寒后腹泻 2 天，纳差眠差，易哭闹，接受中医药穴位贴敷疗法治疗，见效迅速。

关键词： 风寒泻；疏风散寒；化湿止泻。

【首诊记录】

王某，女，4 岁。就诊日期：2022 年 9 月 5 日。

主诉： 腹泻 2 天，加重 1 天。

简要病史： 患儿两天前因受寒后出现腹泻，大便每日 4 次，无明显规律，气味不大、色淡、质稀、量可。患儿自发病以来，食欲差，夜眠不安，易哭闹。

查体： 一般情况可，双肺听诊无异常，颈前后及双腋窝淋巴结无异常。腹胀，麦氏点压痛阴性，墨菲征阴性。

舌象表现： 舌质淡，舌苔白厚（图 11-3-1）。

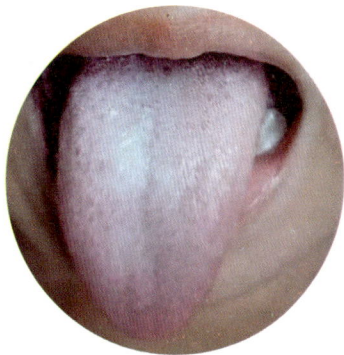

图 11-3-1

245

辨证分析：

上　夜眠不安，易哭闹：邪扰心神。

　　舌质淡，舌苔白厚：主寒湿。

中　食欲差，腹胀：主湿困脾胃。

下　受凉后出现腹泻，大便每日 4 次：风寒侵犯脾胃，脾病湿盛，肠道功能失司。

　　大便气味不大、色淡、质稀：主寒。

西医诊断： 腹泻。

中医诊断： 泄泻（风寒泻）。

调治原则： 温中散寒，化湿止泻。

穴位贴敷： 消肿止痛贴 0.4g×2mL×2 贴。

中脘　高良姜 0.3g，芒硝 0.3g。

神阙　高良姜 0.3g，吴茱萸 0.3g。

注意事项： 适寒温，忌食生冷寒凉食物。

【二诊记录】

就诊日期： 2022 年 9 月 6 日。

病情变化： 患儿腹泻次数减少，气味不大，纳可，眠安。舌象见图 11-3-2。治疗方案、注意事项同前。

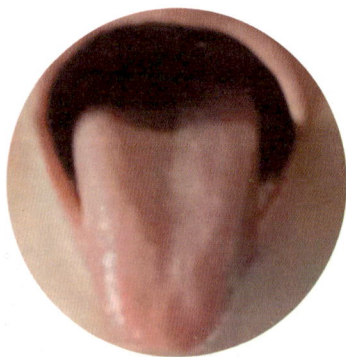

图 11-3-2

【诊疗解析】

本案患儿因受凉后出现腹泻，急性起病，大便次数多，乃寒邪侵犯脾胃，脾虚湿阻，肠道功能失司所致。本病属寒证，故患儿大便气味不大、色淡、质稀。湿困脾胃，脾胃运化功能失调，受纳腐熟水谷功能减弱，导致患儿食欲差、腹胀。患儿夜间眠不安，易哭闹，此为邪扰心神、清窍之象。患儿内有寒湿，故舌质淡、苔白厚。本病治以温中散寒、化湿止泻，选取主治胃肠疾病的中脘、神阙。高良姜、吴茱萸贴敷神阙，以温中散寒、健脾化湿；高良姜、芒硝贴敷中脘，以调和脾胃。二诊患儿腹泻次数减少，纳可，眠安，舌红、苔薄白，收效明显，效不更方，继续原治疗方案巩固疗效，嘱患儿适寒温，忌食生冷寒凉食物。

【辨治备要】

1. 辨证要点

泄泻是以大便次数增多、粪质稀薄或如水样为特征的小儿常见病。本病秋冬患病率高，常有感受外邪病史。大便质稀甚至清稀如水，气味不大、臭味不甚者属寒；大便黄褐而臭秽者属热。

2. 鉴别要点

腹泻，多指消化功能紊乱，以大便次数增多、粪质稀薄甚至泻出如水样为临床特征的一种病证。腹泻依严重程度不同，可分为急性腹泻和慢性腹泻。急性腹泻可分为水样泻和痢疾样泻。水样泻时肠黏膜可无破坏、不含血或脓，可不伴里急后重，腹痛较轻。痢疾样泻表示肠黏膜有破坏，有脓血便，常伴里急后重与腹绞痛。水样泻常由细菌毒素，如霍乱弧菌等肠毒素引起；痢疾样泻可见于细菌性痢疾、阿米巴肠病、溃疡性结肠炎等。

3. 治疗须知

患者应避风寒，适寒温，忌食生冷寒凉食物。

益气健脾、祛湿止泻治疗脾虚泻

简要介绍：本案例来自山东省。患者因近 10 年腹泻、便秘交替，加重伴食后即泻、神倦乏力、腹胀等症状 4 天就诊，经中医药穴位贴敷疗法治疗，得到较好的疗效。

关键词：脾虚泻；益气健脾；祛湿止泻。

【首诊记录】

王某，女，39岁。就诊日期：2021年9月16日。

主诉：腹泻4天。

简要病史：患者近10年间腹泻与便秘反复发作，现症见大便如水样、气味略臭、食后即泻，每日5～6次，自觉神倦乏力，腹部胀满，少气懒言。患者有慢性腹泻病史。

查体：一般情况尚可。双肺听诊无异常。腹胀，麦氏点压痛阴性、墨菲征阴性。

舌象表现：舌质淡，苔白腻，边有齿痕（图11-3-3）。

辨证分析：

上　倦怠乏力，少气懒言：主虚。

　　舌质淡：主虚。

　　苔白腻，边有齿痕：脾虚湿盛。

中　腹部胀满：脾失健运。

下　10年间腹泻与便秘反复发作：溏结不调，主脾虚。

　　大便如水样、气味略臭、食后即泻：脾虚失运，湿盛。

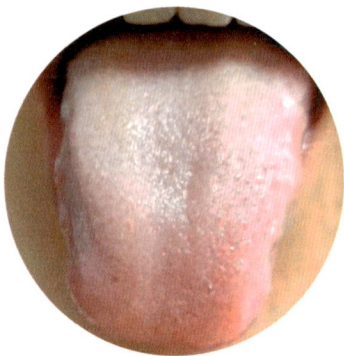

图 11-3-3

西医诊断：慢性腹泻。

中医诊断：泄泻（脾虚泻）。

调治原则：益气健脾，祛湿止泻。

穴位贴敷：消肿止痛贴0.4g×2mL×3贴。

脾俞　细辛0.25g，白芥子0.25g。

神阙　党参0.3g，黄芪0.3g，白术0.3g。

命门　丁香0.3g，肉桂0.3g。

注意事项：起居有常，作息规律，忌食生冷寒凉食物。

【二诊记录】

就诊日期：2022年9月17日。

病情变化：患者大便1次，不成形，腹胀减轻。舌象见图11-3-4。治疗方案和注意事项同前。

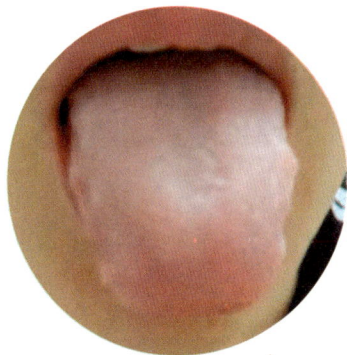

图 11-3-4

【诊疗解析】

患者有慢性腹泻病史，病程日久，脾胃受损虚弱，脾气虚，固涩无力，故时而出现泄泻；而脾阳虚，推动运化功能减弱，所以又出现便秘现象，溏结不调，近10年间腹泻与便秘反复发作。患者腹泻每日 5～6 次，大便如水样，此乃脾虚胃弱之故，脾虚则运化失职，胃弱则腐熟无能，水反为湿，谷反为滞，并走于下。便质气味略臭，食后即泻，腹部胀满，乃脾虚运纳无权。脾气虚则神倦乏力、少气懒言。舌质淡主虚，苔白腻，边有齿痕，提示脾虚湿盛。本案治以益气健脾，祛湿止泻。细辛、白芥子贴敷脾俞，以温中健脾燥湿；党参、黄芪、白术贴敷神阙，以益气健脾、祛湿止泻；丁香、肉桂贴敷命门，以温肾扶阳。

【辨治备要】

1. 辨证要点

脾虚泻病程长，症见大便稀溏或如水样，食后作泻，神疲倦怠，多由暴泻失治迁延而成。本病病程日久易出现脾气虚、脾阳虚。脾气虚者多神疲倦怠，可见面色萎黄、形体消瘦；脾阳虚者大便清稀，可见面色无华、肢体不温。

2. 鉴别要点

腹泻根据病程长短、邪实正虚分为暴泻与久泻，当加以鉴别。暴泻起病急，病程短，泻下急迫、夹有不消化食物，纳呆，腹胀或痛，泻后痛减，邪气盛正未虚，属实证；久泻病程迁延，反复不愈，食后易泻，大便澄澈清冷，完谷不化，属虚证或虚中夹实。

3. 治疗须知

久泻者尤应注意平素避风寒，勿食生冷食物。

温中健脾、升降相合治疗脾虚湿阻型腹泻

简要介绍：本案例来自河北省石家庄市。患儿属典型的脾虚湿阻之腹泻病证，患儿体质较虚，经 4 次治疗，脾胃功能逐渐强健，病亦消退。遴选本案例旨在说明脾虚湿阻型腹泻临床贴敷治疗思路。

关键词：食积；脾虚夹积；小儿积滞体质；中脘、神阙；芒硝、半夏、高良姜。

【首诊记录】

康某，男，8 岁。就诊日期：2022 年 3 月 6 日。

主诉：腹痛 2 天。

简要病史：患儿 2 天前无明显诱因出现腹痛，伴有呕吐、腹泻，稀水样便，在家中给予口服药物（具体不详）治疗，症状未见明显缓解，遂来就诊。患儿平素体弱，易生病。

查体：咽不红肿。听诊肺部呼吸音正常。叩诊腹部呈鼓音，腹部肠鸣音活跃，触诊右下腹无压痛、反跳痛、肝脾肋缘下未触及。

舌象表现：舌质暗淡，舌苔厚腻浮黄，中后部苔厚腻尤甚，舌体胖大（图 11-3-5）。

辨证分析：

上　舌质暗淡：主虚。

　　舌苔厚腻浮黄：主痰湿、食积，郁而化热。

　　舌中后部苔厚腻：下焦湿阻。

　　舌体胖大：主脾虚。

中　呕吐，舌体胖大，苔厚腻浮黄：脾虚湿阻，胃气上逆。

下　腹泻，稀水样便，腹痛，肠鸣音活

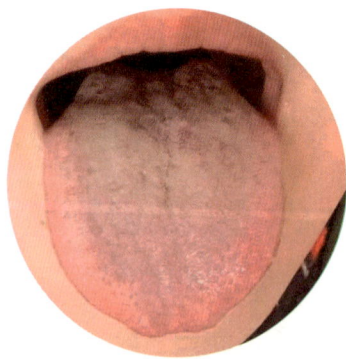

图 11-3-5

跃，舌体胖大，舌苔厚腻浮黄：脾虚湿阻，水湿不运，传导失司。

西医诊断： 消化功能紊乱。

中医诊断： 泄泻（脾虚湿阻）。

调治原则： 温中止呕，止痛，祛湿止泻。

穴位贴敷： 消肿止痛贴 0.4g×2mL×5 贴。

中脘　高良姜 0.5g，半夏 0.5g。

神阙　高良姜 0.5g，芒硝 0.5g，延胡索 0.5g。

局部　芒硝 0.5g，鱼石脂 0.5g。

双脾俞　细辛 0.15g，白芥子 0.15g。

注意事项： 规律清淡饮食（大米粥、小米粥、馒头、蔬菜），忌食寒凉、辛辣、油腻之品，多喝温开水，注意二便情况。

【二诊记录】

就诊日期： 2022 年 3 月 7 日。

病情变化： 患儿呕吐消失，腹痛减轻。舌象见图 11-3-6。

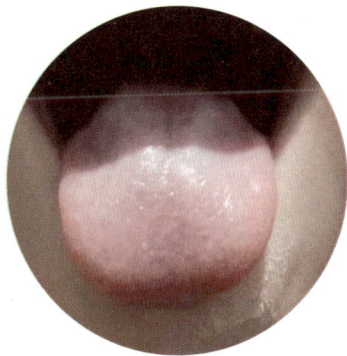

图 11-3-6

调治原则： 健脾和胃，温中止痛。

穴位贴敷： 消肿止痛贴 0.4g×2mL×3 贴。

神阙　高良姜 0.5g，芒硝 0.5g。

双足三里　细辛 0.15g，白芥子 0.15g。

注意事项： 规律清淡饮食（大米粥、小米粥、馒头、蔬菜），忌食寒凉、辛辣、油腻之品，多喝温开水。

就诊日期： 2022 年 3 月 8 日。

病情变化： 患儿腹痛消失，大便 1 天 1 次。舌象见图 11-3-7。治疗方案和注意事项同前。

【四诊记录】

就诊日期： 2022 年 3 月 9 日。

病情变化： 患儿症状消失，开始调理，大便 1 天 1 次。舌象见图 11-3-8。

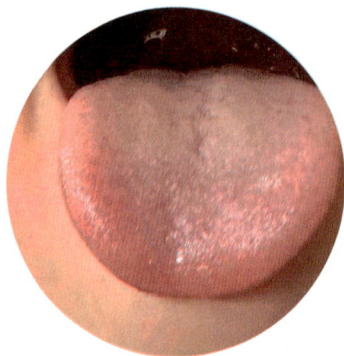 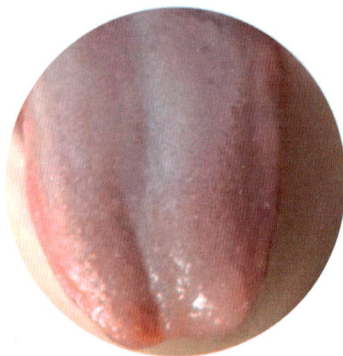

图 11-3-7   图 11-3-8

调治原则： 健脾和胃。

穴位贴敷： 消肿止痛贴 0.4g×2mL×2 贴。

双足三里 细辛 0.15g，白芥子 0.15g。

注意事项： 规律清淡饮食（大米粥、小米粥、馒头、蔬菜），忌食寒凉、辛辣、油腻之品，多喝温开水。

【诊疗解析】

患儿 8 岁，平素体质虚弱，容易生病，观察其舌象，舌质暗淡，且舌体胖大，可知其体质偏虚，脾胃功能不足。本次发病，患者以腹痛、呕吐、腹泻为主要表现，归其缘由，是因脾虚导致运化失常而致。病位在脾胃，病性属本虚标实，脾虚为本，湿阻为标，气机升降失调。因此，本病治疗应以温中止呕、止痛、祛湿止泻为主，选用高良姜、半夏湿贴中脘，中脘为胃之募穴、八会穴之腑会，六腑之气均聚集于该穴，六腑以通为用，高良姜可温中，半夏可降逆。高良姜、芒硝、延胡索湿贴神阙，以和胃理肠、温运中焦、温中止痛。细辛、白芥子湿贴双脾俞，以温补脾阳，脾俞结合中脘属俞募配穴，加强脾胃功能。芒硝、鱼石脂湿贴局部，以祛湿止泻。患儿饮食宜清淡，一日三餐规律，忌食寒凉、辛辣、油腻等食物，多饮用温开水，调养脾胃，配合治疗。

【辨治备要】

1. 辨证要点

泄泻贴敷治疗，临床首辨寒热。泄泻清稀，甚则如水样，腹痛肠鸣，脘闷食少，苔白腻，脉濡缓，考虑病性属寒。泄泻腹痛，泻下急迫，或泻而不爽，粪色黄褐，气味臭秽，肛门灼热，或身热口渴，小便短黄，苔黄腻，脉滑数或濡数，考虑病性属热。小儿如果出现腹胀、腹痛、口臭、不思饮食，大便酸臭如蛋花状，或夹有不消化食物残渣、奶瓣，泻前哭闹、泻后痛减，舌苔厚腻或微黄，则要考虑食积致泻。

2. 治疗须知

患者在治疗过程中，切忌暴饮暴食，不可过食肥甘厚味、煎炸食品、生冷瓜果、偏食零食，不可妄加滋补，忌进食高脂饮食及辛辣刺激之品，不可摄入碳酸饮料、茶、粗粮、甜食和产气食物。

清热燥湿治疗湿热泻

简要介绍：本案例来自河北省保定市北部。患者高龄，既往曾接受 4 次直肠手术，近 1 个月间断腹泻，用药可缓解，停药即复发，接受中医药穴位贴敷疗法治疗，得到较好的疗效。

关键词：湿热泻；清热燥湿。

【首诊记录】

李某，男，78 岁。就诊日期：2022 年 4 月 1 日。

主诉：间断腹泻 1 个月。

简要病史：患者近 1 个月来无明显诱因出现间断腹泻症状，经诊治，服用消炎药物（具体不详）治疗，当时症状减轻，断药后依旧腹泻，遂经人介绍来就诊。患者自述曾做过4次直肠手术，平素每日大便七八次，服药治疗后每日三四次。患者平素饮食规律，情志无异常，小便正常，睡眠佳。

查体： 营养中等，形体匀称，精神状态尚可。浅表淋巴结未见肿大，咽部无红肿。双肺呼吸音清，未闻及干、湿啰音，未闻及胸膜摩擦音。腹部查体未见明显异常。

舌象表现： 舌体胖大，舌质紫暗，舌中后部苔黄厚腻，舌中裂纹，舌下络脉粗（图11-3-9～图11-3-10）。

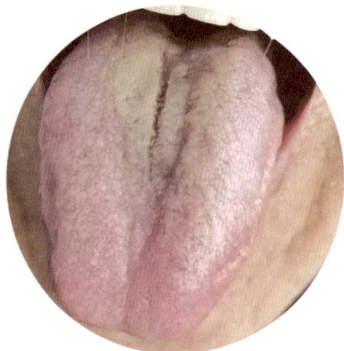
图 11-3-9

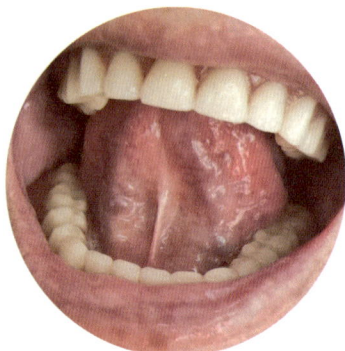
图 11-3-10

辨证分析：

上　舌质紫暗，舌下络脉粗：气滞血瘀。

　　舌中后部苔黄厚腻：湿热壅盛。

　　舌中裂纹：脾胃虚弱。

　　舌体胖大：脾虚。

中　无特殊辨证。

下　腹泻，大便次数多：主湿盛，肠道传导失司。

西医诊断： 慢性肠炎。

中医诊断： 泄泻（湿热中阻）。

调治原则： 清热燥湿。

穴位贴敷： 消肿止痛贴 0.4g×2mL×6贴。

中脘　黄连0.5g，半夏0.5g。（贴敷时间：6小时）

神阙　黄连0.5g。（贴敷时间：6小时）

双涌泉　黄连0.5g，冰片0.01g。（贴敷时间：6小时）

双足三里　细辛0.25g，白芥子0.25g。（贴敷时间：6小时）

其他治疗：

砂连和胃胶囊：每日 3 次，每次 6 粒，饭前半小时口服。

消痞和胃胶囊：每日 3 次，每次 3 粒，饭前半小时口服。

注意事项： 禁食辛辣刺激、油腻肉食及生冷寒凉之品，多饮温水，规律睡眠，保持心情舒畅。

【二诊记录】

就诊日期： 2022 年 4 月 2 日。

病情变化： 患者腹泻 3 次，饮食规律，情志无异常，小便正常，睡眠佳。舌象见图 11-3-11。治疗方案及注意事项同前。

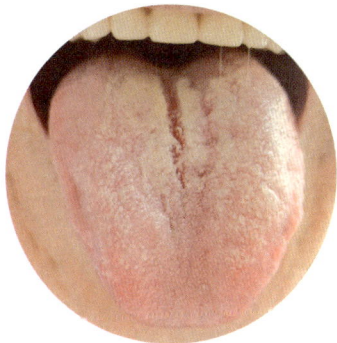

图 11-3-11

【三诊记录】

就诊日期： 2022 年 4 月 3 日。

病情变化： 患者腹泻 2 次，饮食规律，情志无异常，小便正常，睡眠佳。舌象见图 11-3-12。

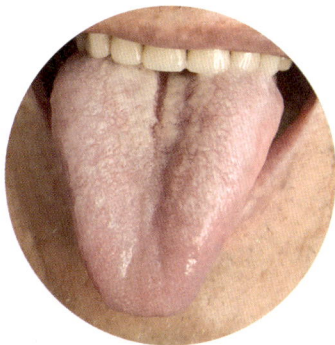

图 11-3-12

调治原则：清热燥湿。

穴位贴敷：消肿止痛贴 0.4g×2mL×6 贴。

中脘　黄连 0.5g，半夏 0.5g。（贴敷时间：6 小时）

神阙　黄连 0.5g。（贴敷时间：6 小时）

双涌泉　黄连 0.5g，冰片 0.01g。（贴敷时间：6 小时）

双大肠俞　细辛 0.25g，白芥子 0.25g。（贴敷时间：6 小时）

其他治疗：

砂连和胃胶囊：每日 3 次，每次 6 粒，饭前半小时口服。

消痞和胃胶囊：每日 3 次，每次 3 粒，饭前半小时口服。

注意事项：禁食辛辣刺激、油腻肉食及生冷寒凉之品，多饮温水，规律睡眠，保持心情舒畅。

【四诊记录】

就诊日期：2022 年 4 月 4 日。

病情变化：患者腹泻 2 次，饮食规律，情志无异常，小便正常，睡眠佳。舌象见图 11-3-13。

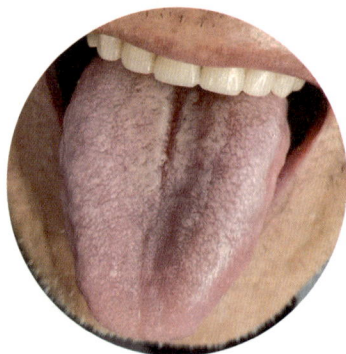

图 11-3-13

调治原则：清热燥湿。

穴位贴敷：消肿止痛贴 0.4g×2mL×6 贴。

中脘　黄连 0.5g，半夏 0.5g。（贴敷时间：6 小时）

神阙　黄连 0.5g。（贴敷时间：6 小时）

双涌泉　黄连 0.5g，冰片 0.01g。（贴敷时间：6 小时）

双足三里　细辛 0.25g，白芥子 0.25g。（贴敷时间：6 小时）

其他治疗：

砂连和胃胶囊：每日3次，每次6粒，服3日，饭前半小时口服。

消痞和胃胶囊：每日3次，每次3粒，服3日，饭前半小时口服。

注意事项： 禁食辛辣刺激、油腻肉食及生冷寒凉之品，多饮温水，规律睡眠，保持心情舒畅。

【诊疗解析】

本案患者近1个月间断腹泻，排便次数明显增多，少则三四次，多则七八次，辨病为泄泻，乃因脾胃受损，湿困脾土，肠道功能失司所致。患者行多次直肠手术，且年龄较大，根据舌质紫暗、舌下络脉粗之表现，考虑存在气滞血瘀之证。患者舌苔黄厚腻，乃湿热壅盛，阻滞中焦；舌中裂纹，提示脾胃损伤；舌体胖大，考虑湿盛。患者辨证为湿热中阻，治宜清热燥湿止泻，选取以治疗胃肠疾病为主的中脘、神阙、大肠俞、足三里等。中脘予以黄连、半夏，神阙予以黄连清热燥湿；双涌泉予以黄连、冰片引热下行；双足三里予以细辛、白芥子燥湿化痰。二诊时，患者腹泻次数减少，继续固守原方；三诊时，患者症状减轻不明显，易双足三里为双大肠俞，近治以增强止泻作用。四诊时，患者症状持续减轻，舌苔由黄厚腻渐渐转为白苔，仍日解2次大便，考虑行多次直肠手术所致。全程配合砂连和胃胶囊、消痞和胃胶囊、健脾和胃、行气燥湿，后续继续药物治疗巩固疗效。

【辨治备要】

1. 辨证要点

六淫之邪伤人，皆能使人发生泄泻，其中多以湿邪为主。外感泄泻，多夹表证，当进一步辨别寒热。湿热泄泻多表现为泄泻腹痛、泻下急迫，或泻而不爽，粪色黄褐，气味臭秽，肛门灼热，或身热口渴，小便短黄，苔黄腻，脉滑数或濡数。风寒泻多表现为泄泻清稀，甚则如水样，腹痛肠鸣，脘闷食少，苔白腻，脉濡缓。若兼外感风寒，则出现恶寒、发热、头痛、肢体酸痛，苔薄白，脉浮。治疗当寒者热之、热者寒之。

2. 鉴别要点

腹泻既可以是一种疾病，也可以是多种疾病的一种常见症状。高龄且有肠道手术史的腹泻患者，应与肠道肿瘤患者相鉴别。肠道肿瘤患者，多见腹泻伴黏液便或黏液脓性血便，肿瘤体积增大时，可交替出现腹泻、便秘。

3. 治疗须知

患者禁食辛辣刺激、油腻肉食等生火、生痰湿之品，宜饮食清淡、易消化之物。

肝脾同调治疗肝郁脾虚型腹泻

简要介绍： 本案例患者 2 年前腹痛腹泻、腹胀肠鸣，服西药无效，近半月加重，现大便每日 4～5 次，伴多种不适前来就诊，接受中医药穴位贴敷疗法治疗，得到较好的疗效。

关键词： 肝郁脾虚；疏肝清热；健脾止泻。

【首诊记录】

孙某，女，75 岁。就诊日期：2022 年 3 月 4 日。

主诉： 腹痛、腹泻 2 年，加重半月余。

简要病史： 患者 2 年前无明显诱因出现腹痛、腹泻，腹胀肠鸣，腹痛即泻，泻后痛减，经常反复发作，口服西药治疗，无明显好转。近半月患者症状加重，故前来就诊。现症见每日大便 4～5 次，伴胃痛、胃胀、肠鸣，夜间加重，泻后痛减，口干口苦，睡眠差，纳可，大便黏。

查体： 腹部有压痛。

舌象表现： 舌质红，有齿痕，有对称黏腻线，苔黄厚（图 11-3-14）。

辨证分析：

上　睡眠差：邪扰心神。

　　口干口苦：肝火扰心。

　　舌质红：主热。

　　舌有齿痕：脾虚湿盛。

　　舌有对称黏腻线，苔黄厚：肝经郁热、湿郁化热。

中　腹痛、腹胀肠鸣，胃痛、胃胀，反复腹痛即泻、泻后痛减，腹部有压痛：肝失条达，横逆侮脾，脾运无权。

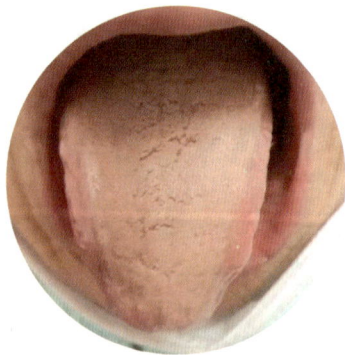

图 11-3-14

下　大便黏：主湿。

西医诊断：慢性结肠炎。

中医诊断：泄泻（肝郁脾虚）。

调治原则：疏肝健脾，辛开苦降。

穴位贴敷：消肿止痛贴 0.4g×2mL×2 贴。

神阙　黄连 0.5g，干姜 0.3g，半夏 0.5g。

中脘　柴胡 0.5g，白芍 0.5g，白术 0.5g。

其他治疗：

砂连和胃胶囊：每日 3 次，每次 4 粒，服 14 日，饭前半小时口服。

佛手饮：每日 2 次，每次 2 支，服 14 日，中午、晚上温水冲服。

注意事项：忌食辛辣、生冷之品及肉、蛋、鱼、奶等食物。

【二诊记录】

就诊日期：2022 年 3 月 5 日。

病情变化：患者腹痛，腹泻明显减轻，大便每日 2 次，胃痛，胃胀明显好转，口干口苦减轻。舌质红，苔薄（图 11-3-15）。治疗方案、注意事项同前。

【三诊记录】

就诊日期：2022 年 3 月 6 日。

病情变化：患者睡眠有所改善，其他症状明显好转。舌象见图 11-3-16。固守原方再治疗 5 日。

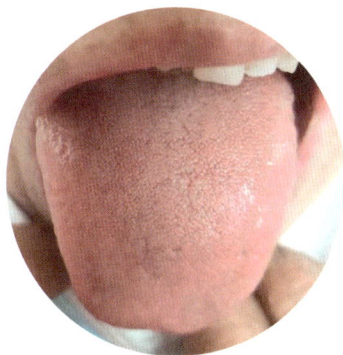
图 11-3-15

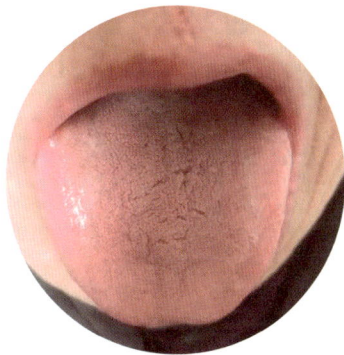
图 11-3-16

【诊疗解析】

本案患者 2 年间反复腹痛、腹泻，病程较长，日久而致脾虚。患者大便时伴胃痛、胃胀、腹胀、肠鸣，腹痛即泻，泻后痛减，夜间加重，乃肝失条达、横逆侮脾，脾运无权；睡眠差，口干口苦，乃肝经郁火，热扰心神；大便黏，属肝经湿热；舌质红，有黏腻线，苔黄厚，乃肝经郁热、湿郁化热；舌有齿痕，乃脾虚湿盛。本病治以疏肝健脾、辛开苦降、调和脾胃，选取主治胃肠疾病的中脘、神阙。柴胡、白芍、白术湿贴中脘，以疏肝健脾。黄连、干姜、半夏湿贴神阙，以辛开苦降，寒热同调，共同达到疏肝清热、健脾止泻的目的。症状持续减轻，效不更方，固守原方治疗 1 周，患者症状基本消失，查体正常。治疗全程配合砂连和胃胶囊、佛手饮，以健脾和胃、疏肝解郁，贴敷 1 周后继续予以砂连和胃胶囊、佛手饮调理 1 周，巩固疗效。

【辨治备要】

1. 辨证要点

肝脾不合之泄泻常表现为胁痛、口苦、不欲食、呕吐、泄泻、腹痛。脾虚肝郁泻则是由于肝木克土，肠道蠕动增强或牵引血络，成为泄泻，伴有腹痛。腹痛症状也有因脾系先虚导致肠络挛急而痛者，这种情况称为脾虚肝克，临证时可以通过症状出现的先后顺序加以鉴别。

2. 鉴别要点

慢性久泻以脾虚为主，多由脾虚健运无权所致，病程较长，反复发作。肝气乘脾所引起的泄泻多在脾虚的基础上产生，病属虚证，或虚实夹杂。

3. 治疗须知

（1）患者应调节情志，勿悲恐忧伤，消除紧张情绪，尤忌怒时进食。
（2）患者应加强锻炼，增强体质，脾气旺盛，则不易受邪。

消食导滞，通腑泄热治疗伤食泻

简要介绍：本案例来自云南省。患儿睡前大量进食后腹泻、发热，大便稀溏有残渣、酸臭，伴腹痛、呕吐等，服退热药无效，今晨仍便 2 次，来求中医治疗，通过辨证论治，接受以中医药穴位贴敷疗法为主的综合治疗，得到较好的疗效。

关键词：伤食泻；通腑泄热；消食导滞；消肿散结。

【首诊记录】

李某，男，2岁1个月。就诊日期：2022年4月1日。

主诉：腹泻伴发热1天。

简要病史：患儿1天前睡前大量进食后出现腹泻，伴发热，24小时腹泻6次，最高体温39℃，大便稀溏、夹有食物残渣、气味酸臭，脘腹胀满，便前腹痛，泻后痛减，腹痛拒按，嗳气酸馊，伴呕吐1次，不思乳食，睡觉翻滚。患儿经口服退热药物（具体不详）治疗后无明显改善，为求中医系统治疗来我科就诊。患儿精神、饮食、睡眠稍差，今晨大便2次，不成形，体重无明显变化。

查体：体温37.7℃。心肺正常，咽部稍红，扁桃体Ⅰ度肥大。腹部胀满，叩诊呈鼓音。面色萎黄，下眼睑浮肿。指纹紫滞。

舌象表现：舌质红，舌苔厚腻稍黄（图11-3-17）。

辨证分析：

上　发热，体温升高：食积化热。

　　睡觉翻滚、精神稍差：邪扰心神。

　　咽部稍红，扁桃体Ⅰ度肥大：主热，食积化热上熏。

　　面色萎黄、下眼睑浮肿：脾虚失运。

　　舌质红：主热。

　　舌苔厚腻稍黄：主里实证，湿热。

　　指纹紫滞：食滞、郁热。

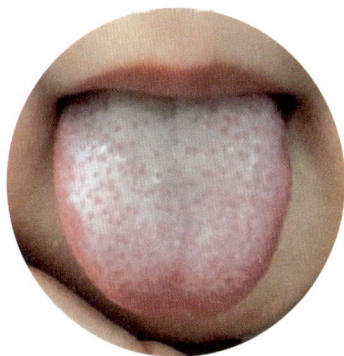

图11-3-17

中　脘腹胀满，嗳气酸馊，不思乳食：食积。

　　便前腹痛，泻后痛减，腹痛拒按：实证。

下　大量进食后腹泻，大便次数多、质稀溏、夹有食物残渣、气味酸臭：食滞胃肠。

西医诊断：消化不良，急性肠胃炎。

中医诊断：小儿腹泻（伤食泻）。

调治原则: 通腑泄热,消食导滞。

穴位贴敷: 消肿止痛贴 0.4g×2mL×7 贴。

大椎 柴胡 0.5g,葛根 0.5g,黄芩 0.5g。

双脾俞 陈皮 0.5g,藿香 0.5g,厚朴 0.5g。

中脘 焦山楂 0.5g,焦麦芽 0.5g,焦神曲 0.5g。

神阙 芒硝 0.5g,高良姜 0.3g,焦槟榔 0.5g。

双涌泉 吴茱萸 0.2g,黄连 0.5g,冰片 0.1g。

注意事项: 清淡饮食,注意休息和保暖,多喝水。

【二诊记录】

就诊日期: 2022 年 4 月 2 日。

病情变化: 患儿腹泻次数减少到 3 次,体温恢复正常,已无腹胀、腹痛等症状。舌象见图 11-3-18。

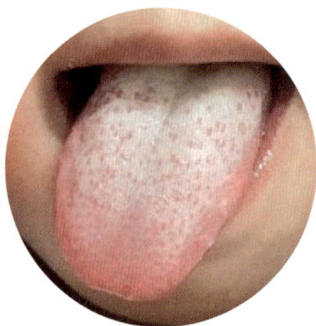

图 11-3-18

调治原则: 消食导滞,理气健脾。

穴位贴敷: 消肿止痛贴 0.4g×2mL×4 贴。

双脾俞 陈皮 0.5g,藿香 0.5g,厚朴 0.5g。

中脘 焦山楂 0.5g,焦麦芽 0.5g,焦神曲 0.5g。

神阙 芒硝 0.5g,高良姜 0.3g,焦槟榔 0.5g。

注意事项: 清淡饮食,注意休息和保暖,多喝水。

【三诊记录】

就诊日期: 2022 年 4 月 3 日。

病情变化: 患儿大便 2 次,大便已成形、无酸臭味,饮食胃口可,睡觉无翻滚，无发热，咽红，扁桃体Ⅰ度肥大。舌象见图11-3-19。

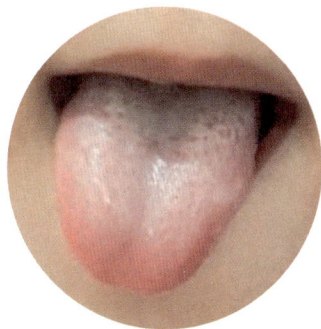

图11-3-19

调治原则： 理气健脾，软坚散结。

穴位贴敷： 消肿止痛贴0.4g×2mL×5贴。

双脾俞 陈皮0.5g，藿香0.5g，厚朴0.5g。

中脘 焦山楂0.5g，焦麦芽0.5g，焦神曲0.5g。

神阙 芒硝0.5g，高良姜0.3g，焦槟榔0.5g。

廉泉 芒硝0.5g，蝉蜕0.5g，牛蒡子0.5g。

其他治疗：

消痞和胃胶囊：每日3次，每次3粒，去胶囊壳，饭前温水冲服。

注意事项： 清淡饮食，注意休息和保暖，多喝水。

【诊疗解析】

患儿急性起病，睡前大量进食后出现腹泻，大便稀溏、夹有食物残渣、气味酸臭、嗳气酸馊，此为乳食不节，宿食阻滞肠胃，脾胃运化失司。不通则痛，故患儿脘腹胀满，腹痛拒按，便前腹痛，泻后痛减。患儿腹泻，伴呕吐，不思乳食，乃食滞胃肠；睡觉翻滚，精神、睡眠稍差，属邪扰心神；咽部稍红，扁桃体Ⅰ度肥大，提示食积化热，上熏咽喉；面色萎黄，下眼睑浮肿，为脾虚失运；舌质红，舌苔厚腻稍黄，指纹紫滞，乃食滞胃肠，食积化热。本病治以通腑泄热、消食导滞，取柴胡、葛根、黄芩贴大椎，以清热解表；吴茱萸、黄连、冰片贴双涌泉，以引热下行；陈皮、藿香、厚朴贴脾俞，以行气化湿；焦山楂、焦麦芽、焦神曲贴中脘，以健脾和胃、消食导滞；芒硝、高良姜、焦槟榔贴神阙，以通腑泄热、行气燥湿。二诊时，患儿体温正常，故去大椎和双涌泉，余不更方，治以消食导滞、理气健脾。三诊时，患儿虽已无腹泻、发热等症状，但咽红、扁桃体Ⅰ度肥大仍在，故治以理气健脾、软坚散结，加芒硝、蝉蜕、牛蒡子贴廉泉，以清热利咽、消肿散结，配合消痞和胃胶囊，以健脾和胃、行气消食。三诊后随访患儿，已无腹痛、腹泻、发热、呕吐等症状，腹部叩诊音正常，咽部红肿改善，家长比较满意。建议其按疗程进行脾胃病体质调理，忌食生冷食物，避免饮食不节，不适随诊。

【辨治备要】

1. 辨证要点

伤食泻患儿起病前常有乳食不节史，症见腹泻，或伴呕吐，大便或呕吐物中夹不消化物、气味酸臭，脘腹胀痛，泻后痛减。伤食泻当辨别疾病发展转归，若调治不当，病程迁延，食积不化而伤脾气，易转为脾虚泻或脾虚夹积，甚至疳病。

2. 鉴别要点

伤食泻常以腹泻、呕吐为主症，当与霍乱相鉴别。霍乱是一种上吐下泻并作的病证，发病特点是来势急骤，变化迅速，病情凶险，呈地区流行，患者有饮食不洁史或接触史。霍乱起病时常见患者突然腹痛，继则吐泻交作，所吐之物均为未消化之食物，气味酸腐热臭，所泻之物多为黄色粪水，或吐下如米泔水，可伴恶寒、发热，无里急后重。部分患者在剧烈吐泻之后，迅速出现皮肤松弛、目眶凹陷、下肢痉挛转筋，可伴心烦口渴、精神萎靡、少尿或尿闭、腹中绞痛、面色苍白、汗出肢冷等津竭阳衰之危候，预后很差。而伤食泻作为泄泻的一种，患者常有乳食不节史，症见腹泻，或伴呕吐，大便或呕吐物中便夹不消化物、气味酸臭，脘腹胀痛，泻后痛减，一般预后良好。

3. 治疗须知

（1）患者应注意饮食卫生，食品应新鲜、清洁，忌食油腻、生冷、污染及不易消化的食物，不吃变质食品，不要暴饮暴食，适当控制饮食，减轻脾胃负担。

（2）饭前、便后要洗手，乳具、食具要卫生。

（3）吐泻严重及伤食泄泻患儿暂时禁食，以后随着病情好转，逐渐增加饮食量。

第四节　肠系膜淋巴结炎

温里散寒、行气止痛治疗寒邪内阻型肠系膜淋巴结炎

简要介绍：本案例来自云南省大屯地区。患儿进食寒凉物后出现腹痛不适，贴敷治疗以温中散寒止痛，疗效明显，遴选本案旨在为治疗寒邪内阻之肠系膜淋巴结炎提供临床思路。

关键词：肠系膜淋巴结炎；腹痛；脐周痛；过食寒凉；寒邪内阻。

【首诊记录】

张某，女，4 岁。就诊日期：2022 年 3 月 16 日。

主诉：脐周疼痛 1 天。

简要病史：患儿家长代述，患儿 1 天前因进食寒凉食物后出现脐周疼痛，疼痛呈阵发性。

查体：发育正常，营养中等，大便正常。

舌象表现：舌质淡，舌体胖大、边有齿痕，苔薄白（图 11-4-1）。

辨证分析：

上　舌质淡，苔薄白：主虚、主寒。

　　舌体胖大、边有齿痕：主脾虚。

中　进食寒凉，脐周疼痛：寒邪内阻。

下　无特殊辨证。

西医诊断：肠系膜淋巴结炎。

中医诊断：腹痛（寒邪内阻）。

调治原则：温里散寒，行气止痛。

穴位贴敷：消肿止痛贴 0.4g×2mL×3 贴。

中脘　肉桂 0.5g，高良姜 0.5g，白芍 0.5g。

神阙　芒硝 0.5g，吴茱萸 0.5g，延胡索 0.5g。

阿是穴　芒硝 0.5g，夏枯草 0.5g，白芍 0.5g。

注意事项：清淡饮食，多饮水，避风寒，畅情志。

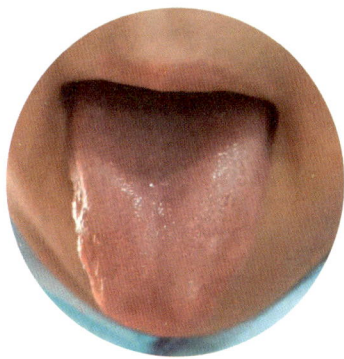

图 11-4-1

就诊日期： 2022 年 3 月 17 日。

病情变化： 患儿症状缓解，舌象见图 11-4-2。效不更方，遵一诊处方继续治疗，治疗方案及注意事项同前。

【三诊记录】

就诊日期： 2022 年 3 月 18 日。

病情变化： 患儿症状基本缓解，舌象见图 11-4-3。治疗方案及注意事项同前。

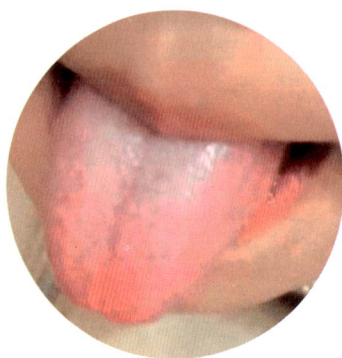 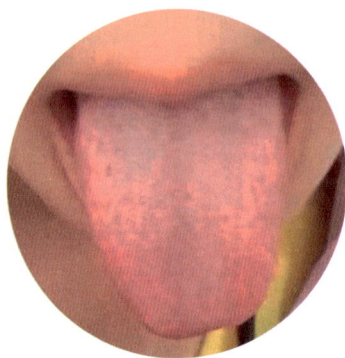

图 11-4-2　　　　　　　　　　　　　　图 11-4-3

【诊疗解析】

患儿 1 天前因进食寒凉食物出现脐周疼痛，疼痛呈阵发性。患儿过食生冷，致寒湿内停，损伤脾胃，腑气通降不利，气机阻滞，而发生腹痛。其舌质淡，苔薄白，是寒伤脾胃的表现，舌体胖大，舌边有齿痕，有脾虚之表现。本病治疗以温里散寒、行气止痛为主，肉桂、高良姜、白芍湿贴中脘，肉桂、高良姜温里散寒，白芍缓急止痛，标本兼顾；芒硝、吴茱萸、延胡索湿贴神阙，芒硝、吴茱萸调理中焦寒热，延胡索行气止痛；芒硝、夏枯草、白芍湿贴阿是穴，以局部散结、缓急止痛。除其寒，止其痛，一诊后患儿疼痛大减，守方继贴，三诊后基本痊愈。

【辨治备要】

1. 辨证要点

肠系膜淋巴结炎的患者舌质多淡红或淡白，舌苔多白或有厚腻，且多有进食冰淇淋、冰饮料、生冷瓜果等饮食习惯，过寒则伤脾胃，脾阳受损，脾气不运，气机阻滞，痰湿受寒凝结聚于脘腹，故出现腹部疼痛。治疗寒邪内阻之肠系膜淋巴结炎，需标本兼治本病根本在于寒阻，表现为腹痛，只用行气止痛或缓急止痛的药物，疗效不佳，需配合温中散寒之品，根除病因，才能收获更好的疗效。如有寒热夹杂者，可使用芒硝配伍高良姜，通调脾胃，以达疗效。

2. 治疗须知

对于寒邪内阻的腹痛，除急性期的治疗外，医生还需嘱咐患儿及其家属，注重平时饮食调理，尽量避免进食寒凉食物，尤其是夏季，需控制进食冰西瓜、冰淇淋、冷饮等，防止疾病再发。

清热利湿、理气止痛治疗湿热壅滞型肠系膜淋巴结炎

简要介绍： 本案例来自云南省。患儿感冒后诱发腹痛，以湿热表现为主，贴敷治疗后腹痛消失，加以体质调理后未再发作，食欲、体质改善。遴选本案旨在为调治结合治疗湿热壅滞之肠系膜淋巴结炎提供临床思路。

关键词： 肠系膜淋巴结炎；腹痛；脐周痛；湿热壅滞。

【首诊记录】

耿某，男，5岁。就诊日期：2022年6月28日。

主诉： 脐周疼痛5天。

简要病史： 患儿1周前着凉后感冒，5天前开始出现脐周疼痛，伴口干、便秘。患儿平素喜食冷饮，大便不畅，纳差。

查体： 面色萎黄，身材偏瘦。腹部局部淋巴结肿大，有压痛。

舌象表现： 舌红，苔中后部黄厚，草莓舌（图11-4-4）。

辨证分析：

上 舌红：主热。

草莓舌：主热甚。

苔中后部黄厚：内有湿热、食积。

口干：热甚伤津。

面色萎黄，身材偏瘦：脾虚。

中　脐周腹痛：湿热结聚，气机阻滞。

喜冷饮：中焦有热。

下　便秘，大便不畅：脾胃积热。

西医诊断：肠系膜淋巴结炎。

中医诊断：腹痛（湿热壅滞）。

调治原则：清热利湿，理气止痛。

穴位贴敷：消肿止痛贴 0.4g×2mL×2 贴 ×5 天。

中脘　高良姜 0.25g，半夏 0.25g。

神阙　大黄 0.25g，芒硝 0.25g。

注意事项：合理饮食，禁食生冷、油腻、辛辣刺激食物，增加饮水量，保证睡眠充足。

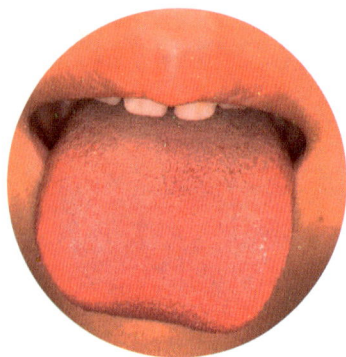

图 11-4-4

【二诊记录】

就诊日期：2022 年 7 月 3 日。

病情变化：患儿脐周疼痛消失，胃口好转，大便较为规律。舌象见图 11-4-5。治疗方案及注意事项同前。

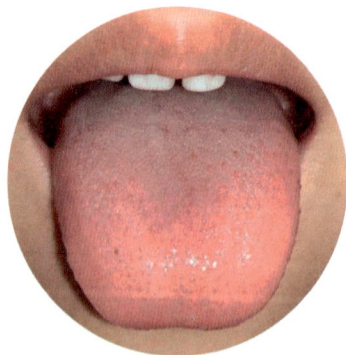

图 11-4-5

【三诊记录】

就诊日期：2022 年 7 月 6 日。

病情变化： 患儿未再出现腹痛，开始进行调理。舌象见图 11-4-6。

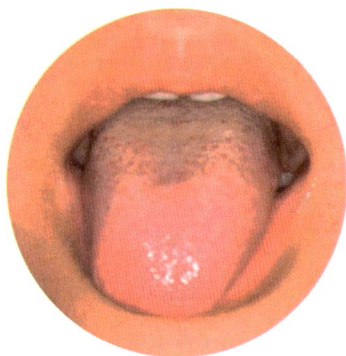

图 11-4-6

调治原则： 健脾利湿，固本培元。

穴位贴敷： 消肿止痛贴 0.4g×2mL×3 贴 ×4 天。

中脘、神阙（轮贴） 大黄 0.25g，芒硝 0.25g。

双脾俞、双胃俞、双足三里、双梁门（轮贴） 细辛 0.125g，白芥子 0.125g。

注意事项： 合理饮食，禁食生冷、油腻、辛辣刺激食物，增加饮水量，保证睡眠充足。

【**四诊记录**】

就诊日期： 2022 年 7 月 10 日。

病情变化： 患儿大便成形，胃口明显改善，面色好转，继续调理脾胃。舌象见图 11-4-7。

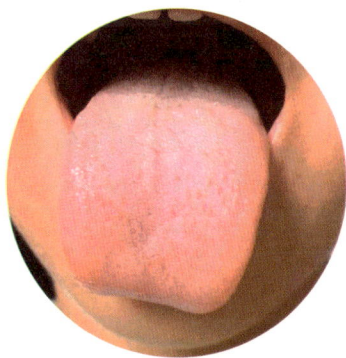

图 11-4-7

【诊疗解析】

患儿因感冒引发肠系膜淋巴结炎，出现脐周疼痛。患儿湿热内结，故腹痛拒按；里热甚，灼伤津液，出现口干、大便秘结；内有热结，故有草莓舌；内有积滞、湿邪，故舌苔中后部厚腻；湿热壅滞，致使患儿喜食冷饮。加之患儿面色萎黄，身材偏瘦，说明其根本仍有脾气亏虚、正气不足。因此，治疗本案患儿分为两步：第一，先应用清热利湿、通其腑气的思路，将大黄和芒硝、高良姜和半夏两组药对湿贴于神阙、中脘，以通泄其腑中湿热，腑气通畅，排便自然顺畅，食欲也明显改善；第二，加入细辛、白芥子治养结合，轮贴双脾俞、双胃俞、双足三里、双梁门，以培补正气、助脾健运。经此治疗，患儿整体情况明显改善。

【辨治备要】

1. 辨证要点

腹痛证候，痛处灼热谓之热痛，痛处觉冷或者遇冷加重属于冷痛。小儿出现本证多与其体质有关，若平素饮食不节，进食过多，则容易造成食积，郁而化热，出现热性腹痛。若因为进食生冷、甜食，日久损伤脾胃，则容易因为外感风寒或餐凉饮冷，导致寒痛的发生。因此，腹痛临证贴敷治疗，首先要辨识主证的寒热，并进一步询问饮食喂养习惯，寻找具体病因。

2. 鉴别要点

临床遇到腹痛患儿需要鉴别肠系膜淋巴结炎与外科急性腹痛：前者多见于儿童，常有上呼吸道感染病史。腹痛部位不固定，多为隐痛或痉挛性疼痛，程度较轻，可伴有发热、恶心、呕吐等症状。腹部压痛范围较广，无明显肌紧张和反跳痛。外科急性腹痛起病急骤，如急性阑尾炎，典型症状为转移性右下腹痛，压痛位置较固定，常伴有明显的肌紧张、反跳痛。肠梗阻则以腹痛、呕吐、腹胀、停止排气排便为主要表现。这些有助于和肠系膜淋巴结炎鉴别。

温中散寒，理气止痛治疗脾阳虚型肠系膜淋巴结炎

简要介绍：本案例来自云南省。患儿腹痛反复发作 5 年余，本次因感冒

诱发，贴敷治疗后腹痛消失。遴选本案例旨在为治疗脾阳虚之肠系膜淋巴结炎提供临床思路。

关键词：肠系膜淋巴结炎；腹痛；脐周痛；脾虚。

【首诊记录】

吴某，男，10岁。就诊日期：2022年11月6日。

主诉：脐周疼痛1天。

简要病史：患儿1天前在学校大扫除接触冷水后受风，随即出现鼻流清涕、打喷嚏、鼻塞等症状，口服感冒药后缓解。随后患儿出现脐周疼痛，口服止痛药物（具体不详）后无明显缓解。患儿自起病以来，精神、饮食欠佳，大便稀溏，体重无明显下降，面色微黄。患儿既往有肠系膜淋巴结病史5年余。

查体：脐周疼痛、喜温喜按，大便稀溏，无水样便，小便清稀，面色萎黄。

舌象表现：舌淡，苔薄白，舌中凹陷（图11-4-8）。

辨证分析：

上　舌淡：主虚、主寒。

　　舌中凹陷：脾胃气虚。

　　面色萎黄，身材偏瘦：脾虚。

　　肠系膜淋巴结病史5年：疾病迁延，久病则虚。

中　局部腹痛、喜温喜按：主虚寒。

　　大便稀溏：脾阳虚，运化失常。

下　无特殊辨证。

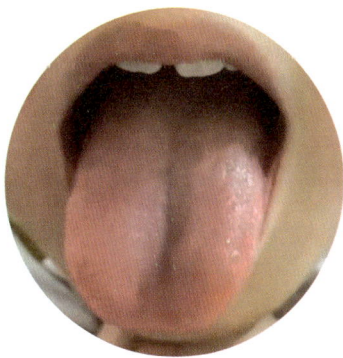

图11-4-8

西医诊断：肠系膜淋巴结炎。

中医诊断：腹痛（脾阳虚）。

调治原则：温中散寒，理气止痛。

穴位贴敷：消肿止痛贴0.4g×2mL×2贴。

中脘　高良姜0.5g，芒硝0.3g，吴茱萸0.5g。

神阙　高良姜0.5g，芒硝0.3g，延胡索0.5g。

注意事项：禁食酸冷、生冷、辛辣、油腻食物，不喝生水。

就诊日期： 2022 年 11 月 7 日。

病情变化： 患儿腹痛症状消失，大便正常，舌淡红，苔薄白，舌中凹陷略有缓解（图 11-4-9）。治疗方案及注意事项同前。

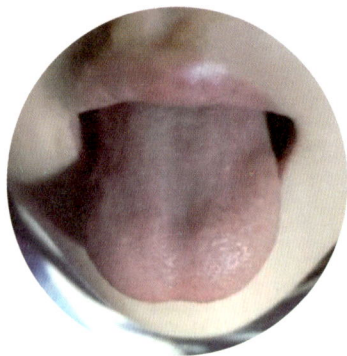

图 11-4-9

【诊疗解析】

患儿腹痛反复发作 5 年余，病情演变，久病则虚，因脾胃虚弱，中阳不足，失于温养，故腹痛、喜温喜按。小儿脾常不足，加之患儿脾胃问题日久，故脾气阳虚，运化失常，出现大便稀溏，纳差，久之，面色萎黄。舌中部主脾胃，舌中部出现凹陷，说明脾胃问题日久，脾胃亏虚。此次患儿感受风寒，再次诱发腹痛。本病治疗时以温中散寒、理气止痛为主，高良姜、芒硝、吴茱萸湿贴中脘，以温中散寒，调畅脾胃功能；高良姜、芒硝、延胡索湿贴神阙，佐以行气止痛。治疗 1 次后，患者腹痛消失，舌中部凹陷得到一定改善。

【辨治备要】

治疗须知

（1）此类肠系膜淋巴结炎属于功能性疼痛，极易反复发作，平常饮食调理需配合局部贴敷阶段性治疗。

（2）患者应注意气候变化，防止感受外邪，避免腹部受凉。

（3）患者应注意饮食卫生，避免多食生冷。

（4）剧烈或持续腹痛者要卧床休息，及时检查腹部体征，并做必要的辅助检查，有利于鉴别诊断和及时处理。

消食导滞、通腑泄热治疗食积化热型肠系膜淋巴结炎

简要介绍： 本案例来自湖北省荆州市。患儿腹痛反复发作，平素纳差，口中异味，食积表现明显，腹痛再发，贴敷治疗 2 次后症状基本缓解。遴选本案旨在为治疗食积化热之肠系膜淋巴结炎提供临床思路。

关键词： 肠系膜淋巴结炎；腹痛；脐周痛；纳差；食积。

【首诊记录】

袁某，女，8 岁。就诊日期：2022 年 8 月 11 日。

主诉： 脐周疼痛反复发作。

简要病史： 患儿肚脐周围痛、拒按，大便臭、有时干，挑食，爱吃零食，睡觉流口水、不安稳、喜翻来覆去。

查体： 脐周疼痛，腹痛拒按。

舌象表现： 舌尖红，苔白厚腻中心部位明显，苔浮黄，舌中凹陷（图 11-4-10）。

辨证分析：

上　舌尖红：主心火。

　　苔白厚腻，中心部位明显，苔浮黄：主食积，有化热趋势。

　　舌中凹陷：主脾虚。

　　夜寐欠安、喜翻来覆去：主食积。

　　睡觉流口水：脾胃虚弱。

中　挑食，爱吃零食：饮食不节，易导致食积。

　　腹痛拒按：主实。

下　大便臭、有时干：内有食积，郁而化热。

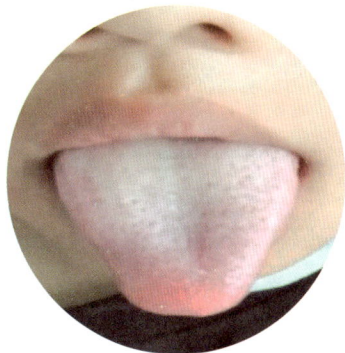

图 11-4-10

西医诊断： 肠系膜淋巴结炎。

中医诊断： 腹痛（食积化热）。

调治原则： 消食导滞，通腑泄热。

穴位贴敷：消肿止痛贴 0.4g×2mL×2 贴 ×3 天。

中脘　山楂 0.3g，槟榔 0.3g，鸡内金 0.3g。

神阙　大黄 0.3g，芒硝 0.3g，延胡索 0.3g。

其他治疗：点刺四缝。

注意事项：禁食酸冷、生冷、辛辣、油腻食物，不喝生水。

【二诊记录】

就诊日期：2022 年 8 月 14 日。

病情变化：患儿腹痛症状消失，食欲增加，睡觉安稳，舌象见图 11-4-11。神阙的大黄改高良姜 0.3g，余同前，打包回家自行贴敷 1 周。

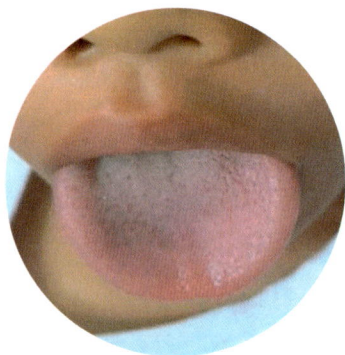

图 11-4-11

【诊疗解析】

患儿喜食零食，零食多难消化，食滞中焦，宿食腐化，则腹痛腹胀、不欲饮食、挑食；日久伤及脾胃，故舌中可见凹陷；脾胃受损，食积加重，出现腹痛拒按、大便酸臭；胃不和则卧不安，食积于中焦，导致小儿夜寐不安、喜翻来覆去、流涎。患儿食积日久，积而化热，故苔黄厚腻；热结肠腑，则大便干；心有积热，则舌尖红。本病治疗以消食导滞、通腑泄热为原则，山楂、槟榔、鸡内金湿贴中脘，三者均为消积滞之要药，共奏消积化滞之效；大黄、芒硝、延胡索湿贴神阙，大黄、芒硝辛凉通下，以通腑泄热，延胡索行气止痛。贴敷 3 天后患儿已无腹痛，夜眠及食欲均改善，舌苔黄厚腻大减，故去大黄改为高良姜，减轻处方寒凉之性，以防再伤脾胃。高良姜和芒硝湿贴神阙，调理脾胃功能，此药对寒热同调，畅中焦气机，加以延胡索行气，巩固调治 1 周。此案患儿由于食积诱发腹痛，除医者治疗外，家属需重点改变患儿饮食，睡前不进食，治疗期间少吃肉蛋奶，不吃零食，只有这样，才能将治疗效果发挥到最大。

【辨治备要】

1. 辨证要点

肠系膜淋巴结炎以腹痛为最主要表现，急则治其标，故治疗以解除患者疼痛为先，再看其根本。食积化热的患儿，需消食化积、行滞通腑。如兼有脾气虚弱者，还需在后期调理脾胃、补益脾气，从根本上改善患儿食积的原因，防止疾病反复发生。

2. 治疗须知

对于食积化热患儿，切记不可滥用寒凉药。过用寒凉药物，会损伤脾胃，进而伤及脾阳，脾虚加重，腐熟运化不及，乳食停留不消，日久形成虚中夹实之证。故对于食积化热患儿，通腑泄热之辛凉药品应中病即止，并及时根据患儿疾病表现、舌象等调整用药，或是佐以热性药物，去性存用。

第五节　口腔溃疡

通腑泄热治疗心脾积热型口腔溃疡

简要介绍：本案例来自云南省昭通市。患儿口腔及舌面多发溃疡，反复发作，贴敷治疗后痊愈。遴选本案例旨在为辨别及治疗心脾积热之口腔溃疡提供临床思路。

关键词：口腔溃疡；心脾积热；口疮；引热下行。

【首诊记录】

陈某，女，5岁。就诊日期：2022年10月17日。

主诉：口唇和口腔内破溃疼痛。

简要病史：患儿母亲代诉，患儿无明显诱因出现口唇及口腔内破溃疼痛，自患病以来未做任何检查，自敷草药效果不佳，后到我院就诊。现症见患儿口唇、舌面及口腔内有多个破溃点（图 11-5-1），口唇干，破溃处疼痛，反复发作。二便正常。

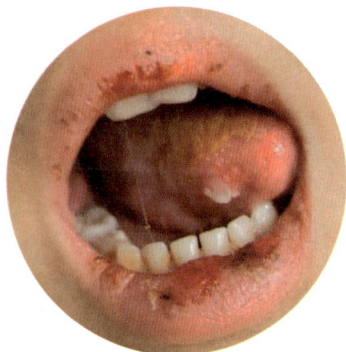

图 11-5-1

舌象表现：舌红，苔黄厚。

辨证分析：

上　舌红：主热。

　　舌苔黄厚：主湿热。

　　口腔、舌面溃疡：心脾积热，热邪熏蒸。

　　口唇干：热灼津液。

中　无特殊辨证。

下　无特殊辨证。

西医诊断：口腔溃疡。

中医诊断：口疮（心脾积热）。

调治原则：通腑泄热，引热下行。

穴位贴敷：消肿止痛贴 0.4g×2mL×3 贴。

神阙　大黄 0.3g，芒硝 0.3g，枳实 0.3g。

双涌泉　大黄 0.3g，黄连 0.3g，冰片 0.1g。

注意事项：禁食生冷或辛辣食物，清淡饮食。

【二诊记录】

就诊日期：2022 年 10 月 18 日。

病情变化：患儿疼痛和局部症状较前缓解，口唇情况及舌象见图 11-5-2，其余未见明显改变。注意事项同前，治疗方案更改如下。

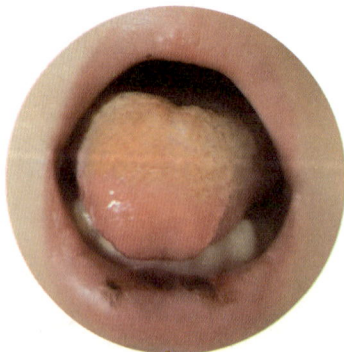

图 11-5-2

调治原则：清热消肿，通腑泄热，引热下行。

穴位贴敷：消肿止痛贴 0.4g×2mL×4 贴。

天突　芒硝 0.3g，射干 0.3g，连翘 0.3g。

神阙　大黄 0.3g，芒硝 0.3g，枳实 0.3g。

双涌泉　大黄 0.3g，黄连 0.3g，冰片 0.1g。

注意事项：禁食生冷或辛辣食物，清淡饮食。

【三诊记录】

就诊日期：2022 年 10 月 19 日。

病情变化：患儿情况明显好转，口唇情况及舌象见图 11-5-3，精神活跃，面色逐渐红润，食欲增加。守方治疗。

【四诊记录】

就诊日期：2022 年 10 月 20 日。

病情变化：患儿口腔溃疡已痊愈，口唇情况及舌象见图 11-5-4，精神可，饮食、二便正常。注意事项同前，治疗方案更改如下。

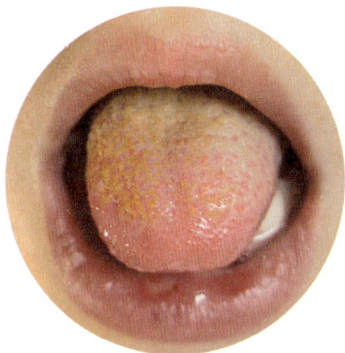 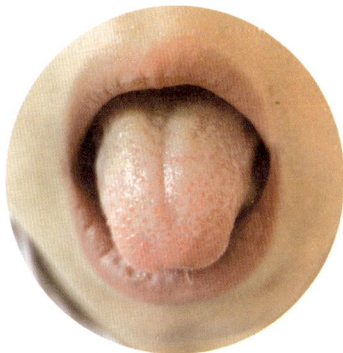

图 11-5-3　　　　　　　　　　　　图 11-5-4

调治原则：清热消肿，通腑泄热，引热下行。

穴位贴敷：消肿止痛贴 0.4g×2mL×4 贴。

廉泉　大黄 0.3g，连翘 0.3g，芒硝 0.3g。

神阙　大黄 0.3g，芒硝 0.5g，枳实 0.3g。

双涌泉　大黄 0.3g，黄连 0.3g，冰片 0.1g。

注意事项：禁食生冷或辛辣食物，清淡饮食。

本案属心脾积热型口腔溃疡，患儿溃疡多发，以口腔、舌面为多，舌边尖可见溃疡。舌为心之苗，心开窍于舌，且患儿舌尖红，故可判断其心火内炽。患儿首诊口唇干裂、色鲜红，为热甚灼伤津液；舌苔黄厚，是脾胃湿热蕴结的表现；脾开窍于口，脾胃湿热熏蒸，实火上攻，故溃疡满布、反复发作。本病治疗以通腑泄热、引热下行为原则，一诊取大黄、芒硝、枳实湿贴神阙，以通腑泄热，清利中焦实热；大黄、黄连、冰片湿贴双涌泉，以引热下行。一诊诊断用药明确，以清热为主要方针，未对局部处理，患者稍有缓解。二诊治疗时，贴敷穴位加上天突，予以芒硝、射干、连翘湿贴，以清热解毒，局部对症处理。三诊时，患儿明显好转。四诊时，贴敷穴位改天突为廉泉。治疗整体思路明确，故疗效显著。

【辨治备要】

1. 辨证要点

口腔溃疡以小儿较为常见，尤以 2～4 岁小儿多见，一年四季皆可发病，无明显的季节性，临床上可单独发生，也可伴发于其他疾病，如急性感染、腹泻、久病体弱和维生素 B、维生素 C 等缺乏时。本病预后良好。少数体质虚弱的口腔溃疡患者可反复发作，迁延难愈。

2. 鉴别要点

口腔溃疡应与鹅口疮、手足口病相鉴别。

鹅口疮多发生于初生儿或体弱多病的婴幼儿。患儿口腔黏膜上出现白屑而不是溃疡，周围有红晕，疼痛、流涎一般较轻。

手足口病多见于 4 岁以下小儿，为病毒感染引起的时行疾病，春夏季流行。手足口病的症状除口腔黏膜溃疡之外，还伴发热及手、足、臀部皮肤疱疹。

健脾利湿、引火下行治疗虚火上浮型口腔溃疡

简要介绍：本案例患者口腔溃疡反复发作，迁延难愈，接受贴敷治疗后溃疡愈合，疼痛消失。遴选本案例旨在为治疗虚火上浮之口腔溃疡提供临床

思路。

关键词：口腔溃疡；虚火上浮；口疮；引热下行。

【首诊记录】

杨某，女，72 岁。就诊日期：2022 年 7 月 17 日。

主诉：口腔溃疡 2 天。

简要病史：患者 2 天前无明显诱因出现口腔溃疡，今日来诊。现症见患者唇颊黏膜散布 3 个溃疡面，色淡不甚红，进食时疼痛明显，口苦口干，舌淡红苔白腻，大便干。患者既往口腔溃疡反复发作，经常口干口苦。

查体：口腔内可见 3 个溃疡，色淡不红。

舌象表现：舌淡体胖，舌中凹陷，苔白厚腻浮黄（图 11-5-5）。

辨证分析：

上　舌淡体胖：主虚。

　　苔白厚腻浮黄：主湿郁化热。

　　口腔溃疡，色淡不红：主虚。

　　口干：湿阻中焦，津液受阻。

中　舌中凹陷，舌苔厚腻：脾虚湿阻。

下　大便干：脾虚湿阻，传导失司。

西医诊断：口腔溃疡。

中医诊断：口疮（虚火上炎，湿阻中焦）。

调治原则：健脾利湿，引火下行。

穴位贴敷：消肿止痛贴 0.4g×2mL×3 贴。

神阙　高良姜 0.5g，芒硝 0.5g，白术 0.5g。

双涌泉　黄连 0.2g，吴茱萸 0.6g，冰片 0.1g。

注意事项：禁食生冷或辛辣食物，清淡饮食。

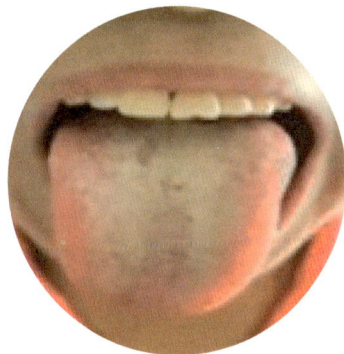

图 11-5-5

【二诊记录】

就诊日期：2022 年 7 月 18 日。

病情变化：疼痛较前明显减轻，舌象见图 11-5-6。治疗方案及注意事项同前。

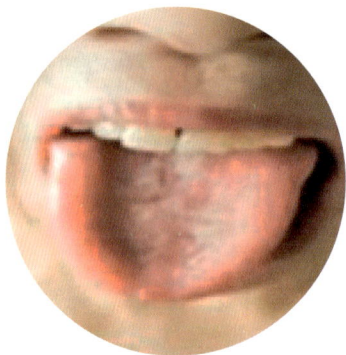

图 11-5-6

随访：2022 年 7 月 19 日电话回访，患者溃疡基本愈合，无疼痛，无口干口苦。

【诊疗解析】

本案患者为老年女性，年老体虚，故口腔溃疡迁延难愈，反复发作。患者溃疡面色淡不红，舌淡红，舌苔厚腻浮黄，口干口苦，为脾虚湿阻、虚火上浮之象。患者脾虚湿阻，故大便干结难下；舌苔白厚腻，属内有湿邪，湿性重着黏滞，此证兼夹湿邪，故迁延难愈。本病治疗以健脾化湿、恢复脾胃升降、引火下行为原则，取芒硝、高良姜、白术湿贴神阙，芒硝和高良姜为药对，有调理脾胃功能、促进中焦湿浊代谢之效，白术健脾利湿；黄连、吴茱萸、冰片湿贴双涌泉，以引火下行。治疗 1 天后，患者症状明显好转，舌苔厚腻大减，随访溃疡痊愈，口干口苦改善。

【辨治备要】

口腔溃疡是常见病、多发病，多与湿热有关，辨证应分实证与虚证。起病急、病程短、口腔溃烂及疼痛较重、局部有灼热感，或伴发热、尿黄便干者，多属实证，心火偏盛为主者，舌体溃疡较多；脾胃积热为主者，口颊黏膜、腭部、齿龈、口唇等处溃疡较多。起病缓、病程长、口腔溃烂及疼痛较轻，兼有神疲、颧红者，多为虚证，病变脏腑以肾为主。实证易迁延不愈而转化为虚证，此类患者多为年老体弱或久病者，通过观察溃疡颜色、疼痛程度及舌象可以明确诊断。本病临床通常是寒热夹杂、虚实错杂，虚火上浮兼有中焦湿阻。本病治疗时需要做到虚实兼顾，在引火下行的同时处理中焦湿邪，疗效更为明显。

第六节 手足口病

清热解毒祛湿治疗湿热壅盛型手足口病

简要介绍：本案例来自贵州省。患者急性起病，发热，手足心、咽喉疱疹，服布洛芬后仍发热、纳差，为求中医治疗就诊，经中医药穴位贴敷疗法治疗，得到较好的疗效。

关键词：手足口病；湿热壅盛；清热解毒祛湿。

【首诊记录】

吴某，男，2岁3个月。就诊日期：2022年7月26日。

主诉：发热2天，咽喉及手足疱疹1天。

简要病史：患儿2天前无明显诱因出现发热，具体体温未测，家属予以布洛芬混悬液口服后热退。今晨患儿再次出现发热，体温38.6℃，手足心出现红色疱疹，遂于我院就诊，刻下见发热，咽喉部及手足疱疹，无恶心呕吐，无咳嗽，纳食欠佳，大便正常。

查体：体温38.6℃。咽部充血红肿、疱疹，双侧扁桃体无肥大。手足散在丘疹疱疹，无渗出（图11-6-1）。

舌象表现：舌红，苔黄厚腻。舌象及皮肤损伤情况见图11-6-2。

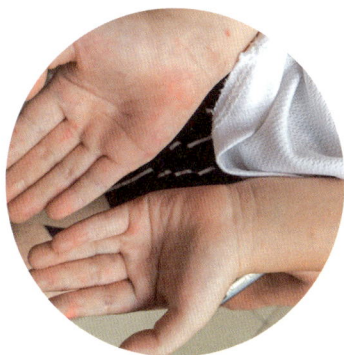

图11-6-1

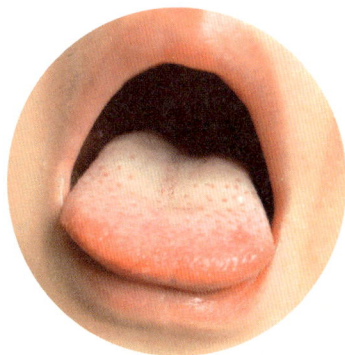

图11-6-2

辨证分析：

上　发热，咽喉及手足疱疹，咽部充血红肿：湿热壅盛，湿热外透。

　　舌红：主热。

　　苔黄厚腻：湿热壅盛。

中　纳食欠佳：进食受限，脾胃纳运失司。

下　无特殊辨证。

西医诊断： 手足口病。

中医诊断： 温病时疫（湿热壅盛）。

调治原则： 清热解毒祛湿。

穴位贴敷： 消肿止痛贴 0.4g×2mL×6 贴。

大椎　柴胡 0.5g，金银花 0.5g，藿香 0.5g。

双颌下　大黄 0.5g，芒硝 0.5g，青黛 0.5g。

神阙　大黄 0.5g，栀子 0.5g，厚朴 0.5g。

双涌泉　黄连 0.8g，吴茱萸 0.1g，冰片 0.1g。

注意事项： 避免户外活动，忌食辛辣、生冷、甜腻之品，避风寒，畅情志，不适随诊。

【二诊记录】

就诊日期： 2022 年 7 月 27 日。

病情变化： 患儿经治疗后未再出现发热，咽喉部及手足疱疹较前好转，疱疹色淡、干燥，纳食欠佳，睡眠欠佳，二便正常。舌象及皮肤损伤情况见图 11-6-3～图 11-6-4。

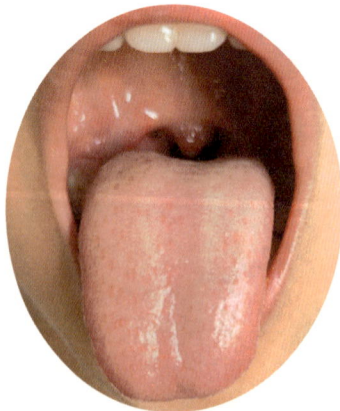

图 11-6-3

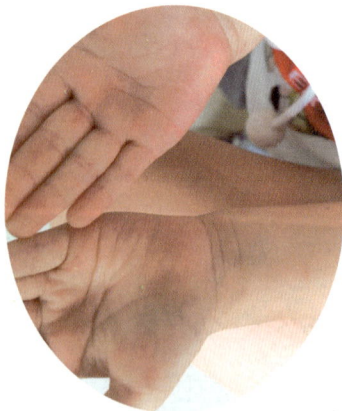

图 11-6-4

调治原则：清热解毒祛湿。

穴位贴敷：消肿止痛贴 0.4g×2mL×6 贴。

双颌下 大黄 0.5g，芒硝 0.5g，青黛 0.5g。

中脘 大黄 0.5g，藿香 0.5g。

神阙 大黄 0.5g，藿香 0.5g。

双涌泉 黄连 0.8g，吴茱萸 0.1g，冰片 0.1g。

注意事项：避免户外活动，忌食辛辣、生冷、甜腻之品，避风寒，畅情志，不适随诊。

【三诊记录】

就诊日期：2022 年 7 月 28 日。

病情变化：患儿无发热，咽部略红，咽喉部、手足部无明显疱疹。舌象及皮肤损伤情况见图 11-6-5 ～图 11-6-6。

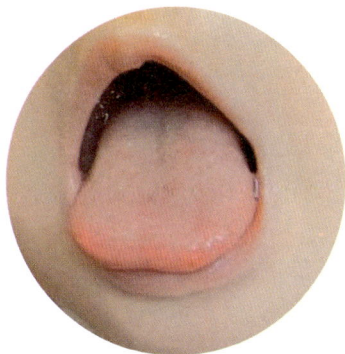 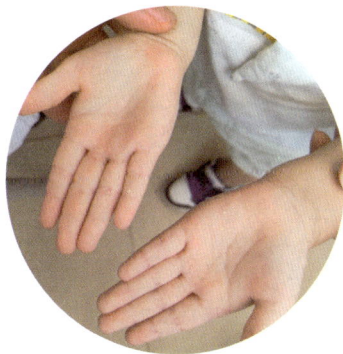

图 11-6-5　　　　　　　　　　　图 11-6-6

调治原则：清热解毒祛湿。

穴位贴敷：消肿止痛贴 0.4g×2mL×5 贴。

双颌下 大黄 0.5g，芒硝 0.5g，青黛 0.5g。

神阙 大黄 0.5g，藿香 0.5g，槟榔 0.5g。

双涌泉 黄连 0.8g，吴茱萸 0.1g。

注意事项：避免户外活动，忌食辛辣、生冷、甜腻之品，避风寒，畅情志，不适随诊。

【诊疗解析】

本案患儿年幼，急性起病，出现发热，体温升高，提示邪热较重；咽喉部充血红肿、疱疹及手足疱疹，乃为湿热熏蒸、湿热外透；纳食欠佳，小儿口咽红肿、疱疹，为脾胃纳运失司；舌红、苔黄厚腻，是为一派湿热壅盛之象。本病治以清热解毒祛湿，取金银花、柴胡、藿香贴敷大椎，以解表退热化湿；大黄、芒硝、青黛贴敷双颌下局部，以清热解毒消肿；大黄、枳实、厚朴贴敷神阙，以通腑泄热；黄连、吴茱萸、冰片贴敷双涌泉，同调寒热、引热下行，黄连量大于吴茱萸，重在清热。二诊时，患儿虽无发热，但舌红、苔略水滑，咽部红肿，纳食欠佳，睡眠欠佳，双颌下局部继续予以清热解毒消肿之法；中焦取中脘、神阙，予大黄、藿香通腑泄热、化湿醒脾；下焦继续引热下行，防止再次发热。三诊时，患儿诸症明显缓解，咽部略红，继续予清热解毒之法；中焦取神阙，予大黄、藿香、槟榔贴敷，通腑泄热、化湿消积；下焦寒热同调。本案患儿总体治疗及时，全程对症治疗，随证加减，取得较好效果。

【辨治备要】

1. 辨证要点

本病应以脏腑辨证为纲，根据病程、发疹情况及临床伴随症状以区分轻证、重证。湿热壅盛证多以幼儿及感邪较重者多见，应警惕重证、变证。属轻证者，病程短，疱疹仅限于手足掌心及口腔部，疹色红润，稀疏散在，根盘红晕不著，疱液清亮，全身症状轻微，或伴低热、流涕、咳嗽、口痛、流涎、恶心、呕吐、泄泻等肺脾二经症状。属重证者，病程长，疱疹除手足掌心及口腔部外，四肢、臀部等其他部位也可累及，疹色紫暗，分布稠密，或成簇出现，根盘红晕显著，疱液浑浊，全身症状较重，常伴高热、烦躁、口痛、拒食等，甚或出现邪毒内陷、邪毒犯心等心经、肝经症状。

2. 鉴别要点

本病应与水痘相鉴别。水痘由感受水痘病毒所致，疱疹较手足口病的稍大，呈向心性分布，躯干、头面多，四肢少，疱壁薄，易破溃结痂，疱疹多呈椭圆形，其长轴与躯体的纵轴垂直，且在同一时期、同一皮损区，以斑丘疹、疱疹、结痂并见为其特点。手足口病是由肠道病毒引起的传染病，多发生于 5 岁以下儿童，表现发热，手、足、口腔等部位出现小疱疹或小溃疡，伴见口痛、厌食等。

3. 治疗须知

（1）患病期间，患者宜清淡无刺激的流质或软食，进食前后可用生理盐水或温开水漱口，以减轻食物对口腔的刺激。

（2）患者应注意保持皮肤清洁，对皮肤疱疹切勿挠抓，以防溃破感染。

（3）密切观察病情变化，及早发现邪毒内陷及邪毒犯心等变证。

第七节　牙龈肿痛

清胃泻火、消食导滞治疗胃火炽盛型牙龈肿痛

简要介绍： 本案例来自新疆维吾尔自治区。本案患儿为典型胃火炽盛型牙龈肿痛，胃火冲于齿龈之间，气血阻滞，不通则痛，引起牙龈红肿疼痛不适。治疗宜以清胃泻火、消食导滞为主要原则，局部以消肿止痛为主，内外同治，整体与局部配合，患儿经治疗后好转。遴选本案例旨在为胃火炽盛型牙龈肿痛选穴用药提供临床指南。

关键词： 牙龈肿痛；胃火炽盛；中脘；神阙；芒硝、鱼石脂、延胡索。

【首诊记录】

王某，男，6 岁。就诊日期：2022 年 4 月 13 日。

主诉： 牙龈肿痛 1 天。

简要病史： 患儿 1 天前进食炸鸡后出现左侧牙龈肿痛，张口困难，口干口渴。患儿平素便干，食欲旺，喜食辛辣刺激食物。

查体： 左侧脸颊肿胀略红，局部肿胀处有压痛。

舌象表现： 舌红，苔薄黄（图 11-7-1）。

辨证分析：

上　左侧脸颊肿胀略红，舌红，苔薄黄：主热。

中　食欲旺，喜食辛辣刺激食物：主胃火炽盛。

下　平素便干：热盛伤津，肠道干涩。

西医诊断：牙龈炎。

中医诊断：牙龈肿痛（胃火炽盛）。

调治原则：清胃泻火，消食导滞，消肿止痛。

穴位贴敷：消肿止痛贴 0.4g×2mL×3 贴。

局部　芒硝 0.5g，延胡索 0.5g，鱼石脂 0.3g。

中脘　山楂 0.5g，槟榔 0.5g，莱菔子 0.5g。

神阙　大黄 0.5g，芒硝 0.5g，枳实 0.5g。

其他治疗：

轻燕饮：每日 3 次，每次 1 支。

砂连和胃胶囊：每日 3 次，每次 1 粒。

注意事项：饮食忌寒凉生冷、油腻刺激之品，生活规律。

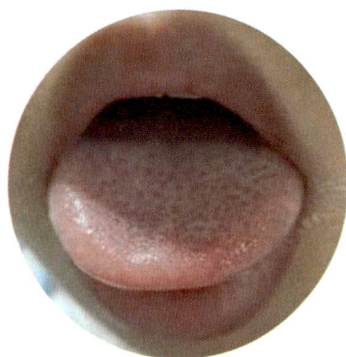

图 11-7-1

【二诊记录】

就诊日期：2022 年 4 月 15 日。

病情变化：患儿左侧脸颊肿胀消失、无疼痛，大便正常，口干口渴消失，舌淡红，苔薄白（图 11-7-2）。治疗方案和注意事项同前。

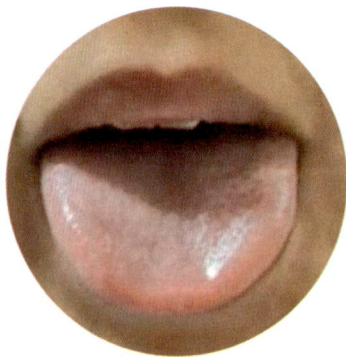

图 11-7-2

【诊疗解析】

患儿平素喜食辛辣、油腻食物，此次因食用炸鸡，导致脾胃纳运失常，胃火内炽，循胃经上绕至牙龈，胃火冲于齿龈之间，气血阻滞，不通则痛，引起牙龈红肿疼痛不适。舌红、苔薄黄主胃火有热。胃火炽盛，则易多食易饥、口干口渴。本案患儿病位在牙龈，与胃有关，为胃火炽盛证，病性属实，治疗宜以清胃泻火、消食导滞为主要原则，局部以消肿止痛为主，内外同治，整体与局部配合，使炽盛的胃火得以快速消除。本案患儿的治疗采用穴位贴敷方案，选用山楂、槟榔、莱菔子湿贴中脘，以健脾胃、化积食；大黄、芒硝、枳实湿贴神阙，以调气通便、清泄胃火。同时，患儿治疗过程中注意饮食清淡，以防上火。经3天治疗后，患儿左侧脸颊肿胀消失、无疼痛，大便正常，口干口渴消失，舌质转淡红，苔薄白。此案辨证准确，用药及时，效果立竿见影。

【辨治备要】

1. 辨证要点

牙龈肿痛与肾、胃相关，其主症为齿龈肿痛或萎缩、牙齿松动、牙根袒露、齿缝流血或渗脓汁等。本病详辨虚实，可分别从胃火炽盛、肾阳不足、营卫失和论治。胃火炽盛者多素体热盛，加上过食辛辣厚味之品，导致胃肠积热，久之蕴而化火，胃经上绕齿龈，其火循其经上扰齿龈。胃火冲于齿龈之间，气血阻滞，不通则痛，引起牙龈红肿疼痛不适，邪热灼伤齿龈脉络，则见溢血；胃热炽盛，浊气上冲，故口气臭秽。肾虚导致牙龈肿痛的发病机制主要为虚火上炎，一者阴精亏虚，无以制阳，导致阴虚火旺；二者命门火衰，阴寒内盛，逼迫真阳浮越于上。肾阳不足者多有牙龈肿痛、牙龈松动、畏寒等症。营卫之气源于中焦脾胃，当中焦脾胃功能失调，营卫不和，可致气血壅滞于齿龈，引起牙龈肿痛，此类患者多伴有自汗等营卫失和的表现。

2. 鉴别要点

胃火炽盛，上攻齿龈，发为牙龈肿痛，治当清泻胃火。其症状为牙龈红肿，齿缝溢血、血色鲜红，便秘，夜寐欠安，口渴思饮，口气重，舌红，苔黄厚，脉滑数。

阴寒内盛，格阳于上，发为牙龈肿痛，治当引火归元。其症状为牙龈肿痛反复发作，畏寒，或伴有腰骶部酸痛、牙齿松动，纳寐可，大便正常或完谷不化，舌暗淡，苔薄白，脉细沉。

营卫失和，气血壅滞，发为牙龈肿痛，治当调和营卫。其症状为牙龈肿痛不甚，多起于外感后，伴有自汗、恶风等症，纳寐一般，大便调，舌淡红，苔薄，脉浮弱或缓。

3. 治疗须知

（1）坚持每日刷牙，正确刷牙，注意维护口腔卫生。

（2）患者应注意饮食清淡，以防上火，少食辛辣炙煿之品，忌烟酒，多吃新鲜蔬菜、水果，可多吃柠檬、番茄、梨等，如用柠檬泡水，可以起到抗菌消炎及增强身体免疫力的作用。梨含有丰富的营养物质，对于炎症有着很好的预防作用。

（3）保持心情舒畅。

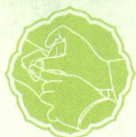

第十二章
皮肤病证案例

第一节　带状疱疹

点刺放血结合穴位贴敷治疗带状疱疹

简要介绍： 本案例来自河北省保定市。患者右侧臀部、股外侧缘疱疹，接受局部贴敷治疗，治疗4天后疱疹结痂，无疼痛，无后遗神经痛。遴选本案例旨在说明贴敷治疗带状疱疹的贴敷临床思路。

关键词： 带状疱疹；蛇串疮；湿热蕴肤；大黄。

【首诊记录】

张某，女，73岁。就诊日期：2022年5月25日。

主诉： 右侧臀部、股外侧缘疱疹伴疼痛4天。

简要病史： 患者于4天前无明显诱因出现右侧臀部及股外侧缘阵发性轻微疼痛，并且伴有大片红斑、小水疱，不敢触碰，无法正常行走。患者平素大便干结，睡眠不佳，近几日睡眠问题更加严重，食欲不振，精神萎靡。

舌象表现： 舌质暗红，舌体中部凹陷，有裂纹，舌边及中后部苔稍白厚（图12-1-1）。

辨证分析：

上　舌质暗红：主瘀，主热。

　　舌边及中后部苔稍白厚：主中焦有湿、内有积滞。

舌有裂纹：热甚津伤。

舌体中部凹陷：脾胃亏虚。

中　食欲不振：纳运失司。

下　平素大便干结：中焦有热。

右侧臀部、股外侧缘疱疹：局部湿
热瘀毒。

西医诊断：带状疱疹。

中医诊断：蛇串疮（中焦积热，局部
湿热）。

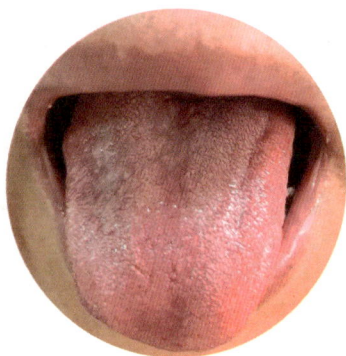

图 12-1-1

调治原则：清热利湿，佐以解毒。

穴位贴敷：消肿止痛贴 0.4g×2mL×5 贴 ×2 天。

局部疱疹处　大黄 0.5g，芒硝 0.5g。

注意事项：清淡饮食，忌肥甘厚味，忌辛辣食物，保持心情舒畅。

【二诊记录】

就诊日期：2022 年 5 月 27 日。

病情变化：患者自诉疱疹部位疼痛减轻，局部疱疹已干瘪，无新发疱
疹，睡眠好转，食欲恢复。舌象见图 12-1-2。照原方继贴 2 天，治疗后局
部疱疹干瘪，无新发疱疹，疼痛消退，无后遗神经痛，食欲改善。

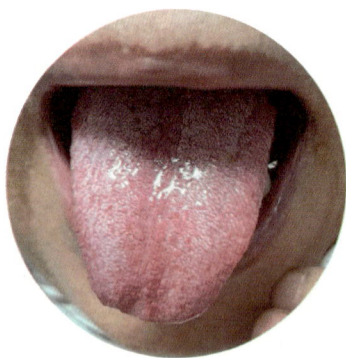

图 12-1-2

【诊疗解析】

本案患者为老年女性，年老身体功能衰退，正气不足，抵抗力下降，感
受外邪诱发本病。患者就诊时见右侧臀部及股外侧缘大片红斑、小水疱，是

湿热蕴肤发于外的表现。患者平素大便干结，是中焦积热的表现。患者舌红尖瘦，内热明显，可见裂纹，说明热甚伤津，苔虽少，但中后部及舌边可见白厚苔，表明中焦有湿、内有积滞，结合患者平素大便干结的情况，可以辨明其中焦积热。患者舌体中部有凹陷，是脾胃虚弱的表现。患者年老体弱，脾虚不能运化，产生内湿，中焦积热，湿热蕴结，外感邪毒，发于肌肤，出现红斑、水疱，疼痛剧烈。根据患者的情况，治疗以清利湿热兼解毒为主，局部疱疹皮损处湿贴大黄、芒硝，大黄清热利湿、化瘀解毒，芒硝为高渗药物，对局部湿邪疗效明显，二者相佐，达到清利湿热、解毒之效。二诊时患者症状明显好转，原发疱疹已干瘪，无新发疱疹，疼痛减轻，守方继贴2天，疱疹结痂，无后遗神经痛。本案患者治疗效果明显，对于此类患者，亦可加上局部火疗或点刺放血后湿贴，如在神阙湿贴大黄、芒硝、厚朴等药物，清热利湿的同时通腑消积，通畅三焦，给邪以出路。

【辨治备要】

1. 辨证要点

带状疱疹一般先有轻度发热、倦怠、食欲不振，以及患部皮肤有灼热感或神经痛等前驱症状，但亦有无前驱症状即发疹者。经1~3天后，患部发生不规则的红斑，继而出现多数和成簇的粟粒至绿豆大小的丘疱疹，迅速变为水疱，聚集一处或数处，排列成带状。水疱往往成批发生，簇间隔以正常皮肤，疱液透明，5~7天后转为浑浊，或部分破溃、糜烂和渗液，最后干燥结痂，再经数日，痂皮脱落而愈。少数患者，不发出典型水疱，仅仅出现红斑、丘疹，或大疱，或血疱，或坏死。疼痛为本病的特征之一，疼痛的程度可因年龄、发病部位、损害轻重不同而有所差异，一般儿童患者没有疼痛或轻微疼痛，年龄愈大疼痛愈重；头面部较其他部位疼痛剧烈；皮疹为出血或坏死者，往往疼痛严重；部分老年患者在皮疹完全消退后，仍遗留神经疼痛，持续数月。儿童及青年患者，病程一般2~3周，老年患者病程3~4周。本病愈后很少复发。

2. 治疗须知

（1）发病期间，患者应保持心情舒畅，以免肝郁气滞化火而加重病情。

（2）发病期间，患者忌食肥甘厚味和鱼腥海味之物，饮食宜清淡，多吃蔬菜、水果。

（3）患处忌用热水烫洗，内衣宜柔软宽松，以减少摩擦。

（4）皮损局部保持干燥、清洁，忌用刺激性强的软膏涂敷，以防皮损范围扩大。

第二节 湿疹

健脾益气、利湿解毒治疗脾虚湿盛型湿疹

简要介绍： 本案患儿5岁，反复湿疹溃烂，反复治疗半年未见明显疗效，平素喜食瓜果、寒凉物，经过穴位贴敷治疗后，症状好转，基本痊愈。遴选本案例旨在分享贴敷治疗皮肤病临床思路。

关键词： 湿疹；皮肤溃烂；脾虚湿盛；白芥子、细辛。

【首诊记录】

杜某，女，5岁。就诊日期：2021年8月11日。

主诉： 反复湿疹，瘙痒、破溃半年，加重1个月。

简要病史： 患儿半年前出现皮肤湿疹，具体原因不清，平素喜食水果及生冷之品，曾在某医院就诊，治疗情况不详，疗效不显，渐行加重，近1个月尤为严重。

查体： 手指、脚趾、耳部、躯干皮肤局部溃烂渗液（图12-2-1）。

舌象表现： 舌淡，苔中后部白厚腻、后部剥落、前部薄白（图12-2-2）。

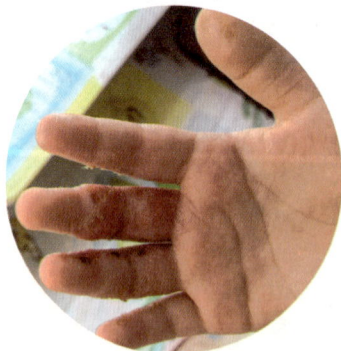

图 12-2-1

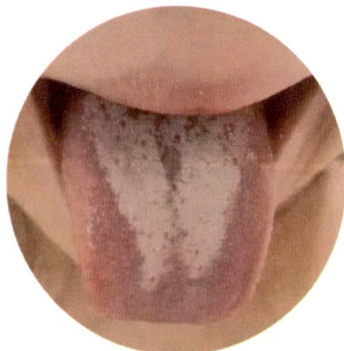

图 12-2-2

辨证分析：

上　舌淡：主虚，主寒。

　　舌苔中后部白厚腻：主寒、主湿、主食积。

　　舌苔后部剥脱：脾气亏虚。

中　平素喜食生冷之品，舌苔白厚腻：寒湿伤脾，食积脾虚。

下　手指、脚趾、耳部、躯干皮肤局部溃烂渗液：主局部湿蕴。

西医诊断：湿疹。

中医诊断：湿疮（脾虚湿盛）。

调治原则：健脾益气，利湿解毒。

穴位贴敷：消肿止痛贴 0.4g×2mL×4 贴 ×2 天。

中脘　升麻 0.5g，白芷 0.5g，玄参 0.5g。（贴敷 6 小时）

神阙　苍术 0.5g，牡丹皮 0.5g，薏苡仁 0.5g。（贴敷 6 小时）

双足三里　白芥子 0.1g，细辛 0.2g。（贴敷 6 小时）

注意事项：禁食辛辣刺激、油腻食品。

【二诊记录】

就诊日期：2021 年 8 月 13 日。

病情变化：患儿手部湿疹面积增加，但渐结痂。舌象及皮肤损伤情况见图 12-2-3 ～图 12-2-5。治疗方案及注意事项同前。

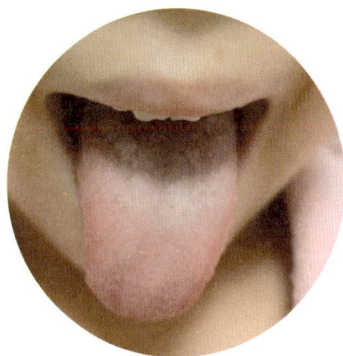

图 12-2-3

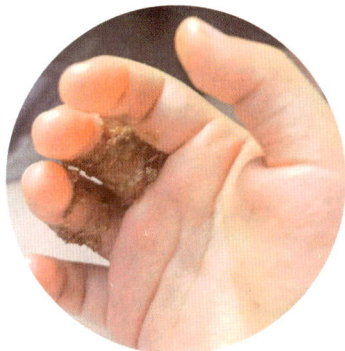

图 12-2-4

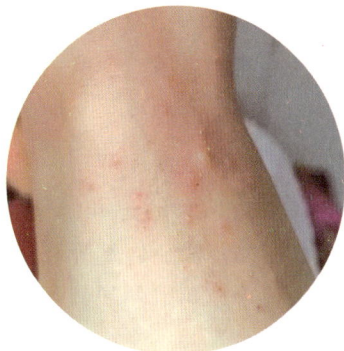

图 12-2-5

【三诊记录】

就诊日期： 2021 年 8 月 16 日。

病情变化： 患儿皮肤破溃基本痊愈。舌象及皮肤损伤情况见图 12-2-6 ～图 12-2-7。后期治疗以调理脾胃为主，并嘱咐注意饮食调护。

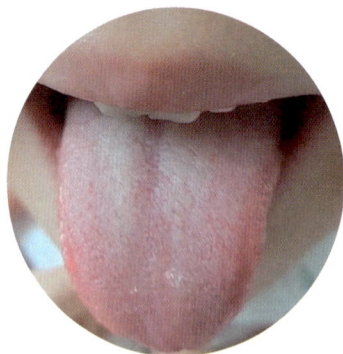

图 12-2-6

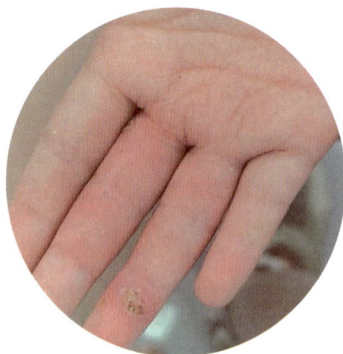

图 12-2-7

调治原则： 健脾利湿，补气养血。

穴位贴敷： 消肿止痛贴 0.4g×2mL×2 贴 ×2 天。

中脘 黄芪 0.5g，玄参 0.5g，白芍 0.5g。（贴敷 6 小时）

神阙 白术 0.5g，当归 0.3g，茯苓 0.5g。（贴敷 6 小时）

注意事项： 禁食辛辣刺激、油腻食品。

【诊疗解析】

患儿平素喜食水果及生冷之品，过食寒凉，伤及脾阳，小儿脾常不足，脾阳气虚，运化失常，内生寒湿，食积不化，久而久之蕴生湿毒。患儿湿疹半年有余，缠绵难愈，反复发作，局部渗出明显，此为湿邪缠绵之特性。一诊患儿舌淡、苔中后部白厚腻，提示寒湿、食积蕴于中焦；舌中后部可见剥苔，为食积日久伤及脾气。本病的治疗，前期以祛湿解毒为主，后期以养血健脾扶正为主。治疗前期选用白芷、升麻、玄参湿贴中脘，主要是透疹，将湿毒外排，因此二诊时患儿湿疹增多，但开始结痂，白厚苔明显回退；苍术、薏苡仁湿贴神阙，以健脾利湿、燥湿，牡丹皮辅以凉血解毒；细辛、白芥子刺激双足三里，以健脾益气，从根本上调脾祛湿。通过二诊治疗后，患儿湿疹基本结痂，所以后期治疗不再排毒，而是增强健脾扶正之功效，黄芪、玄参、白芍湿贴中脘，以补气滋阴；白术、当归、茯苓湿贴神阙，以健脾利湿补血。在诊治复杂病症时，医者应理清思路，制定合适的策略，才能收到理想疗效。

【辨治备要】

鉴别要点

根据病程和皮损特点，湿疹一般分为急性、亚急性、慢性三类。

急性湿疹起病较快，常对称发生，可发于身体的任何一个部位，亦可泛发于全身，但以面部的前额、眼皮、颊部、耳部、口唇周围等处多见。急性湿疹初起皮肤潮红、肿胀、瘙痒，继而在潮红、肿胀或其周围的皮肤上出现丘疹、丘疱疹、水疱。皮损群集或密集成片，形态大小不一，边界不清，水疱常因搔抓而破裂，形成糜烂、流滋、结痂。皮损处自觉瘙痒，轻者微痒，重者剧烈瘙痒且呈间歇性或阵发性发作，常在夜间增剧，影响睡眠。皮损广泛者，可有发热、大便秘结、小便短赤等全身症状。

亚急性湿疹多由急性湿疮迁延而来，急性期的红肿、水疱减轻，流滋减少，但仍有红斑、丘疹、脱屑。患者自觉瘙痒，或轻或重，一般无全身不适。湿疹迁延多与脾阳气虚、难以运化湿邪有关，治疗时应多关注健益脾气。

急性、亚急性湿疹反复发作不愈则会转为慢性湿疹。慢性湿疹常表现为患处皮肤浸润肥厚、表面粗糙，呈暗红色或伴色素沉着，病程可长达数月或数年，也可因刺激而急性发作。治疗根据病情多采用健脾、化湿、活血、清泻等方法。

清利湿热、消积化滞治疗湿热蕴肤型湿疹

简要介绍： 本案例来自新疆维吾尔自治区。患儿3个月，病程2个月余，皮肤糜烂、有渗出，通过穴位贴敷治疗，调治结合，疗效明确。遴选本案旨在为治疗湿热蕴肤型湿疹提供临床思路。

关键词： 湿疹；湿热；大便酸臭；清热利湿；白芥子、细辛。

【首诊记录】

赵某，女，3个月。就诊日期：2022年9月26日。

主诉：双侧面部皮疹 2 个月，加重 1 个月。

简要病史：患儿双侧面部皮疹 2 个月，加重 1 个月，局部皮肤潮红，有少许糜烂渗出，有结痂、皮屑，头皮存在少量粟粒样散在皮损，流口水，纳差，晚间睡觉烦躁，大便稀、酸臭 3 天，每日 3～4 次，小便短少、黄臭。

查体：腹软，双侧面颊及头皮可见潮红、皮损，有少许糜烂渗出（图 12-2-8）。

舌象表现：舌红，舌中部苔黄厚。

辨证分析：

上　舌红：主热。

　　舌中部苔黄厚：主湿热、食积。

　　皮肤散在皮损、糜烂渗出：局部
　　湿热。

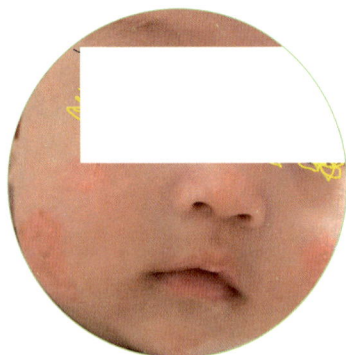

图 12-2-8

中　纳差：内有食积。

　　流口水：主湿。

下　小便黄臭：主湿热。

　　大便酸臭：食积，传导失司。

西医诊断：湿疹。

中医诊断：湿疮（内有食积，湿热蕴肤）。

调治原则：清利湿热，消积化滞。

穴位贴敷：消肿止痛贴 0.4g×2mL×6 贴 ×3 天。

足三里、脾俞、肺俞（轮贴）　白芥子 0.01g，细辛 0.01g。

神阙　黄连 0.3g，蝉蜕 0.3g，蒲公英 0.3g。

大椎　黄连 0.3g，蝉蜕 0.3g，蒲公英 0.3g。

中脘　山楂 0.3g，槟榔 0.3g，黄连 0.3g。

双涌泉　大黄 0.3g，黄芩 0.3g，冰片 0.01g。

注意事项：患儿母亲清淡饮食，忌辛辣、油腻、肥甘厚味。

【二诊记录】

就诊日期：2022 年 9 月 29 日。

病情变化：患儿两侧脸部皮损明显改善（图 12-2-9～图 12-2-10），饮食增加，睡眠安稳，精神可，大便已解，酸臭减轻。治疗方案及注意事项同前。

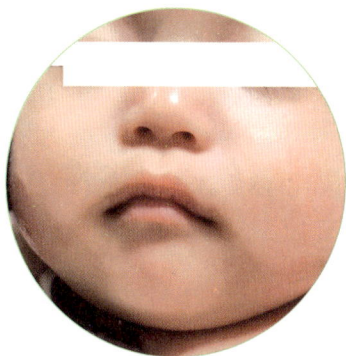

图 12-2-9

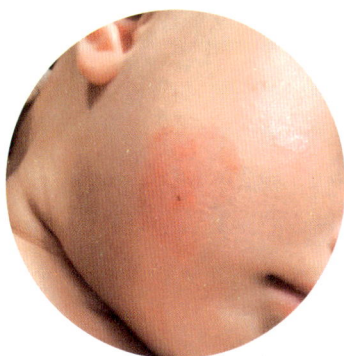

图 12-2-10

【三诊记录】

就诊日期： 2022 年 10 月 1 日。

病情变化： 患儿面部皮损基本消失（图 12-2-11），饮食可，睡眠可，精神可，大便略酸臭。原方案继续巩固治疗 2 天。

【诊疗解析】

本案患儿 3 个月，小儿脾常不足，脾虚则湿蕴，运化无力，内生食积，食积化热，湿热内聚。湿热蕴于肌肤，患儿皮肤出现渗

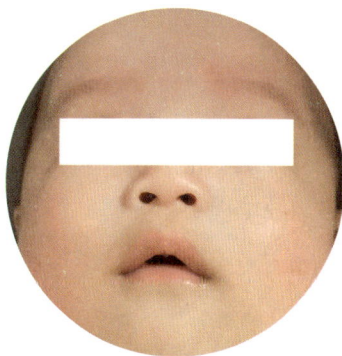

图 12-2-11

出、潮红。患儿大便酸臭、纳差、夜眠不安，烦躁不安，此均为食积内生之表现，胃不和则卧不安。舌苔黄厚，一为食积，二为湿热。小便短少、黄臭，均是湿热蕴结的表现。整体湿热、食积之象明显，外泛于肌肤，则发为湿疮。故治疗时，黄连、蝉蜕、蒲公英湿贴大椎、神阙，清热解毒止痒；山楂、槟榔、黄连湿贴中脘，清中焦食积郁热；大黄、黄芩、冰片湿贴双涌泉，引热下行。小儿脾常虚，此案患儿年纪小，脾气不足，湿邪难除，故取白芥子、细辛轮贴足三里、脾俞、肺俞，健脾益气，以助化湿。患儿以母乳为主，嘱咐患儿母亲清淡饮食。整个方案调治结合，一诊后患儿症状明显好转，原方继续治疗，疗效显著。

1. 辨证要点

婴幼儿往往以母乳喂养为主，且在母胎中体质亦与母亲食纳习惯相关，在询问病情时需注重患儿母亲的孕期及哺乳期饮食习惯，找到疾病根源，治母之病，亦为治儿之病，只有两者兼顾，才能更好治愈疾病。

2. 鉴别要点

急性湿疮应与接触性皮炎相鉴别。接触性皮炎有明确的接触史，皮损局限于接触部位，以红斑、潮红、肿胀、水疱为主，形态较单一，边界清楚，祛除病因后很快痊愈，不复发。

3. 治疗须知

（1）急性患者忌用热水烫洗或用肥皂等刺激性物品洗涤。

（2）不论急性、慢性患者，均应避免搔抓，并忌食辛辣、鸡肉、鸭肉、牛肉及羊肉、鱼腥海鲜等发物（母乳喂养则母亲忌口）。

（3）急性湿疮或慢性湿疮急性发作期间，应暂缓预防接种。

第三节　毛囊炎

清热解毒、消肿拔脓治疗热毒蕴结型毛囊炎

简要介绍： 本案例来自内蒙古自治区。患儿无明显诱因腹壁出现硬结，伴有热痛感，色红肿，如硬币大小，呈圆锥形隆起，顶部有黄白色脓头。患儿舌红，苔中后部白厚腻，脉数。中医药穴位贴敷疗法治疗，以清热解毒、消肿拔脓法辨证湿贴，经10天治疗，患儿红肿热痛好转，硬结消失。遴选本案例旨在说明热毒蕴结型毛囊炎治疗的贴敷临床思路。

关键词： 毛囊炎；热毒蕴结；清热解毒；消肿拔脓。

【首诊记录】

王某，女，4岁。就诊日期：2022年3月18日。

主诉： 腹壁硬结，伴有热痛感。

简要病史： 患儿无明显诱因腹壁出现硬结，伴有热痛感，色红肿，如硬币大小，呈圆锥形隆起，顶部有黄白色脓头。患儿纳寐可，大便干，小便正常。

查体： 腹壁硬结发红，如硬币大小，呈圆锥形隆起，顶部有黄白色脓头（图12-3-1），脉数。

舌象表现： 舌红，苔中后部白厚腻（图12-3-2）。

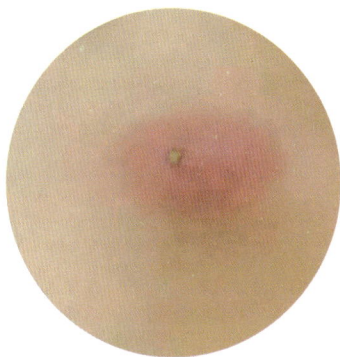
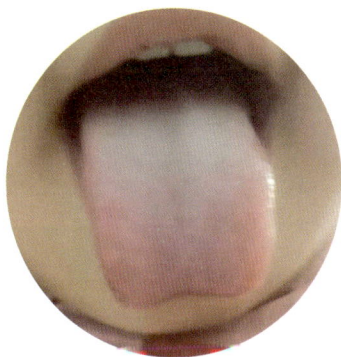

图12-3-1　　　　　　　　　　　　图12-3-2

辨证分析：

上　舌红：气血旺盛，热偏盛。

　　苔中后部白厚腻：痰湿或食积阻滞中下焦。

　　脉数：热毒偏盛。

中　腹壁硬结发红：局部热毒炽盛。

　　硬结呈圆锥形隆起：气血充足，肿形高突说明为实证。

　　顶部有黄白色脓头：热盛肉腐，肉腐而成脓。

下　大便干：热盛津伤。

西医诊断： 毛囊炎（成脓期）。

中医诊断： 疮疡（热毒蕴结）。

调治原则： 清热解毒，消肿拔脓。

穴位贴敷： 消肿止痛贴0.4g×2mL×4贴。

局部　大黄0.5g，芒硝0.5g，鱼石脂0.5g。

神阙　芒硝0.5g，厚朴0.5g，高良姜0.5g。

双涌泉 黄芩 0.5g，冰片 0.1g。

注意事项：疖肿用毛巾温敷 20～30 分钟，一天 3～4 次，禁止自行挤压、挑破，保持皮肤的清洁干燥，选择柔软宽松的衣服，避免摩擦破溃而感染。禁食辛辣、煎炸、油腻之物，调整作息，增强机体免疫力。

【二诊记录】

就诊日期：2022 年 3 月 19 日。

病情变化：患儿腹壁硬结已排出脓液，红肿热痛好转（图 12-3-3），大便正常。舌象见图 12-3-4。注意事项及治疗方案同前。

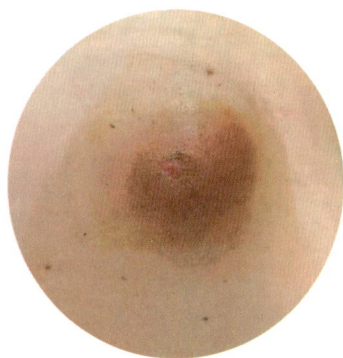

图 12-3-3

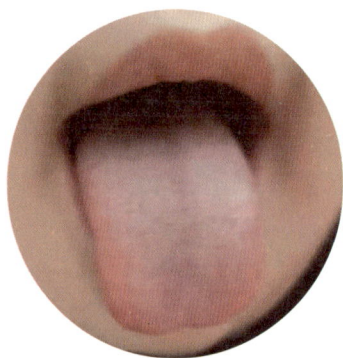

图 12-3-4

【三诊记录】

就诊日期：2022 年 3 月 27 日。

病情变化：患儿红肿热痛明显好转，硬结消失，溃口已敛（图 12-3-5）。舌质淡红，苔白厚腻好转（图 12-3-6）。

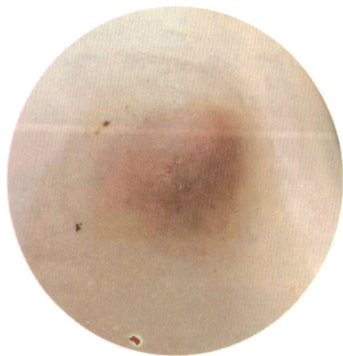

图 12-3-5

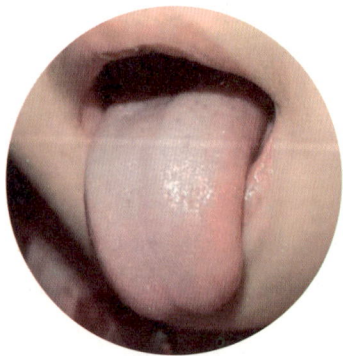

图 12-3-6

【诊疗解析】

本案患儿无明显诱因出现腹壁硬结，伴有红肿热痛，顶部有黄白色脓头，毛囊炎诊断明确。患儿脉数、舌红、硬结局部红肿热痛等症状，说明热毒炽盛；硬结顶部有黄白色脓头，热盛肉腐而成脓，说明病程已经发展至疮疡的中期阶段（成脓期）；硬结红肿、高突不陷，说明患儿气血旺盛，抗病能力尚强，可使脓肿自溃、脓毒外泄，该疖肿易脓、易溃、易敛；大便干结，说明体内热毒伤及津液；舌苔中后部白厚腻，说明患儿素体痰湿或食积较严重。治疗上，本案在硬结局部选用大黄、芒硝清热泻火消肿，鱼石脂消肿拔脓，促邪外出。神阙为调节全身气血、寒热、阴阳之大穴、要穴，选用芒硝、高良姜调节全身寒热，有利于恢复身体的寒热平衡，加用厚朴，稍有行气化湿、消食通腑的作用，故贴敷治疗后舌苔白厚腻稍有好转。因为火热毒邪壅聚在腹部，故在双涌泉选用黄芩、冰片，两者合用具有辛寒之性，味辛能散能行，寒能泄热，而涌泉具有引热下行的作用，诸方面因素共同作用，将在"上"的火热之邪下引，并通过辛散之性将火热布散开来，不再聚集在局部，而且寒性还会制约一部分的火热之邪。这种引热下行的方法还可以用在发热患者中，可以将聚集在上焦、中焦、体表的热邪向下引流，布散开去，退热效果显著。火热去则津液自来复，虽未用生津补液药物，但患儿大便转为正常。该患儿通过10天贴敷治疗后红肿热痛明显好转，硬结消失，溃口已敛。患儿舌苔白厚腻稍有变薄，食积或痰湿未完全消除，后续可选择在中脘（主中焦疾病，如食积、腹痛等）贴敷半夏、槟榔、厚朴、草果、苍术、陈皮等行气燥湿、消食化浊之药。

【辨治备要】

1. 辨证要点

单纯性毛囊炎为整个毛囊受细菌感染发生的化脓性炎症。本病初起为红色丘疹，逐渐演变成丘疹性脓疱，孤立散在，自觉轻度疼痛，成人主要发生于多毛的部位，在小儿则好发于头部，其皮疹有时可互相融合，愈后可留有小片状秃发斑。本病的病原菌主要是葡萄球菌，有时也可分离出表皮葡萄球菌。不清洁、搔抓及机体抵抗力低下可为本病的诱因。

疮疡发生后，正邪交争的结果决定着疮疡的发展和结局。疮疡初期，若人体抗病能力较强，正能胜邪，可拒邪于外，热壅于表，使邪热不能鸱张，渐而肿势局限，疮疡消散，即形成疮疡初期尚未化脓的消散阶段。反之，如果人体抗病能力较差，正不胜邪，热毒深壅，滞而不散，久则热盛肉腐，肉腐而成脓，导致脓肿形成，即为疮疡中期（成脓期）阶段。此时若治疗得当，及时切开引流，脓液畅泄，毒从外解，形成溃疡，腐肉逐渐脱落，新肉生长，最后疮口可结痂愈合；或者抗病能力尚强，可使脓肿自溃，脓毒外泄，同样能使溃疡腐脱新生，疮口结痂愈合，这一过程即为疮疡的后期（溃疡期）。若在疮疡的初期、中期，人体气血两虚，抗病能力低下，则不能托毒外达，可致疮形平塌，肿势不能局限，难溃、难腐等；如再未能得到及时处理，可使毒邪走散，扩散全身，形成"走黄""内陷"，频现恶逆之证，而危及生命。疮疡后期，毒从外解，病邪衰退，理应逐渐趋向痊愈。若由于气血大伤，脾胃生化功能不能恢复，加之肾阳亦衰，可致生化乏源，阴阳两竭，同样可使毒邪内陷，危及生命。

2. 鉴别要点

阳证疮疡主要表现为创面红肿灼热，分泌物黄稠，创面久不愈合，创周紫暗或紫红；阴证疮疡表现为创面腐肉难脱，新肌色淡，创面分泌物清冷，量多，愈合缓慢，局部皮肤出现褐色红斑，继而紫暗红肿，或有破损，伴有面色白、神疲乏力、舌质淡、苔少、脉沉细无力。一般来说，阳证"属六腑毒腾于外，其发暴而所患浮浅"，故易肿、易脓、易腐、易敛，病程短，预后好；而阴证"属五脏毒攻于内，其发缓而所患深沉"，故难消、难脓、难溃、难敛，病程长，预后差。因此，阴阳证候变化的基础，是决定皮肤溃疡临床愈合快慢的重要因素。

3. 治疗须知

（1）疖肿一出现，立即用温湿的毛巾覆盖在疖上20～30分钟，一天3～4次。毛巾凉了需马上更换，温敷对治疗疖肿是极佳的方法，可以促使脓头形成并将脓逼出，加速复原。

（2）当疖肿出现脓头，不大，无感染蔓延的迹象时，可以用火将针消毒后，将此疖肿刺破，并将脓挤出。疖经常在睡眠时破裂，让疖自行破裂可能制造更多麻烦。

（3）当疖在排脓时，应保持周围皮肤干净。洗澡时应采用淋浴，以减少感染蔓延至其他部位的概率。

（4）感染部位应该每天清洗数次，并且用棉签蘸碘伏消毒，也可直接在疖上涂蜂蜜。疖上直接涂维生素 A 乳剂及维生素 E 乳剂也很有效。

（5）疮疡初期宜箍围消肿，阳证者可选用金黄散、玉露散、金黄膏、玉露膏、太乙膏、千捶膏，可加掺红灵丹、阳毒内消散，或用清热解毒、消肿止痛的新鲜草药捣烂外敷；阴证可选用回阳玉龙散、回阳玉龙膏、阳和解凝膏，加掺黑退消、桂麝散、丁桂散；半阴半阳证选用冲和散、冲和膏。后期提脓去腐可用八二丹、九一丹，生肌收口用生肌玉红膏、龙珠软膏。

（6）患者忌食辛辣、煎炸、油腻之物，调整作息，增强机体免疫力。

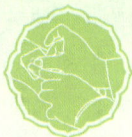

第十三章
妇科病证案例

第一节　痛经

温经散寒、化瘀止痛治疗寒凝血瘀型痛经

简要介绍： 本案例来自内蒙古自治区。患者近3个月每次月经来潮前1天出现小腹冷痛，伴有面色青白、小腹部发凉、得热痛解等症状，现接受中医药穴位贴敷疗法治疗，以温经散寒、化瘀止痛法辨证湿贴，经2天治疗小腹疼痛明显减轻。遴选本案例旨在说明寒凝血瘀型痛经治疗的贴敷临床思路。

关键词： 痛经；寒凝血瘀；温经散寒；化瘀止痛。

【首诊记录】

陈某，女，18岁。就诊日期：2022年8月7日。

主诉： 月经前1天小腹冷痛，反复发作3个月。

简要病史： 患者3个月前无明显诱因出现月经来潮前1天小腹冷痛，伴有面色青白、小腹部发凉、得热痛解等症状，经水量少，经色紫暗、有血块。

查体： 小腹压痛。脉沉紧。

舌象表现： 舌质暗淡，苔白厚腻（图13-1-1）。

辨证分析：

上　舌质暗淡：色暗为瘀，色淡为虚。

　　舌苔白厚腻：白主寒，腻主湿浊痰饮，厚主里证。

　　脉沉紧：沉主里证，紧主疼痛、寒。

　　面色青白：主虚寒。

中　无特殊辨证。

下　月经来潮前 1 天小腹冷痛：寒凝导致气滞血瘀，血行不畅，不通则痛。

　　小腹部发凉，得热痛解：寒邪凝滞。

　　经水量少，经色紫暗、有血块：寒凝导致气滞血瘀，血行不畅，形成瘀血。

　　小腹压痛：局部气血瘀滞，不通则痛。

西医诊断：痛经。

中医诊断：经行腹痛（寒凝血瘀）。

调治原则：温经散寒，化瘀止痛。

穴位贴敷：消肿止痛贴 0.4g×2mL×2 贴。

神阙　高良姜 0.5g，芒硝 0.5g。

关元　吴茱萸 0.5g，延胡索 0.5g。

注意事项：清淡饮食，禁食生冷、油腻食物，饮温水，规律生活作息。

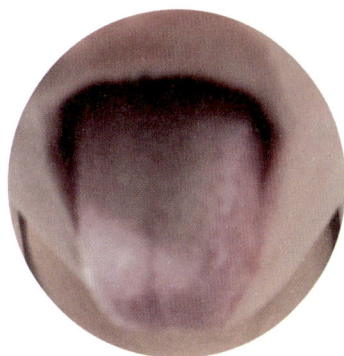

图 13-1-1

【二诊记录】

就诊日期：2022 年 8 月 8 日。

病情变化：患者贴敷后，疼痛明显缓解，经水量增多，无血块，无腹痛。注意事项及治疗方案同前。

【三诊记录】

就诊日期：2022 年 8 月 9 日。

病情变化：患者贴敷治疗 2 次后，痛经明显缓解，舌质暗淡转淡红，苔白厚腻减轻（图 13-1-2）。

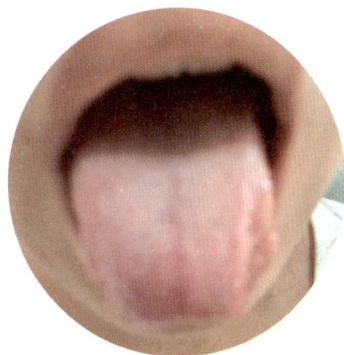

图 13-1-2

【诊疗解析】

女子月经乃脏腑气血下注于冲脉所致，本案患者每次月经来潮前 1 天出现小腹冷痛，多考虑寒邪凝滞经脉气血，气血运行不畅，不通则痛，故小腹部发凉，得热痛解。面色青白、舌苔白厚腻、脉沉紧均提示里寒内盛，寒邪凝滞经脉气血，气滞血停则易化生水湿。寒凝导致气血不畅，不能下注于子宫，则月经量少；寒凝血瘀，则形成血块；局部寒凝导致气滞血瘀，则小腹冷痛、小腹压痛。病症看似繁多，其实均因寒邪所致，寒邪为本，气滞血瘀水湿等皆为标。故本病治疗以温经散寒为主，兼化瘀止痛，选用神阙、关元，二者既是人体补虚强身的大穴、要穴，又均在疼痛的腹部周围，亦属于局部选穴，使药物直达病所，取效骤捷。高良姜入脾胃经，以温中散寒；芒硝作用于局部，非取其泄热通便之功，而是取其消除局部水肿、减轻组织张力之功，以缓解疼痛，对症治疗。高良姜、芒硝共同作用于神阙，还可以调节全身寒热阴阳，使温阳而不燥。吴茱萸性味香散，散寒止痛力强，又入太阴脾、厥阴肝、少阴肾三阴经，引药归经，药达病所，祛邪更速。延胡索味辛，辛能散能行，散血滞、行气结而止痛。药穴相得，标本兼顾，则疗效迅速。三诊时，该患者舌苔仍有白厚腻，虽较前减轻，水湿之邪减少，但因未加入祛湿药物尚有水湿停留，后续可在神阙、关元选用祛湿药物增强作用，寒湿加苍术、草果、半夏、天南星等，湿热加黄连、黄柏、车前子、泽泻、败酱草等。

【辨治备要】

1. 辨证要点

痛经为最常见的妇科症状之一，指行经前后或月经期出现下腹部疼痛、坠胀，伴有腰酸或其他不适。痛经分为原发性痛经和继发性痛经两类，原发性痛经指生殖器官无器质性病变的痛经；继发性痛经指由盆腔器质性疾病，如子宫内膜异位症、子宫腺肌病等引起的痛经。

2. 鉴别要点

中医痛经的辨证，需要根据痛经发生的时间、部位、疼痛的性质及程度等，辨其虚实、寒热、在气、在血。一般而言，痛在小腹正中多为胞宫瘀滞；痛在少腹一侧或两侧，病多在肝；痛连腰骶，病多在肾。经前或经行之初疼痛者多属实，月经将净或经后疼痛者多属虚。掣痛、绞痛、灼痛、刺痛、拒按多属实；隐痛、坠痛、喜揉喜按多属虚。绞痛、冷痛、得热痛减多属寒；灼痛、得热痛剧多属热。胀甚于痛、时痛时止多属气滞；痛甚于胀、持续作痛多属血瘀。

3. 治疗须知

（1）患者禁食寒凉生冷食品。血为寒凝，血行受阻，不通则痛，可致痛经。妇女正值经期或经期前后，应忌食生冷和寒凉性食品。此类食品包括各类冷饮、冰冻饮料、冰镇酒类、螃蟹、海鲜、西瓜等。酸性食品多具有固涩收敛作用，不利于经血的畅行和排出，故痛经者忌食此类食物，如柠檬、橙子等。

（2）痛经是由湿热蕴结胞宫所致者，食用辛辣之品，会加重盆腔充血、炎症，而使痛经加重。

（3）乳酪类食品，如牛奶、起司、奶油、酵母乳、鸡蛋等食物会破坏镁的吸收，引起痛经。目前研究认为，镁元素具有许多特殊功能，如抑制神经兴奋、调节肌肉收缩和体温等，对机体内分泌功能的调节具有直接影响。镁元素缺乏，女性痛经症状会更为明显，并且情绪会趋向于紧张、焦虑，所以女性日常要注意补充镁元素。

破血行滞、解郁止痛治疗气滞血瘀型痛经

简要介绍：本案例来自广西壮族自治区。患者月经期小腹疼痛 9 年余，经期延长 13 ～ 14 天，月经量少、有血块、色暗红，平素性情急躁，易头晕，现接受中医药穴位贴敷疗法治疗，以破血行滞、调经止痛法辨证湿贴，经 3 天治疗患者小腹疼痛明显减轻。遴选本案例旨在说明气滞血瘀型痛经治疗的贴敷临床思路。

关键词：痛经；气滞血瘀；破血行滞；调经止痛。

【首诊记录】

王某，女，31 岁。就诊日期：2022 年 1 月 10 日。

主诉：月经期小腹疼痛 9 年余。

简要病史：患者 9 年前无明显诱因出现月经期小腹疼痛，经期延长 13 ～

14 天，月经量少、有血块、色暗红，平素性情急躁，易头晕，脉弦。

舌象表现： 舌形尖，舌质暗红，苔白厚腻，舌边黏腻线（图 13-1-3）。舌下脉络瘀紫增粗（图 13-1-4）。

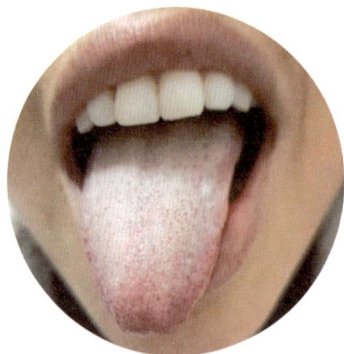

图 13-1-3

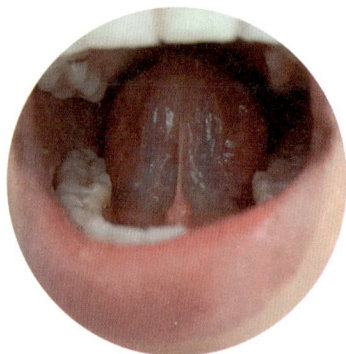

图 13-1-4

辨证分析：

上　舌质暗红：主瘀。

　　苔白厚腻：白主寒，腻主湿浊痰饮，厚主里证。

　　舌形尖，舌边黏腻线：肝郁。

　　舌下脉络瘀紫增粗：主气滞血瘀。

　　脉弦：主疼痛、寒、肝气郁结。

中　平素性情急躁：肝气郁结化火。

　　头晕：肝阳上扰头部。

下　月经期小腹疼痛：气滞血瘀，血行不畅，不通则痛。

　　经期延长：气机不畅，冲任不固。

　　月经量少、有血块、色暗红：气滞血瘀，血行不畅。

西医诊断： 痛经。

中医诊断： 经行腹痛（气滞血瘀）。

调治原则： 破血行滞，解郁止痛。

穴位贴敷： 消肿止痛贴 0.4g×2mL×3 贴。

神阙　延胡索 0.5g，香附 0.5g，川芎 0.5g。

双子宫　延胡索 0.5g，姜黄 0.5g，川芎 0.5g。

注意事项： 清淡饮食，调情志，禁食生冷、油腻食物，饮温水，规律生活作息。

【二诊记录】

就诊日期: 2022 年 1 月 11 日。

病情变化: 患者贴敷后,小腹疼痛减轻,舌暗红稍转红,苔白厚腻减轻(图 13-1-5)。注意事项及治疗方案同前。

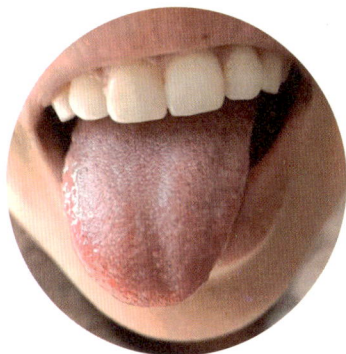

图 13-1-5

【三诊记录】

就诊日期: 2022 年 1 月 12 日。

病情变化: 患者贴敷治疗 2 次后,痛经明显缓解,舌质暗淡转淡红,苔薄白腻(图 13-1-6)。舌下络脉无瘀紫增粗(图 13-1-7)。

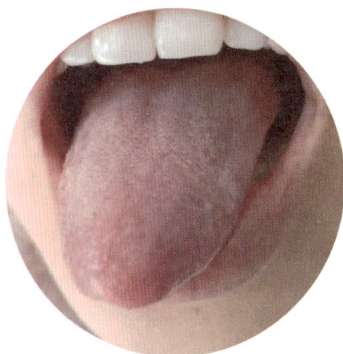

图 13-1-6

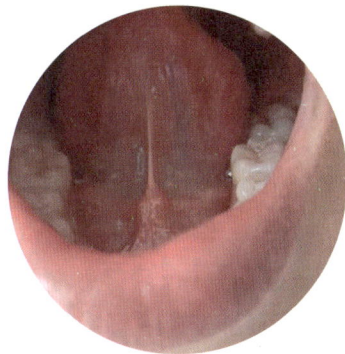

图 13-1-7

【诊疗解析】

本案患者平素性情急躁,舌下脉络瘀紫增粗,脉弦,说明肝气郁结,气滞而血行不畅，形成瘀血。头晕则因肝气郁而化火，肝阳上亢，上扰清窍所致。月经量少、有血块、色暗红，舌质暗红，亦均因肝气郁结，气滞而血行不畅所致。女子月经乃脏腑气血下注于冲脉，气滞则血不行，故月经量少；血不行则滞，形成瘀血，故月经有血块、色暗红。气滞、血瘀、湿阻常相兼为病，气为血之帅，气不行则血不行，气滞则血液、津液推动无力，津液、血液蓄聚局部，无法营养四肢百骸，从而化为水湿之邪，故舌苔白厚腻。本病以气滞为本，血瘀、湿阻为标，治疗以破血行滞、解郁止痛为大法，气行则瘀去湿化。神阙可调节全身气血，延胡索、香附、川芎均有行气之功，具有行气解郁、调经止痛的作用，标本兼顾。双子宫为局部选穴，使用延胡索、姜黄、川芎贴敷，不仅行气之力甚，还兼有活血破血之功，针对胞宫局部气滞血瘀效果卓著。本案虽未加入祛湿药物，但在使用上述穴位及药物治疗后水湿之邪减轻，舌苔白厚腻变薄，说明气血运行通畅则湿邪自去，反证此湿邪因气滞血瘀所致。不过亦可在中脘、神阙、关元、下脘等位于腹部的穴位选用祛湿药物增强作用，湿邪在中焦选中脘、神阙，湿邪在下焦选神阙、关元、下脘，寒湿加苍术、草果、半夏、天南星等，湿热加黄连、黄柏、车前子、泽泻、败酱草等。

第二节　带下病

温补脾肾、散寒止痛、清热燥湿治疗寒湿蕴热型带下病

简要介绍：本案例来自广西壮族自治区。患者因左下腹隐痛1周，白带量偏多，接受中医药穴位贴敷疗法治疗。予以患者温补脾肾、散寒止痛、清热燥湿辨证湿贴，5天后，患者左下腹疼痛消失，白带明显减少。遴选本案例旨在说明带下病兼腹痛治疗的贴敷临床思路。

关键词：带下病；腹痛；温补脾肾；散寒止痛；清热燥湿。

【首诊记录】

粟某，女，55岁。就诊日期：2021年2月28日。
主诉：左下腹隐痛1周。

简要病史： 患者 1 周前无明显诱因出现左下腹隐痛，白带量偏多、色白、质稠、味不甚臭，否认不洁饮食史，二便正常。

查体： 左下腹附件处有中等度压痛，无反跳痛，局部温度正常。

舌象表现： 舌淡白，苔前中部白厚腻、后部偏黄腻，舌体稍胖大、边有齿痕（图 13-2-1）。

辨证分析：

上　舌淡白：主虚、主寒。

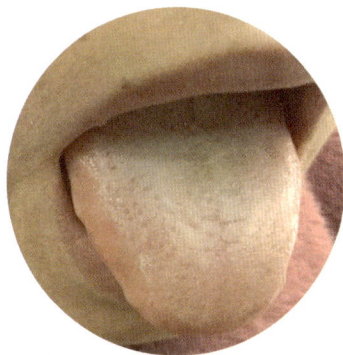

图 13-2-1

舌体稍胖大、边有齿痕：主湿盛。

苔前中部白厚腻：厚主里证，腻主湿，白主寒。前中部说明病位在上中焦。

苔后部偏黄腻：厚主里证，腻主湿，黄主热。后部说明病位在下焦。

中　无特殊辨证。

下　左下腹附件处有中等度压痛：气血瘀滞。

左下腹隐痛：阳气亏虚脏腑失养。

白带量偏多、色白：脾肾阳虚，寒湿下注。

白带质稠：湿浊。

西医诊断： 附件炎。

中医诊断： 带下病（脾肾阳虚，寒湿下注兼有郁热）。

调治原则： 温补脾肾，散寒止痛，清热燥湿。

穴位贴敷： 消肿止痛贴 0.4g×2mL×3 贴 ×2 天。

命门　附子 0.5g，干姜 0.5g，肉桂 0.5g。

神阙　附子 0.5g，干姜 0.5g，吴茱萸 0.5g。

关元　黄柏 0.5g，延胡索 0.5g，芒硝 0.5g。

注意事项： 禁食生冷、油腻、辛辣之品，注意休息，保持情绪稳定。

【二诊记录】

就诊日期： 2021 年 3 月 2 日。

病情变化： 经过贴敷治疗 2 天，患者左下腹疼痛减轻，舌质转红（图 13-2-2），白带减少。治疗方案和注意事项同前。

【三诊记录】

就诊日期： 2021 年 3 月 4 日。

病情变化： 经过 4 天的贴敷治疗，患者左下腹疼痛消失，局部已无压痛，白带明显减少，舌质淡红，舌苔变薄（图 13-2-3）。

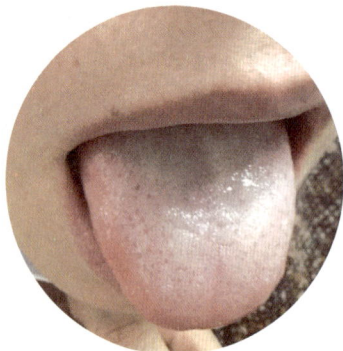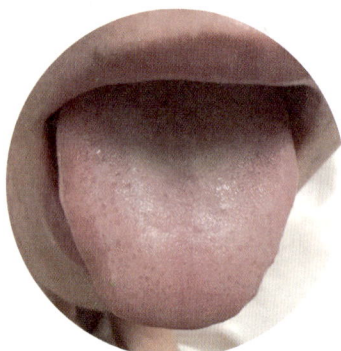

图 13-2-2   图 13-2-3

【诊疗解析】

本案患者无明显诱因出现左下腹隐痛，伴有白带偏多、色白、质稠，说明脾肾阳虚，寒湿下注。舌质淡白，苔前中部白厚腻，舌体稍胖大、边有齿痕，亦说明阳虚寒湿较盛。而舌苔后部略黄腻，说明寒湿郁久化热。患者左下腹隐痛，此为寒湿阻滞气血运行，不通则痛。证属寒热错杂、虚实夹杂，治法以温补脾肾、散寒化湿、行气止痛为主，兼清热燥湿，清下焦郁热。神阙、命门采用附子、干姜、吴茱萸、肉桂等大辛大热之物，峻补脾肾阳气，正所谓"益火之源，以消阴翳"，阳气来复，寒湿难留，气血畅通，疼痛自去。关元少加黄柏、延胡索、芒硝等清热燥湿、行气止痛之物，清解下焦郁热，疏通局部气血瘀滞。寒温并用，标本同治，遂疗效显著。

【辨治备要】

1. 辨证要点

附件炎是指子宫附件（输卵管和卵巢）由于病原体感染而发生的炎性疾病，是一种临床常见的妇科疾病，属于盆腔炎的一种局部表现。患者可表现为下腹痛，阴道分泌物增多，腹痛为持续性，可在活动或性交后加重。临床上附件炎根据病情缓急分为急性附件炎和慢性附件炎两种类型。急性附件炎多发生于产后、流产后、剖宫产术后、宫腔操作后，或是由于邻近器官炎症的蔓延、慢性炎症急性发作等。慢性附件炎常是急性盆腔炎未能彻底治疗，或患者体质较差迁延所致。

2. 鉴别要点

附件炎与痛经要进行鉴别。第一，两者都有腹部疼痛。附件炎疼痛多位于小腹部两侧或正中，部位不固定；痛经多位于子宫部位。第二，痛经常与月经期伴随出现；附件炎疼痛时间不固定。第三，痛经多为阵发性、挛缩性疼痛；附件炎疼痛一般呈持续性，伴有局部压痛。

3. 治疗须知

（1）患者饮食以清淡为主，营养丰富，多饮水，少吃油腻与辛辣刺激性食品，忌烟与烈酒。

（2）患者平时不要过度劳累。

（3）养成良好的卫生习惯，保持外阴清洁，避免月经期性生活。日常不要过度冲洗阴道，以免扰乱阴道内微环境的平衡。

清热解毒利湿治疗肝经湿热型带下病

简要介绍：本案例来自皖南地区。患者1周前出现白带增多、色黄，阴痒，口干、口苦，接受中医药穴位贴敷疗法治疗，以清热解毒利湿法辨证湿贴，经治7天，诸症均无。遴选本案例旨在说明湿热带下治疗的贴敷临床思路。

关键词：带下病；清热解毒利湿。

【首诊记录】

程某，女，39岁。就诊日期：2022年12月11日。

主诉：白带量多、色黄1周。

简要病史：患者1周前无明显诱因出现白带增多、色黄，阴痒，口干、口苦，纳可，稍有低热，小便黄赤，大便臭、黏滞。

查体：腹部压痛。

舌象表现：舌红，苔黄腻。舌象及舌下络脉情况见图13-2-4。

辨证分析：

上　舌红：主热。

　　苔黄：主热。

　　苔腻：主湿。

　　口干、口苦：肝胆热盛伤津。

　　发热：热盛。

中　无特殊辨证。

下　白带增多、色黄：下焦湿热。

　　阴痒：主湿。

　　小便黄赤：主热。

　　大便臭、黏滞：湿热下注。

　　腹痛压痛：气血瘀滞。

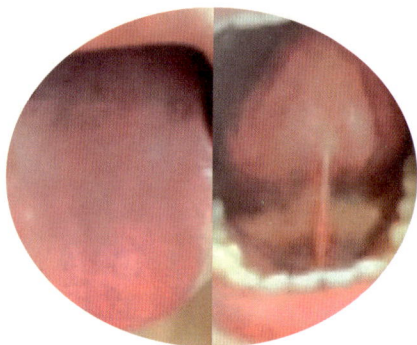

图 13-2-4

西医诊断： 急性盆腔炎。

中医诊断： 带下病（肝经湿热）。

调治原则： 清热解毒利湿。

穴位贴敷： 消肿止痛贴 0.4g×2mL×7 贴 ×7 天。

神阙　大黄 0.5g，芒硝 0.5g，败酱草 0.5g。

关元　大黄 0.5g，芒硝 0.5g，败酱草 0.5g。

双水道　芒硝 1.0g。

双涌泉　黄连 0.5g，吴茱萸 0.1g。

大椎　柴胡 0.5g，黄芩 0.5g。

其他治疗：

竹叶饮：中午、晚上各 2 袋，连服 7 天。

注意事项： 禁食油腻、辛辣、生冷之品，注意休息，保持情绪稳定。

【二诊记录】

就诊日期： 2022 年 12 月 17 日。

病情变化： 经过贴敷治疗 7 天，患者白带正常，无阴痒，无发热，无口干、口苦，纳可，小便正常，大便正常。舌质稍红，苔白。舌象及舌下络脉情况见图 13-2-5。

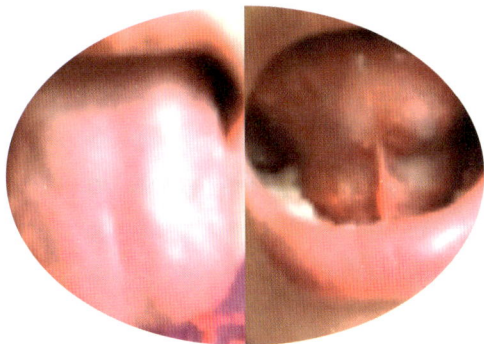

图 13-2-5

【诊疗解析】

本案患者无明显诱因出现白带增多、色黄，阴痒，稍有低热，伴有腹部压痛，考虑急性盆腔炎。患者肝经湿热下注，"苦为火之味"则口苦；"肝经绕阴器"则阴痒；热盛津伤则口干；湿热下注则大便黏腻不爽，白带增多、色黄。本案以清热解毒利湿为大法。急则治其标，柴胡、黄芩湿贴大椎散热于外，兼引药入肝经；黄连、吴茱萸湿贴双涌泉引热下行，与大椎配伍先退其热。神阙、关元、双水道局部给药，大黄、败酱草共奏清热利湿、通腑解毒之功，芒硝作用于局部不仅具有泄热通便之功，还能消除局部水肿、减轻组织张力，缓解疼痛。诸药合用，急清其标热，引诸药入肝经，清解肝经湿热，消除局部水肿，遂热退痛减，二便调和。

【辨治备要】

1. 辨证要点

盆腔炎是指女性内生殖器及周围结缔组织、盆腔腹膜发生的炎症。在正常情况下，女性生殖系统能抵御细菌的入侵，只有当机体的抵抗力下降，或由于其他原因使女性的自然防御功能遭到破坏时，才会导致盆腔炎的发生。盆腔炎有急性和慢性两类。急性盆腔炎主要表现为下腹痛、发热、阴道分泌物增多，腹痛为持续性，活动或性交后加重。若病情严重，可有寒战、高热、头痛、食欲不振等症状。慢性盆腔炎多是由于急性盆腔炎未能彻底治疗或患者体质较差，病程迁延所致，主要表现为下腹部坠胀、疼痛及腰骶部酸痛，常在劳累、性交后及月经前后加剧。

2. 治疗须知

（1）患者饮食应营养丰富，多饮水，少吃油腻与辛辣刺激性食品，忌烟与烈酒。

（2）不要过度劳累，养成良好的卫生习惯，保持外阴清洁，避免月经期性生活。

（3）慢性盆腔炎还可以通过中药热罨包、红外线治疗等外治手段治疗，促进盆腔局部血液循环，改善组织营养状态，提高新陈代谢，以利炎症吸收和消退。

（4）急性盆腔炎不建议使用过于温热的治疗，防止炎症加剧。

第三节　乳腺增生

化痰散结、行气活血治疗痰瘀互结型乳腺增生

简要介绍：本案例来自四川北部地区。患者 1 年多前出现右胸外上象限胀痛，触诊有结节，现接受中医药穴位贴敷疗法治疗，以化痰散结、行气活血法辨证湿贴。经 5 天治疗，患者右胸外上象限胀痛明显减轻，结节变小变软。遴选本案例旨在说明乳癖治疗的贴敷临床思路。

关键词：乳癖；乳腺增生；痰瘀互结；化痰散结；行气活血。

【首诊记录】

陈某，女，19 岁。就诊日期：2022 年 7 月 7 日。

主诉：乳腺增生 1 年余。

简要病史：患者 1 年多前不明诱因出现右胸外上象限胀痛。母亲有乳腺增生病史。

查体：右胸外上象限触诊压痛，触诊局部有结节。

舌象表现：舌质淡暗，苔白腻微黄（图 13-3-1）。舌下轻度络脉曲张（图 13-3-2）。

辨证分析：

上　舌质淡暗：主气滞血瘀。

　　苔白：主气血两虚、阳虚。

　　苔腻：主湿浊、食积。

　　苔黄：主热。

　　舌下轻度络脉曲张：主血瘀。

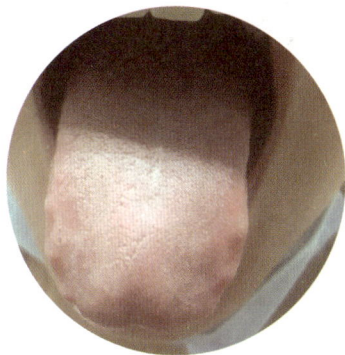

图 13-3-1

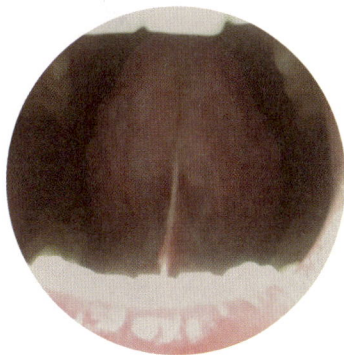

图 13-3-2

中　乳房胀痛：肝气郁结。

　　触诊有结节：痰凝气滞血瘀成有形之物。

下　无特殊辨证。

西医诊断： 乳腺增生。

中医诊断： 乳癖（痰瘀互结）。

调治原则： 化痰散结，行气活血。

穴位贴敷： 消肿止痛贴 0.4g×2mL×3 贴。

神阙　肉桂 0.2g，苍术 0.5g，威灵仙 0.5g。

患侧期门　柴胡 0.5g，威灵仙 0.5g，川芎 0.5g。

局部　延胡索 0.5g，半夏 0.5g，胆南星 0.5g。

注意事项： 饮食清淡，调畅情志，禁食生冷、油腻、辛辣之品。

【二诊记录】

就诊日期： 2022 年 7 月 8 日。

病情变化： 患者乳房疼痛减轻，自觉结节变小变软。注意事项及治疗方案同前。

就诊日期： 2022 年 7 月 11 日。

病情变化： 患者乳房疼痛明显减轻，自觉结节变小变软。舌象见图 13-3-3。

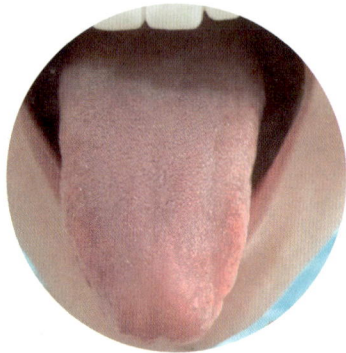

图 13-3-3

【诊疗解析】

本案患者右胸外上象限胀痛，查体右胸外上象限触诊压痛，触诊局部有结节，乳腺结节可能性大，但应排除乳腺肿瘤、乳腺纤维瘤等疾病，可以在治疗的同时建议患者行乳腺彩超或钼靶等检查排除相关疾病。患者舌下络脉曲张、舌质淡暗均由气滞血瘀所致。肝经循行过乳房，肝气郁滞则乳房胀痛。舌苔白腻微黄，考虑阳虚寒湿偏盛，阳气内郁，郁而化火。乳房触诊有结节，多因阳气虚弱，气虚推动气血无力则气滞，气滞血瘀日久，气不行则津液停聚为痰饮、血液留滞局部，气滞血瘀痰结在局部日久，则化为结节。本病阳虚寒湿为本，气滞血瘀痰结为标，但病机以气滞血瘀痰结所致疼痛为主，阳虚寒湿次之，故以治其标为主，治法为化痰散结、行气活血兼温阳散寒化湿。方中期门为肝之募穴，具有疏肝理气活血的功用，且位于乳房周围，用柴胡、威灵仙、川芎疏肝行气、活血通络。神阙为一身之大穴，加肉桂温养脾胃阳气，阳气来复，寒湿则去，配伍苍术健脾散寒燥湿，两药合用则散寒祛湿、温阳健脾之力盛；久病入络、入血，佐以威灵仙引药入络，兼祛风湿、止痛，风性宣散，有助于湿邪布散，如"地上淖泽，风之即干"，得此妙法，寒湿速去。局部用延胡索、半夏、胆南星化痰散结，行气止痛，急则治其标。诸药合用，标本同治，但以治标为主，故局部疼痛明显缓解，结节减小迅速。

【辨治备要】

1. 辨证要点

乳腺增生症常表现为乳房疼痛，可摸到乳腺结节，结节可同时累及双侧，但多以一侧偏重。月经前乳腺胀痛明显，月经过后即见减轻并逐渐停止，下次月经来前疼痛再度出现，整个乳房有弥漫性结节感，并伴有触痛。35 岁以上患者主要症状是乳腺肿块，乳痛和触痛较轻，且与月经周期无关。由于本病病因来自身体内分泌功能紊乱，故除乳房方面的症状外，还可出现月经不规律、急躁易怒等症状。中医主要考虑与肝气郁结相关。

2. 鉴别要点

乳腺增生要与乳腺癌相鉴别。乳腺增生多表现为月经来潮时出现乳腺胀痛不适，月经周期过后症状缓解或消失。乳腺癌局部肿块通常无任何疼痛，主要表现为质地硬、边界不清、活动度欠佳。二者可通过乳腺彩超、钼靶、穿刺等手段进行确诊。

3. 治疗须知

（1）患者应该注意避免进食过于辛辣刺激的食物、过甜的食物及过于油腻的食物，这一类食物容易对内分泌系统造成影响，长期食用容易造成体重增加，体内脂肪含量增多，雌激素分泌增多，加重乳腺增生。

（2）患者注意尽量少吃本身含有雌孕激素的食物或药物，如转基因大豆、蜂蜜、避孕药等。忌烟与烈酒。

（3）尽量减少熬夜，合理安排作息时间，注意劳逸结合。

（4）保持心情愉悦，可通过运动调整全身气机，减轻肝气郁结，有利于身心健康。